二氧化硫信号分子研究

Study on Sulfur Dioxide Signal Molecules

孟紫强◎著

中国环境出版集团·北京

图书在版编目（CIP）数据

二氧化硫信号分子研究 / 孟紫强著 . —北京：中国环境出版集团，2022.8

ISBN 978-7-5111-5112-4

Ⅰ. ①二… Ⅱ. ①孟… Ⅲ. ①二氧化硫—衍生物—生物医学工程—研究 Ⅳ. ① R318

中国版本图书馆 CIP 数据核字（2022）第 062896 号

内容提要

一般认为二氧化硫（SO_2）是大气中有毒气体污染物，而近年来我们的研究发现 SO_2 不仅是一种具有全身性毒性作用的环境气体污染物，而且它还可以在体内生物合成，具有多种生理作用，是一种生物气体信号分子。本书从 SO_2 及其衍生物的理化特性及其内源性生物合成与调节，对心血管、免疫、神经系统功能的影响，对基因组或多种基因表达的调节，对离子通道的作用及对多种信号转导的调控等方面，论述 SO_2 生理、病理生理与信号分子作用，阐述 SO_2 及其衍生物不仅是重要的生命小分子，而且具有潜在的医疗或药用价值。本书注重描述试验方法的创新和研究工作的逐步进阶，从提出假设、反复试验、研究挫折及其克服，直到最终把 SO_2 确定为生物气体信号分子的全过程均有详细论述。因此，本书也是二氧化硫信号分子研究史。

本书适用于从事医学、生理学、生物医学及环境科学等方面研究的专业人员及相关专业的大学生、研究生、教师及科研人员等阅读参考。

出 版 人 武德凯
责任编辑 赵惠芬
封面设计 光大印艺

出版发行 中国环境出版集团
（100062 北京市东城区广渠门内大街 16 号）
网　　址：http://www.cesp.com.cn.
电子邮箱：bjgl@cesp.com.cn.
联系电话：010-67112765（编辑管理部）
010-67175507（第六分社）
发行热线：010-67125803，010-67113405（传真）

印　　刷 北京中科印刷有限公司
经　　销 各地新华书店
版　　次 2022 年 8 月第 1 版
印　　次 2022 年 8 月第 1 次印刷
开　　本 787 × 1092 1/16
印　　张 13.5
字　　数 226 千字
定　　价 88.00 元

编著人员

孟紫强　杨振华

张全喜　李君灵

李瑞金

PREFACE

前言

1986年至今，我和我的研究生对二氧化硫（SO_2）及其衍生物的生物学作用（毒理学、生理学和病理生理学）进行了广泛研究，正如美国德克萨斯大学医学分校 E.G. Brooks 博士来信所说："I have read many of your manuscripts concerning sulfur dioxide exposure in mice and rats, and I believe you have more experience than any other scientist in the world in this field." 我们在毒理学上，研究发现，SO_2 及其衍生物是具有多种毒性作用的全身性毒物；在生理学上，研究发现，内源性 SO_2 是一种生物气体信号分子，具有多种生理学和病理生理学作用。因此，SO_2 是生命不可或缺的活性小分子，对 SO_2 生物学作用及其药用价值的研究必定是科学领域中一个永恒的命题。

本书主要论述 SO_2 的生理作用，特别是它的生物气体信号分子作用及其研究历程。本书附录为我们团队在本领域发表的主要研究论文和著作，以发表时间为序，展现了二氧化硫信号分子研究逐渐深入的发展历程。希望本书不仅可以增进对 SO_2 生理作用及其医疗或药用价值的了解，而且对生物气体信号分子的研究有一个更新、更全面的认识。

本书共10章。各章作者依各章的顺序分别为：孟紫强著第1章、第2章、第3章、第4章、第7章，李君灵和孟紫强合著第5章、第6章，孟紫强和李瑞金合著第8章，张全喜著第9章，杨振华著第10章。全书涉及的本室关于二氧化硫生理作用的研究工作，特别是生物气体信号分子研究工作，均为我的20余位硕士和博士研究生，从1997年始，历经20余年，在攻读学位期间完成的，借此机会，对他们尊师重道、刻苦钻研及相互协助的精神表示赞赏！

此外，我代表全体作者感谢山西大学对本书出版的资助，感谢中国环境出版集团赵惠芬编辑的帮助和宝贵建议。

本书由于作者水平有限，错误和疏漏在所难免，希望有关专家和广大读者提出宝贵意见，为促进SO_2生理学研究而共同努力。

孟紫强

太原，山西大学蕴华庄

2022.2.8

CONTENTS 目录

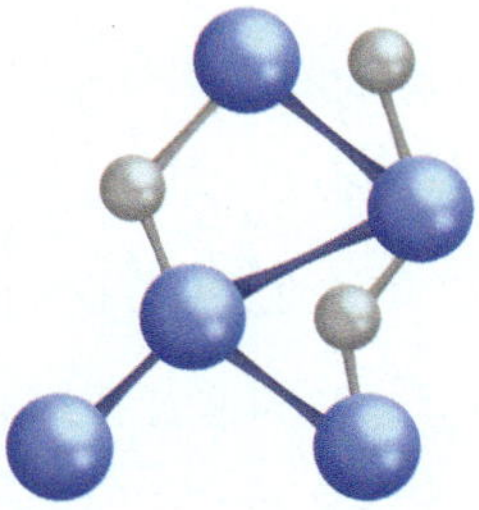

1 硫和二氧化硫的生物学意义

硫是生物必需的大量营养元素之一，遍及绝大多数生物和细胞。因此，硫在生物圈中的循环和平衡是保证生态环境稳定与生物健康发展的重要一环。体内各种内源性含硫化合物，包括有机的和无机的，均在生命活动过程中发挥着重要生理作用。其中，二氧化硫（SO_2）是最常见的硫化合物之一，它不仅是人类生产和生活活动产生的、对大气环境造成严重污染的外源性化合物，也是人类和哺乳动物体内各种组织器官可自行生成的、具有多种生理作用的内源性化合物。

由于人类生产生活活动对硫循环的干扰作用，全世界每年排入大气中的 SO_2 达数百万吨之多，成为大气中数量最大的有害成分之一和造成酸雨的主要原因之一，严重影响硫在生物圈中的平衡分布，不仅造成全球性的生态灾难，而且对人体健康危害很大。因此，SO_2 一直被人们作为有毒气体来认识和评价，它的毒理学作用最先引起人们的关注。长期以来，我们从多个角度对 SO_2 的毒理学作用进行了研究。自 1980 年发现生物内源性一氧化氮（NO）是一种生物气体信号分子以来，我们设想生物内源性 SO_2 可能也是一种气体信号分子，并对其在生命过程中的生理作用开始进行一系列研究。本章主要论述硫循环及其干扰、硫的生物学意义以及 SO_2 生物学研究展望。

1.1 硫循环与人为干预

自哥白尼以来，人们一直把地球看作太阳系中一个普通的行星。然而，经过人类对太空的长期探索，发现地球是一个极为特殊的行星，其特殊性就在于它具有其他已知星体所没有的、生存有多种多样生命的生物圈（the biosphere）。地质历史考察证明，地球早期的原始环境条件并不能满足生命的存在，与今日非常适合生物生存的生态环境相比大不相同。生命在地球上已存在了38亿年之久，地球今日的特殊状态是漫长的生物－地质演化历史的结果。因此，要保持地球的这种特殊状态也必须依靠地球生物圈持续健康的发展。为此，人类的一切活动都必须从保护生物圈出发，且必须以生物圈得到保护为目标。这是对人类活动的最基本的要求。在生物圈中存在各种物质循环，主要有碳循环、氢循环、氧循环、氮循环、磷循环、硫循环等多种类型的物质循环，这些物质的正常循环是地球生物圈维持和健康发展的必要条件。这些物质循环是地球生物与地球环境相互依存、相互协调、相互作用、共同发展和演化的结果，它既有利于地球生物的生存和发展，又有利于地球环境的维持和运行。任何一种物质循环的失常，都可导致生物圈的损害，甚至破坏生物圈的动态平衡。18世纪工业革命以来，随着工业的发展和人类经济活动的增加，碳和硫等物质在生物圈中的循环受到了严重干扰，导致温室气体 CO_2 和有毒气体 SO_2 在大气环境中急剧增加，远远超出了生物圈的自动净化能力，使生物圈的健康包括人类的健康受到严重威胁。

1.1.1 硫循环

硫是地球上最丰富的元素之一，不仅在无机环境，而且在生物环境都有广泛而稳定的分布，从而为地球生物的生存和发展提供了良好的物质条件。然而，硫在自然界是通过硫循环来实现动态分布的，生物地球历史演化形成的自然的硫循环（sulfur cycle）是保持硫在自然界稳定分布的动力。因此，干扰自然的硫循环，必将给地球生物包括人类的生存和发展带来巨大危害。

硫循环是指硫元素在生态系统和环境中运动、转化和往复的过程。自然界硫循环的基本过程是：陆地火山爆发，使地壳和岩浆中的硫以硫化氢（H_2S）、SO_2 和硫酸盐（SO_4^{2-}）的形式排入大气；海底火山爆发排出的硫，一部分溶于海水，另一部分以气态硫化物逸入大气；陆地和海洋中的一些含硫有机物经过微生物的分解作用转化为 H_2S 向大气释放；海洋中的硫也可经波浪飞溅而以 SO_4^{2-} 气溶胶的形式进入大气。

陆地岩石，如黄铁矿（FeS_2）和黄铜矿（$CuFeS_2$）等含硫矿物，其被风化剥蚀出的硫进入土壤。土壤中的硫一部分被地表径流溶解进入海洋，一部分被氧化以挥发性气体的形式进入大气。进入海洋的硫，一部分以沉积方式存在，亿万年之后成为煤或石油中的硫；另一部分通过蒸发或液滴而逸入大气。

陆地植物可从大气中吸收硫，陆地和海洋植物可从土壤和水中吸收硫，吸收的硫可在植物体内参加形成半胱氨酸、胱氨酸及甲硫氨酸等含硫氨基酸、含硫蛋白质、多种酶类以及一些生命活性物质（如一些维生素等），从而构成植物机体本身并参与多种生命活动。每年全球植物吸收的硫的总量约为 15×10^{18} g，被吸收的硫沿着食物链在生态系统中转移。植物被动物摄取后，植物中的硫随之进入食物网而分布于生物圈，进入硫的生物循环。植物和动物残体中的硫经微生物分解生成 H_2S 和 SO_2 而逸入大气，其余的重又回到土壤，使循环得以继续。水体中的 SO_4^{2-} 也可由各种 SO_4^{2-} 还原菌进行还原生成 H_2S 和 SO_2 进入大气。

大气中的 SO_2 和 H_2S 经氧化作用形成三氧化硫（SO_3）并进一步转化为硫酸（H_2SO_4）或 SO_4^{2-}。SO_2、H_2S 和 SO_4^{2-}，可随降水降落到陆地和海洋，也可吸附于大气颗粒物再经自然沉降进入土壤和海水或被植物吸收，也可经土壤或海水的表面吸收等方式进入陆地和海洋。由陆地排入大气的 H_2S、SO_2 和 SO_4^{2-} 可迁移到海洋上空，沉降入海洋。同样，海浪飞溅出来的 SO_4^{2-} 也可迁移沉降到陆地。

在自然环境中，硫元素在陆地、水体、大气及生物之间往复循环，保持动态平衡，保证了地球环境与生物圈之间的协调发展。

1.1.2 人类活动对硫循环的干预

在生物圈中，硫的自然循环过程在没有外界的强烈干预时，基本处于一种动态稳定和平衡的状态。陆地上的硫和少部分海水溅沫中的硫，以气体的形式进入大气，又随降水回到陆地。这本是全球硫循环中一个普通的子循环而已，但是由于人类活动的干扰，造成排入大气中的硫含量迅速增加。在一些地区，硫循环显著加强，大量的硫随降水返回地面，导致了全球关注的酸雨问题。在人类无制约地大量开采和燃烧含硫的煤和石油等化石燃料及冶炼含硫矿石的过程中，硫被氧化成为 SO_2 或还原成为 H_2S，并在短时间内被大量排放到大气中，其排出量超出了生物圈的自动净化能力，破坏了硫的正常循环，造成严重的环境污染。石油炼制释放的 H_2S 在大气中很快被氧化为 SO_2；人类燃烧柴草也可释放大量 SO_2；硫还随着工业废水的排放进入水体或土壤。人类的这些活动使城市和工矿区大气中的 SO_2 浓度急剧升高，SO_2 是一种有毒气体，可对人类和动植物造成严重危害。在大气尘埃中 Fe、Mn 等金属的催化下，大气中的 SO_2 能被氧化为 SO_3 并遇水汽而生成 H_2SO_4。当降水发生时，大量的酸性雨、雪落回地面。酸雨素有“空中死神”之称。它会直接伤害植物的芽和叶，影响植物的生长，也可导致土壤酸化，引起植被死亡。酸雨还可引起水体酸化，使鱼类的生殖和发育受到严重影响，导致水生生物不能生存；酸雨还会腐蚀建筑物和金属材料等；在大气中 SO_3 与水汽形成的雾，可导致空气能见度降低，透光率减小，影响生物对光的利用。酸雨的危害已遍及北美和欧亚大陆，我国的西南地区已成为世界三大酸雨灾害区之一。

综上所述，SO_2 对大气环境的严重污染，对生物圈的稳态造成了严重威胁，并且影响人类社会的可持续发展。因此，规范人类活动，减少和控制 SO_2 对环境的污染，防治 SO_2 及其衍生物对人体健康和生态环境的危害具有非常重要的意义。

1.2 硫的生物学意义

硫是生物体的必需元素，在生物体内的含量达 10^{-4} 数量级，是多种氨基酸、蛋白质、酶以及维生素 B1 和硫辛酸、蒜油、芥子油等重要生物分子的构成成分。半胱氨酸、胱氨酸、蛋氨酸和牛磺酸等氨基酸及一些常见的酶均含有硫，因此硫也是所有细胞中必不可少的一种元素。在蛋白质中，多肽之间的二硫键是构建和维持蛋白质立体结构的重要成分。植物以无机硫酸盐的形式吸收硫并合成机体所需要的含硫有机化合物。多种微生物通过分解、氧化或还原含硫化合物而获得生存所必需的能量。因此，对所有的生物来说，硫都是一种重要的必不可少的营养元素。可以说，没有硫元素就没有生命。

在人类和哺乳动物的组织细胞内存在着丰富的含硫或含巯基（-SH）的氨基酸、多肽和蛋白质，同时也存在着丰富的氧，由于硫是价态可变元素，其价态在 -2 价至 +6 价之间变化，加之巯基的化学性质非常活泼，故易于被氧化形成多种蛋白质和氨基酸的硫氧化物，后者又可被还原为还原型硫氧化物，从而形成强大而多样的体内氧化还原体系，影响细胞内外的氧化还原环境，调节细胞的生命活动过程。多种酶中的巯基一般为该酶的活性中心，因此巯基的氧化还原状态对酶的活性及其生物化学反应过程有很大影响，从而对细胞的生命活动起调节作用。多种有活性的结构蛋白质分子也含有巯基，其巯基的氧化还原状态对该蛋白所构成的细胞结构的功能具有很大影响，如细胞离子通道蛋白。

1.3 SO_2 的生物学意义

在多种无机硫氧化物中，SO_2 是最常见的硫化合物之一。煤炭和石油一直是人类获取能量的主要物质，这些化石燃料的燃烧及含硫矿石的冶炼过程可以产生大量 SO_2 并释放到空气中，从而使 SO_2 成为大气环境中最为常见的气体污染物。同时，由于 SO_2 是一种具有毒性作用的气体，所以它会对大气环境产生广泛而严重的污染，也会对人体健康和生态环境产生很大危害。此外，SO_2 及其衍生物，如亚硫酸盐、亚硫酸氢盐及焦亚硫酸盐等又常被用作食品保鲜剂、防腐剂、消毒剂、漂白剂及防脱色剂等处理食品，甚至添加于食品之中。加之，在许多发酵食品制作过程中，某些微生物可合成亚硫酸盐。此外，有些药物成分是含硫化合物，可以随药物进入人体。当这些含硫化学物质通过食品、药物的摄入而过量进入人体时，就会增加人体对 SO_2 的负荷，从而对人体健康产生危害。

研究发现，除了某些微生物能合成 SO_2 外，其他生物也能内源合成 SO_2。研究表明，在人类和哺乳动物体内，SO_2 也是一种常见的内源性化学物，内源性 SO_2 是一种新型气体信号分子，具有舒张血管、调节血压的生理作用，内源性 SO_2 还能够调节多种信号转导途径（孟紫强等，2012）。SO_2 衍生物——亚硫酸钠和亚硫酸氢钠混合液[①] 在较高浓度下（>1.5 mmol/L）可以明显引起大鼠血管环舒张（孟紫强等，2005a，2005b）。亚硫酸盐可能是一种炎症介质，与炎症的发生有关。在某些不利因素的胁迫下，细胞内源合成 SO_2 的速率增加，内源性 SO_2 可能是一种应激分子（张欣等，2008）。总之，内源性 SO_2 具有多种类型的生理和病理生理作用，对于生命活动的正常进行有重要意义（孟紫强等，2012）。

---

① 本书在没有特指的情况下，SO_2 衍生物均指亚硫酸钠和亚硫酸氢钠，或亚硫酸钠和亚硫酸氢钠混合液或中性混合液（二者的摩尔质量之比为 3 : 1）。

1.4 SO_2 生物学研究展望

20 世纪 80 年代以来，有学者研究发现，SO_2 及其衍生物是一类具有多种毒性作用的全身性毒物，对多种类型的基因表达有显著上调或下调作用。这意味着 SO_2 毒性作用具有多面性和复杂性，它对健康的影响可能要比我们想象中更为严重。可以预见，在未来的研究中，将进一步从不同毒理学作用类型、不同生物层次，探讨 SO_2 的毒性作用，证明其对全身不同组织器官具有健康损伤作用。

值得注意的是，SO_2 不仅是一种大气环境污染物，而且也是可以在生物体内由含硫氨基酸经酶促反应进行生物合成的一种内源性化学物。研究发现，内源性 SO_2 及其衍生物在体内不仅普遍存在，而且具有多种生物学功能。为了揭示内源性 SO_2 及其衍生物的生命意义，今后将从多个角度对其生理和病理生理作用进行深入研究。

展望未来，随着免疫学、生理学、生物化学及分子生物学等现代理论和试验技术的引入，对内源性 SO_2 及其衍生物生理学和病理生理学的研究将取得不断突破。除了对 SO_2 调节心血管功能的信号分子作用继续深入研究之外，还将进一步研究 SO_2 在不同组织器官的生物合成及其调控机制。目前，对 SO_2 内源性合成的生物化学途径及其酶学机制尚未完全阐明，不同类型细胞对 SO_2 有无特异的受体尚未见探讨，SO_2 及其衍生物对免疫、神经及全身其他各个系统的生理作用还有待深入研究，对生物大分子的直接和间接作用、对大分子生态环境或细胞生命活动环境的影响及其意义等多种生理学和病理生理学作用还有待进行开拓性研究。同时，SO_2 及其衍生物在相关遗传性和非遗传性疾病的发生和转归中的病理生理作用也有待深入研究，这对阐明有关疾病的发病机理及预防治疗均具有重要的理论意义与应用价值。

研究发现，SO_2 与 NO 在血管张力的调节方面具有协同作用，表明在气体信号分子家族中，作为成员之一的 SO_2 可能与 NO、H_2S、CO 等气体信号分子具有更为复杂的交互作用，也可能与其他内源性化合物在多种生理作用中具有联合作用或相互影响，对这些问题的研究将有助于阐明生物体在不同生理机能的综合调控中、在生命稳态的维持中 SO_2 及其衍生物的重要作用。

总之，内源性 SO_2 及其衍生物是生物自身合成的、在体内普遍存在的、具有多种生理作用的生物活性小分子。不断扩大和加深 SO_2 及其衍生物生理学和病理生理学研究，对深入理解 SO_2 在生命活动中所扮演的多种角色、对全面阐明生命活动的本质，以及对 SO_2 相关药物的开发均具有重要意义。因此，对于 SO_2 及其衍生物生物学作用的研究将是人类科学研究中一个永恒的主题。

2 二氧化硫从毒理学到生理学研究历程

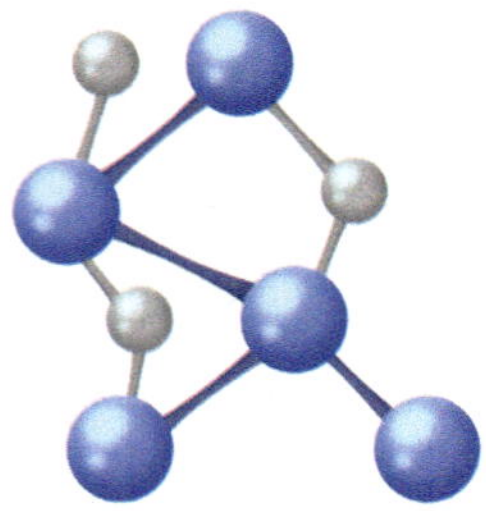

人们很早就认识到 SO_2 是一种有毒气体，是全球性的、常见且严重的大气环境污染物。因此，SO_2 的污染状况及其毒性作用一直是科学家也是全社会共同关心的问题。直到 2003 年首次公开报道 SO_2 及其衍生物具有降低实验动物血压的作用（Meng et al.，2003a），开启了 SO_2 生理学研究。2009 年我们首次报道 SO_2 在生理或低浓度下可以舒张血管环，是一种新型生物气体信号分子（Meng et al.，2009）。由此可知，对 SO_2 生物学效应的研究是从外源性 SO_2 污染的毒理学作用开始，再逐渐深入到内源性 SO_2 的病理生理作用和生理学作用的。本章将对在这个研究历程中特别是信号分子研究的历程中取得的关键性研究进行概述。

2.1 SO_2 毒理学研究及其历程

纵观 SO_2 毒理学研究的历程，如同其他学科一样，也是从调查、描述开始，发展到实验室定量研究的，主要可分为以下几个阶段或方面。

2.1.1 流行病学研究与急性毒性评价阶段

对于 SO_2 危害健康的研究，流行病学首当其冲。从 SO_2 毒理学研究开始直到 20 世纪 70 年代末，对 SO_2 影响人体或人群健康的研究焦点主要集中在对职业接触 SO_2 工人的现场健康调查及其生物样品的分析方面。调查包括 SO_2 对接触者有无引起一些不良症状、有无致癌变和致畸变作用，与其他污染物（如 NO_x、O_3、苯并

[*a*] 芘、大气颗粒物等）有无联合作用等。在这一阶段 SO_2 毒理学的研究，主要发现 SO_2 暴露的主要毒害是对人类和啮齿类动物的呼吸道产生刺激作用和腐蚀作用，证明 SO_2 污染与一些呼吸系统疾病（如气管炎、支气管炎、肺炎、肺气肿、慢性阻塞性肺疾病等）的发生有关。同时也发现，单纯的 SO_2 暴露未见引起癌变或畸变作用，只有在与其他致癌物同时暴露时表现有联合作用，SO_2 不是原致癌物而是促癌物或辅癌物的观点被提出，其中作为苯并 [*a*] 芘的促癌物尤其受到重视。在这一阶段，通过对一些志愿者的急性吸入毒性试验，尤其通过对啮齿类动物的急性致死毒性试验发现，SO_2 气体的毒性属于中等毒性，其对大鼠或小鼠的急性致死浓度、半数致死浓度均较高，在 1 100～1 400 mg/m^3 的高浓度下才会危及人的生命。

20 世纪 70 年代之后，人们对 SO_2 毒性作用的研究热情有所下降，学术刊物发表的有关论文很少。孟紫强及其研究生们从 1986 年起开始涉足本领域的研究。

2.1.2　细胞毒理学与细胞遗传毒理学研究阶段

从 20 世纪 80 年代至 90 年代初，SO_2 毒理学研究由现场流行病学调查阶段进入以实验室定量研究为主的阶段，其研究主要集中在致突变作用的研究方面，研究主要包括对 SO_2 职业接触者血液淋巴细胞周期、染色体畸变（chromosomal aberration，CA）、微核（micronuclei，MN）、姊妹染色单体互换（sister chromatid exchange，SCE）等细胞遗传毒理学的分析研究（孟紫强等，1990，1989；Meng et al.，1990a，1990b），以及采用动态吸入试验，定量研究 SO_2 对啮齿类动物的细胞遗传毒理学效应（Meng et al.，2002；Meng et al.，2002a，2002b，2001）。

由于血液偏碱性（pH 为 7.35～7.45），当外源性 SO_2 被吸入体内而进入血液以后，立即转化为它的衍生物亚硫酸盐和亚硫酸氢盐（在中性溶液中二者动态平衡时的浓度之比为 3∶1）再随血液循环分布到全身，以亚硫酸盐和亚硫酸氢盐的形式对各种组织器官产生毒性作用。根据这一特点，我们研究发现，SO_2 衍生物亚硫酸盐和亚硫酸氢盐在中性溶液中二者动态平衡时的摩尔质量之比为 3∶1，并以此为理论基础在 1980 年建立了以亚硫酸钠和亚硫酸氢钠的中性混合液代替气体 SO_2 处理体外培养细胞或整体动物的试验模式（Meng et al.，1992），定量研究其毒理学效应，包括 SO_2 及其衍生物对人外周血淋巴细胞、体外培养细胞及小鼠骨髓细胞等不同类型细胞的 CA、SCE、MN 诱发的研究，以及 SO_2 对中国田鼠卵巢细胞珠

CHO-AS52 的细胞突变和该细胞 *gpt* 基因（腺嘌呤－鸟嘌呤磷酸核糖基转移酶编码基因）突变影响的研究（孟紫强等，2012；Meng et al.，1999）。此外，对 SO_2 及其衍生物诱发植物细胞遗传毒理学损伤的作用也进行了研究（孟紫强等，2012）。我们在这一阶段的研究发现，SO_2 及其衍生物亚硫酸钠和亚硫酸氢钠混合液（摩尔质量之比为 3∶1）可剂量依赖性地引起离体培养的人外周血淋巴细胞、CHL 细胞株及小鼠骨髓嗜多染红细胞等不同类型细胞 CA、SCE、MN 增加等多种细胞遗传毒理学损伤，是基因毒性因子和染色体断裂剂（孟紫强，1994；Meng et al.，1992，1990a，1990b；Meng et al.，2001，2002a，2002b）；同时也发现，SO_2 及其衍生物可引起 CHO-AS52 细胞突变及 *gpt* 基因突变（孟紫强，1997；Meng et al.，1999）。我们的研究也发现，SO_2 及其衍生物只有在较高浓度下才能引起细胞突变和基因突变，且突变的频率较弱，是一种弱致突变剂。由于在环境中的 SO_2 浓度一般较低，所以它实际上只能起到促突变剂或辅突变剂的作用。显然，在这一阶段研究成果的主要标志是 SO_2 细胞遗传毒理学研究的飞速发展。

2.1.3 生化与分子毒理学研究阶段

从 1990 年至今，SO_2 毒理学研究吸收了大量生物化学和分子生物学的理论和技术，把 SO_2 毒理学研究推向了生化和分子毒理学水平。在这一阶段，我们对 SO_2 诱发哺乳类动物多种细胞 DNA 损伤和多种器官脂质过氧化的问题进行了大量研究，发现 SO_2 可诱发小鼠多种器官脂质过氧化损伤、蛋白质氧化损伤、DNA－蛋白质交联及细胞 DNA 损伤等，首次得出 SO_2 及其衍生物是全身性毒物的结论（孟紫强等，2012；孟紫强等，2001；孟紫强，2003；孟紫强等，2003；孟紫强等，2005b，2005c；孟紫强，2006）；此外，还探讨了 SO_2 对细胞膜和细胞内多种酶的效应，发现 SO_2 可引起细胞膜流动性改变，可使多种酶的活性降低（杜青平等，2003a；杜青平等，2007），尤其可使抗氧化酶如超氧化物歧化酶（superoxide dismutase，SOD）和谷胱甘肽过氧化物酶（glutathione peroxidase，GPx）的活性降低（Meng，2003；Meng et al.，2003；Meng et al.，2004；孟紫强等，2011；孟紫强等，2012；武冬梅等，2003）；采用光学和电子显微镜技术研究 SO_2 对啮齿类动物多种器官的组织细胞超微结构的损伤和细胞凋亡问题，发现 SO_2 可引起小鼠多种器官组织的细胞超微结构损伤和细胞凋亡（白剑英等，2002，2003；孟紫强等，2006；Meng et al.，

2007；孟紫强等，2011；孟紫强等，2012）；采用实时定量 RT-PCR 技术和 Western blot 技术等研究发现，SO_2 及其衍生物对大鼠或小鼠的肺、肝、脾等细胞凋亡相关基因（白巨利等，2006a，2006b；Bai et al.，2006）、原癌基因、抑癌基因（Qin et al.，2006b，2009）、代谢酶编码基因（Qin et al.，2006a，2005）以及哮喘发生的相关基因（Li et al.，2007；Li et al.，2007a，2007b，2008）等多种基因的 mRNA 和蛋白质表达有调节作用。与此同时，应用大鼠肺全基因组芯片，对短期高剂量、慢性低剂量 SO_2 诱发基因组表达谱改变的特征进行研究，发现 SO_2 可使多种基因表达发生改变（Meng et al.，2007b；孟紫强等，2006；孟紫强等，2006b；孟紫强等，2006d）。

总之，这一阶段研究主要发现，SO_2 及其衍生物是会引起多种器官损伤和多种毒理学效应的全身性毒物（孟紫强，2003a；Meng，2003；Meng et al.，2004a，2004b；Meng et al.，2007；孟紫强等，2012），SO_2 及其衍生物可以引起多种基因表达上调或下调，由此提出在细胞基因组中存在多种或一群基因，其表达水平对环境因子（如 SO_2）特别敏感，建议把它们称为“表达不稳定型环境基因组”或“表达敏感型环境基因组”的观点（孟紫强等，2006b，2006d）。[①]根据这一观点，SO_2 或其他污染物在一定浓度下可能不会引起这些表达不稳定型基因突变，但可以引起这些基因的表达发生较大而持久的变化，从而引起该细胞功能甚至结构发生改变或者导致该细胞对某些毒物（包括致癌物、致突变物、致畸物等）的敏感性增加。

2.1.4 功能毒理学研究方面

随着 SO_2 细胞毒理学、细胞遗传毒理学、生化与分子毒理学以及流行病学研究的发展，SO_2 对机体不同器官和系统功能影响的研究也应运而生。最早的 SO_2 功能毒理学研究当首推 SO_2 对呼吸系统功能影响的研究，几乎与 SO_2 流行病学研究同时开始，这方面的研究确定了 SO_2 是呼吸系统毒物，呼吸器官是 SO_2 毒理作用的靶器官。随着研究发现 SO_2 及其衍生物是全身性毒物的公开报道，SO_2 对其他系统功能

① 表达不稳定型环境基因组的含义是：在正常细胞总基因组中存在着这么一组基因或基因群，它们的表达对环境因子包括环境污染物（例如，SO_2）特别敏感，环境因子在一定浓度下可能不会引起这些基因的突变或结构改变，但可以引起这些基因的表达发生较大改变，从而引起细胞功能甚至结构发生改变或者导致细胞对某些因子（包括致癌物、致突变物、致畸物等）的敏感性发生改变。我们就把这一组基因或基因群称为“表达不稳定型环境基因组”或“表达敏感型环境基因组”。

影响的研究受到关注。尤其是 SO_2 对心血管系统、神经系统、生殖系统及免疫系统等功能影响的研究较为突出。

研究团队还发现，较高浓度的 SO_2 及其衍生物可以引起离体的大鼠大动脉血管环舒张、心脏收缩力下降、脂质过氧化水平升高，且这些心血管功能的改变与 L- 型钙通道、K_{ATP} 等离子通道有关（张全喜等，2008，2012；李君灵等，2009，2011；Zhang et al.，2009，2012；Li et al.，2009；Li et al.，2010）。研究首次证明了较高浓度的 SO_2 及其衍生物对心血管系统的功能有损伤作用。研究还发现，较高浓度 SO_2 动态吸入染毒可以引起小鼠脑细胞 DNA 损伤、脂质过氧化水平升高（孟紫强，2003；孟紫强等，2005b，2005c；孟紫强等，2003；Meng，2003）以及大鼠海马 CA1 区神经元 DNA 损伤、自发放电的时程显著延长、神经元的平均放电频率显著降低，大鼠的记忆能力显著下降（刘晓莉等，2010）。研究也首次证明 SO_2 是一种神经毒物，对神经系统特别是中枢神经系统有毒性作用。研究还发现，SO_2 吸入染毒可引起小鼠睾丸脂质过氧化水平升高、睾丸细胞 DNA 损伤增加（Meng et al.，2004），较高浓度的 SO_2 衍生物对雄性小鼠腹腔注射染毒可以引起显性致死作用及精子数量减少、畸形率增高（王慧阳等，2006；常风滨等，2006），流行病学研究发现，SO_2 污染可以引起低体重新生儿出生率升高。这些研究证明 SO_2 污染对于生殖系统的功能有不利影响。

SO_2 功能毒理学研究还远远不够广泛和深入，例如 SO_2 污染对儿童智力发育和老年人智力退化有无影响，对消化功能和免疫功能有无影响，对皮肤和五官功能有无影响等问题的研究甚少。SO_2 及其衍生物对各个器官或组织细胞的生化与分子毒理学效应与器官功能改变之间的联系，尚待进一步深入探讨。这方面研究的开展，将有助于把环境污染的毒理学研究与相关健康问题的研究结合起来，在环境污染与健康关系的探讨中发挥作用。

2.2 SO_2 生理或信号分子作用研究及其历程

我们从 1997 年开始对 SO_2 生理学和信号分子作用进行系列研究，揭示了 SO_2 的内源产生、调节及代谢转化或失活过程，发现内源性 SO_2 是人类和哺乳动物体内广泛分布的、具有多种生理作用的生物活性物质，与内源性 NO 类似，内源性 SO_2 也是一种血管活性物质，是一种新型的生物气体信号分子（Meng et al., 2009）。

2.2.1 SO_2 信号分子作用研究的开端

20 世纪 90 年代，在发现有毒气体 NO 是一种能够调节血压的生物气体信号分子的启发下，我们在 SO_2 毒理学研究的基础上设想同样作为有毒气体的 SO_2 是否也是一种生物气体信号分子。根据 NO 具有降低血压作用的信号分子特点，1997 年我们开始研究 SO_2 吸入或腹腔注射其衍生物亚硫酸钠和亚硫酸氢钠混合液（摩尔质量之比为 3：1）对大鼠血压的效应，试图以此为切入点作为研究 SO_2 信号分子作用的开端。2003 年，我们首次报道该研究结果，发现 SO_2 及其衍生物对大鼠血压具有降低效应。在我们公布研究结果数月之后，Balazy 等（2003）报告发现，猪冠状动脉环和心肌组织能够合成 SO_2，并参考了我们的研究结果。

2.2.2 SO_2 衍生物对血管环的舒张作用研究

在我们研究发现 SO_2 及其衍生物对大鼠血压具有降低效应之后，为了探讨其降低血压的机理，进一步研究 SO_2 是否是生物气体信号分子的问题，孟紫强和其研究生张海飞根据我们在 20 世纪 80 年代建立的 SO_2 衍生物中性溶液试验模式（Meng et al., 1992），首次采用亚硫酸钠和亚硫酸氢钠混合溶液（摩尔质量之比为 3：1）（2～8 mmol/L）对大鼠离体血管环张力的作用进行了研究，结果发现，该混合液可引起大鼠胸主动脉血管环的舒张（孟紫强等，2005a，2005b；孟紫强等，2006）并具有独特的信号转导途径和离子通道机制（Meng 等，2007a），并以此推测，SO_2 可能是一种新型气体信号分子（Meng et al., 2007）。由于在 2007 年之前，我们还尚未建立 SO_2 直接作用于生物组织的试验模式，所以为了探索 SO_2 降低血压的机理，我们应用 SO_2 衍生物中性溶液试验模式进行研究。之后，杜淑旭等也采用亚硫酸钠和亚硫酸氢钠混合液（1～12 mmol/L）对大鼠胸主动脉血管环舒张作用进行了研究并获得与我们相同的结果（杜淑旭等，2006a，2006b）。

对这些研究结果的进一步分析发现，亚硫酸钠和亚硫酸氢钠混合液只有在高浓度下（>1.5 mmol/L）才可对大鼠血管环产生舒张作用，远超过生理浓度的范围。

文献报道，亚硫酸盐在血液中的浓度很低，在 μmol/L 级水平。而气体信号分子 NO、CO、H_2S 等在血液中的效应浓度均很低。

为了探讨能引起血管环舒张反应的亚硫酸钠和亚硫酸氢钠混合液的最低浓度，我们进行了反复试验，结果发现该 SO_2 衍生物在低浓度（＜1.5 mmol/L）下并不能引起血管环舒张，在一定条件下甚至会引起血管环收缩，只有在高浓度（＞1.5 mmol/L）下才能引起血管环舒张反应（孟紫强等，2005a，2005b；孟紫强等，2007）。而我们早期研究发现，SO_2 衍生物混合液在浓度为 2 mmol/L 以下即可完全抑制培养的人血淋巴细胞生长（Meng et al.，1992）。可见 SO_2 衍生物在高浓度下引起的血管环舒张可能是一种非特异的毒理学或者病理生理学作用。我们认为，想要查明 SO_2 是否是信号分子，必须探讨或寻找适宜的“SO_2 供体”采用新的试验模式进行研究。

后来的研究也证明了我们的考虑是正确的，因为在孵育大鼠血管环的微碱性缓冲液（pH 为 7.4）试验系统（如 Krebs buffer）中，SO_2 衍生物——亚硫酸盐和亚硫酸氢盐中性混合液不可能产生 SO_2，故其效应并不能反映 SO_2 的真实作用，所以将该混合液用作“SO_2 供体”显然是一个误区。因此，当时我们把寻找适宜的“SO_2 供体”作为关键问题的想法是正确的。

2.2.3 “SO_2 供体”的发现与新研究模式的创建

1. SO_2 生理学研究新模式创立过程及其意义

如上所述，采用什么方法才能使 SO_2 直接作用于生物组织或细胞，是能否正确进行内源性 SO_2 生理作用研究的关键所在。这个问题一直困扰着我们，直到 2007 年 6 月，随着我们对文献调研，加上我们的研究发现，SO_2 在其水溶液中并没有与水反应生成亚硫酸，而仍然以 SO_2（aq）或 $SO_2 \cdot nH_2O$ 的化学状态存在，认识到之前用 SO_2 衍生物——亚硫酸钠和亚硫酸氢钠中性混合液做供体并不能代表 SO_2 的真实形态，由此启发我们创建了以 SO_2 气体或其水溶液作为“SO_2 供体”作用于生物组织细胞的研究新模式（孟紫强等，2009）。运用这一新模式，我们很快发现 SO_2 不同于其衍生物，它在很低浓度下就可以引起血管环舒张，从而对血管张力具有生理调节作用（张全喜等，2008；孟紫强等，2009；Meng et al.，2009；Li et al.，2009；Zhang et al.，2009）。新研究模式也为 SO_2 其他生理作用的研究提供了新的途径。新

的 SO_2 生理学研究模式的创建，不仅使内源性 SO_2 生理学和毒理学研究走出了把亚硫酸钠和亚硫酸氢钠中性混合液作为“SO_2 供体”的误区，而且使观察和研究 SO_2 直接引起的生物学作用得以实现，这对于内源性 SO_2 生物学作用的探讨无疑是解决了一个最为关键的问题，具有非常重要的意义。因此，2007 年 6 月是 SO_2 生理学研究真正意义上的开始时期。

2. SO_2 生理学研究新模式及其理论和试验基础

众所周知，SO_2 易溶于水，在日常生活和生物医学研究领域里，绝大多数人习惯于把 SO_2 水溶液视为亚硫酸或磺酸（H_2SO_3）。然而，虽然 SO_2 易溶于水，但并不形成亚硫酸，实际上这种溶解是物理性溶解，绝大多数仍然以 SO_2（aq）或 $SO_2 \cdot nH_2O$ 状态存在，从未发现存在 SO_3^{2-}，只有极少量的 $SO_2 \cdot nH_2O$ 可以电离产生 H^+ 和 HSO_3^-（孟紫强等，2009）。

2006—2009 年，我们采用真空减压法、超声波法、通气法、光谱扫描法及摇瓶法等对 SO_2 在水和有机溶剂中的化学形态及其脂－水分配系数进行了研究（孟紫强等，2009），研究发现：①气态 SO_2 不仅易溶于水，而且更易溶于有机溶剂；② SO_2 在水和有机溶剂中的溶解主要是物理性溶解，其主要以 SO_2 分子或 $SO_2 \cdot nH_2O$ 缔合状态存在于溶液中。由此我们确定，SO_2 气体或 SO_2 生理盐水溶液（溶于生理盐水中）可作为 SO_2 供体以研究 SO_2 的生理作用和毒理作用，提出 SO_2 生理作用研究的新模式。化学研究也发现，气态 SO_2 溶于水后使水变为酸性溶液，除存在 SO_2 分子外，有极少部分 $SO_2 \cdot nH_2O$ 解离为 H^+、H_3O^+、HSO_3^-，且在酸性条件下存在下列平衡：

$$SO_2 + nH_2O \rightleftharpoons SO_2 \cdot nH_2O$$

$$SO_2 \cdot nH_2O \rightleftharpoons HSO_3^- + H_3O^+ + (n-2)\,H_2O \quad K_{a1}=1.3 \times 10^{-2}$$

两平衡式可以合并为

$$SO_2 + nH_2O \rightleftharpoons HSO_3^- + H_3O^+ + (n-2)\,H_2O$$

由上述平衡式可知，当溶液中 H^+ 增加（例如加入酸）时，该平衡向左移，SO_2 比例增加。SO_2 作为中性分子既可在脂相，又可在水相扩散并发挥生物学作用如信号转导作用，而其所形成的 HSO_3^- 则脂溶性很低，很难再进入脂相，主要在水相中扩散并发挥生物学作用。

此外，对于外源性 SO_2 来说，由于其进入体内要通过血液循环才能到达各个组织器官，而血液的 pH 为 7.35～7.45，属于微碱性，故外源性 SO_2 在气道吸收过程或血液循环期间将与体液内的一些碱性物质发生反应生成其衍生物亚硫酸盐和亚硫酸氢盐，再以后者的形式作用于组织器官，引起一系列毒理作用。因此，对于外源性 SO_2 大气污染毒理学的研究，采用我们在 1980 年建立的以它的衍生物代替外源性 SO_2 进行生物染毒的研究模式仍然是可行的。

3. SO_2 细胞传递新理念的建立

在研究脂－水分配系数中我们发现 SO_2 不仅易溶于水而且更易溶于有机溶剂，且其脂－水分配系数很低（孟紫强等，2009）。这些发现对于理解 SO_2 作为信号分子在生物组织细胞间的扩散或传递非常重要。由于 SO_2 易溶于有机溶剂，所以它可以通过生物膜系统或者脂相系统在细胞之间或组织之间自由扩散或穿梭而传递生物信号；由于 SO_2 易溶于水，所以它可以通过中性或酸性细胞水相系统在细胞之间或组织之间自由扩散或穿梭而完成信号分子的使命，即使在细胞碱性水相系统也可能有一部分 SO_2 可以避过与碱性物质反应而在细胞或组织之间扩散或穿梭；同时也不能排除在细胞中存在供 SO_2 穿梭的特殊通道或结构。

研究发现，SO_2 的脂－水分配系数很低仅为 0.16～0.20（孟紫强等，2009），使存在于生物膜（脂相）系统的内源性 SO_2 很容易进入细胞液或体液并在微碱性的条件下转化为亚硫酸盐而失活，这将导致 SO_2 在组织细胞内的半寿期很短，既可避免 SO_2 产生长时相刺激作用，又可避免 SO_2 积累到中毒浓度，这符合信号分子半寿期很短的特征，也为体内 SO_2 大量产生而不引起中毒的现象提供了科学依据。

2.2.4 SO_2 对血管张力作用研究的突破

2007 年 6 月我们根据新的 SO_2 生理学研究模式，开始进行 SO_2 对心血管系统生理作用的一系列研究，比较了 SO_2 气体、SO_2 生理盐水溶液、亚硫酸钠和亚硫酸氢钠中性混合液（摩尔质量之比为 3：1）三者对大鼠血管的舒张作用（孟紫强等，2009；张全喜等，2008；李君灵等，2009；Meng et al.，2009；Li et al.，2009；Zhang et al.，2009）。研究中同时对正常大鼠胸主动脉血管组织和血浆中内源性 SO_2 的生理浓度进行了测定，为 SO_2 生理试验浓度的选择提供了科学依据（孟紫强等，2009；Li et al.，2009）。

1. 突破性发现 SO_2 在低浓度或生理浓度下能引起血管舒张

研究发现，SO_2 在生理相关浓度或低浓度下（1～450 μmol/L）本就具有显著的、剂量依赖性的血管舒张作用；而亚硫酸盐和亚硫酸氢盐中性混合液（摩尔质量之比为 3∶1）在这样低的浓度下不但不能引起明显的血管舒张，在一定条件下还可能引起血管收缩，只有在高浓度（＞1.5 mmol/L）下才能引起血管舒张；硫酸盐在低浓度和高浓度下均不能引起血管舒张。这些研究首次证明了 SO_2 同 NO、H_2S 等气体信号分子一样能够在低浓度下引起血管舒张，SO_2 也是一种血管舒张因子，而低浓度的 SO_2 衍生物中性混合液则没有这些作用，从而揭开了 SO_2 分子的神秘面纱。

2. 突破性发现 SO_2 引起血管舒张的离子通道机理

研究发现，SO_2 在生理浓度和低浓度（＜450 mmol/L）下所引起的血管舒张反应是内皮依赖性的，其机制与钙激活的大电导钾通道（BK_{Ca}）有关；在较高浓度（＞500 mmol/L）下所引起的血管舒张反应与内皮无关，其机制与 ATP 敏感的 K 通道（K_{ATP}）和 L- 型钙通道等有关，同时还与受体操纵性和电压依赖性钙通道及其他影响钙内流的因素有关。

3. 突破性发现 SO_2 引起血管舒张的信号转导途径

研究发现，生理浓度和低浓度（1～450 mmol/L）的 SO_2 引起血管舒张作用至少部分是通过 NO/cGMP 信号转导途径所介导，极低浓度 SO_2 与 NO 在引起血管舒张方面有显著协同作用，二者同时作用比单独作用时的舒张率均可提高 6 倍，设想血管组织中的 SO_2 与 NO 可能存在某种形式的“交叉对话”（cross-talks）；而较高浓度 SO_2 舒张血管的作用与 NO/cGMP 途径无关，是内皮非依赖性的或者说与内皮的关系较小。

4. 突破性发现 SO_2 是不同于其他气体信号分子的新型信号分子

研究发现，生理浓度和低浓度 SO_2 的舒张血管作用与 NO/cGMP 途径和 BK_{Ca} 离子通道有关，较高浓度 SO_2 的舒张血管作用与 K_{ATP} 离子通道和 L- 型钙通道有关；这证明 SO_2 是有别于其他气体信号分子（如 NO、H_2S）的一种新型气体信号分子。据文献报道，H_2S 舒张血管的作用与 K_{ATP} 离子通道有关而与 NO/cGMP 途径无关（Wang，2003，2002；Zhao et al.，2002；Zhao et al.，2001），NO 舒张血管的作用与 cGMP 途径有关而与 K_{ATP} 离子通道无关；表明它们与 SO_2 的信号转导机制不同。

5. SO_2 有机溶液作“SO_2 供体”的研究提供了新证据

我们在 SO_2 有机溶液作“SO_2 供体”的研究中发现，在乙醇中的 SO_2 是以其单个分子的状态存在的；SO_2 乙醇溶液引起血管环舒张反应的 EC_{50} 仅为 135.71 μmol/L，从而进一步证明生理浓度的内源性 SO_2 确是一种可以调节心血管功能的活性物质，是一种新型气体信号分子（孟紫强等，2012）。

综上所述，我们的研究不仅发现生理浓度下的 SO_2 有调节血管张力的生理作用，而且也证明 SO_2 在血管组织的内源性产生及其生理浓度，首次用试验数据证明 SO_2 既是一种血管组织活性物质，也是一种新型气体信号分子。

2.2.5 SO_2 对心脏功能作用研究的突破

研究采用 Langendorff 离体心脏灌流模型，首次对不同浓度 SO_2（0～2 000 μmol/L）对大鼠离体心脏功能指标——左心室内压最大上升和下降速率（$\pm dP/dt_{max}$）、左心室发展压（LVDP）、心率和冠脉流量的影响进行了研究，并与 SO_2 衍生物亚硫酸钠和亚硫酸氢钠混合液（摩尔质量之比为 3∶1）的作用进行了比较研究（张全喜等，2012；Zhang et al.，2012）。

1. SO_2 在低浓度或生理浓度下具有调节心脏功能作用

研究发现，SO_2 对离体心脏有负性肌力作用，可使心脏的 $\pm dp/dt_{max}$ 明显下降，1 μmol/L SO_2 灌流心脏 10 min 就能引起 LVDP 的明显降低，>300 μmol/L SO_2 使冠脉流量明显增加，1 000 μmol/L SO_2 能使心率明显降低。

虽然 SO_2 衍生物对离体心脏也有负性肌力作用，但作用强度远小于 SO_2。1 μmol/L SO_2 就能引起显著的负性肌力作用，而 SO_2 衍生物无影响。1 000 μmol/L SO_2 能使心率明显降低，而 SO_2 衍生物未见影响。

2. SO_2 对心脏的负性肌力作用与多种离子通道和信号途径有关

研究发现，SO_2 对心脏的负性肌力作用可能涉及多条信号途径，低浓度 SO_2 对心脏的负性肌力作用是通过激活 PKC、前列环素（PGI_2）通路及 NO-cGMP 通路引起的；较高浓度 SO_2 对心脏的负性肌力作用的机制与 L- 型钙通道、K_{ATP} 通道、cGMP、PKC 酶活性及 PGI_2 通路有关。

SO_2 衍生物在高浓度下才能对离体心脏引起负性肌力作用，且信号途径和离子通道不同。低浓度（10 μmol/L）SO_2 对心脏的负性肌力作用是通过激活 PKC、环氧化酶（PGI_2 通路）及 NO-cGMP 通路而引起的，而高浓度 SO_2 衍生物对心脏的负性肌力作用与 L- 型钙离子通道和 K_{ATP} 通道有关，表明 SO_2 与其衍生物对心脏的作用性质和机理不同。

3. 发现 SO_2 对心脏有多种生物化学调节作用

研究发现，SO_2 可使心脏组织 GSH 水平和 SOD 活性下降，H_2O_2、OH、MDA 含量增加，表明 SO_2 引起氧化还原状态的改变可能也是其调节或改变心脏功能的机理之一。较高浓度 SO_2 可使大鼠心脏组织 Na^+、K^+-ATP 酶和 Ca^{2+}、Mg^{2+}-ATP 酶活性明显降低，心脏灌流液中肌酸激酶（CK）和乳酸脱氢酶（LDH）水平明显增加，表明较高浓度 SO_2 对大鼠离体心脏有一定损伤作用。

综上所述，SO_2 在低浓度或生理浓度范围内即可对心脏功能具有调节作用（详见本书第 5 章、第 6 章）。

2.2.6 SO_2 生物合成及其调节的研究历程

1. 发现内源性 SO_2 可由多种途径生物合成

20 世纪 50 年代就已有文献报道，哺乳动物肝细胞内的含硫氨基酸在半胱氨酸双加氧酶和谷氨酸 - 草酰乙酸转氨酶（GOT）的催化下可以转化为亚硫酸盐。值得注意的是，由于哺乳动物体内产生的亚硫酸盐的前体物均为内源性 SO_2，所以文献报道所谓的亚硫酸盐内源产生均可以理解为 SO_2 的内源生物合成。

通过查阅 SO_2 内源合成的有关文献，结合本研究，我们提出体内内源性 SO_2 可以由多种体内内源含硫化合物、经过多种生物代谢途径进行生物合成的观点（李君灵等，2009；Li et al.，2009）。

2. 发现多种组织器官可生物合成 SO_2

2003 年，Balazy 等研究发现了猪冠状动脉环和心肌组织能够合成 SO_2，我们的研究也发现，正常大鼠和小鼠的多种组织器官可以合成 SO_2（孟紫强等，2005a；李瑞金等，2006；Meng et al.，2005a），由此我们提出 SO_2 可能在全身所有组织器官均可生物合成；SO_2 及其衍生物可能参与全身多种器官的多种生命活动过程，具有多种生理作用。

3. 发现内源物质可调节 SO_2 生物合成

研究发现，SO_2 在大鼠血管组织的生物合成能被体内某些内源性物质所调节，能够引起血管扩张的乙酰胆碱（ACh）对大鼠体内血管组织、离体血管环以及体外培养的血管内皮细胞和平滑肌细胞，均可剂量依赖性地促进 SO_2 的内源产生，而能够引起血管收缩的去甲肾上腺素（noradrenaline，NE）可抑制 SO_2 产生（Meng et al.，2009）。这些研究结果为内源性 SO_2 具有生理作用的观点提供了有力证据。

4. 发现 SO_2 生理浓度及其研究历程

我们首次对大鼠血管组织内源性 SO_2 的生理浓度进行了研究，结果发现，正常大鼠血浆 SO_2 浓度（以 SO_3^{2-} 表示）为 16.77 ± 8.24 μmol/L，正常大鼠胸主动脉血管组织 SO_2 浓度为 127.76 ± 31.34 μmol/L，表明血管组织中 SO_2 的浓度很高，远高于血浆中的浓度。这一结果为 SO_2 生理作用的研究提供了重要的基础数据（Meng et al.，2009）。

5. 发现 SO_2 生物合成的细胞类型

本研究首次发现内源性 SO_2 在血管内皮和平滑肌细胞均可合成，但主要在血管内皮细胞合成，为探讨 SO_2 对血管的生理作用机制提供了组织学依据（Meng et al.，2009）；这也表明，SO_2 与 NO 气体信号分子在血管组织细胞来源及生理调节方面具有相同之处，为二者的协同作用及其研究提供了组织基础。

2.2.7 SO_2 失活过程及其机理的研究历程

纵观历年来有关文献报道，SO_2 生理活性的失活过程及其机理的研究一直处于空白状态。本研究为了探讨内源性 SO_2 的生理作用，对 SO_2 及其衍生物的生理作用进行了比较研究（孟紫强等，2009；Meng et al.，2009）。结果发现，SO_2 及其转化产物的生理活性从大到小依次为：$SO_2 > SO_2 \cdot nH_2O > HSO_3^- > SO_3^{2-} > SO_4^{2-}$；它们在体内的失活途径为：$SO_2 \rightarrow SO_2 \cdot nH_2O \rightarrow HSO_3^- \rightarrow SO_3^{2-} \rightarrow SO_4^{2-}$（孟紫强等，2009；孟紫强等，2009）。其中，从 SO_2 到 SO_3^{2-} 的转化过程是可以快速完成的物理化学过程，而 $SO_3^{2-} \rightarrow SO_4^{2-}$ 的转化过程则是一个由亚硫酸氧化酶催化的酶促反应，是失活的限速过程。研究中我们发现，亚硫酸氧化酶在哺乳动物体内广泛存在，且不同脏器该酶活性不同（孟紫强等，2007）。一般生物气体信号分子均具有快速失活的特征，SO_2 通过物理化学反应可以快速转化为生理活性大为下降的 SO_3^{2-}，使 SO_2 生理活性能够快速失活，说明 SO_2 符合作为信号分子的条件。

2.2.8 SO_2 信号分子作用与离子通道研究历程

细胞膜电压门控性钠、钾、钙离子通道在神经元或心肌的信号调控过程中均具有十分重要的生理作用。例如，细胞内游离钙离子在细胞信息传递过程中起着重要的作用，可调节多种生理过程。胞内游离钙离子浓度的升高几乎是所有类型的肌肉收缩的触发因子。对于心肌细胞来说，钙离子对其收缩功能是必需的。此外，细胞内钙超载可以激活细胞凋亡途径，钙离子被认为是凋亡早期的一个重要信号分子，因为细胞内钙离子浓度的升高可能激活核酸内切酶而引起 DNA 断裂。

鉴于离子通道在生物信号传递中的重要作用，从 1998 年开始，孟紫强及其研究团队（3 位博士生、3 位硕士研究生、1 位博士后）就开展了 SO_2 及其衍生物对细胞离子通道作用的研究，历时 12 年，迄今还尚未见其他有关开展这方面研究的报道。研究团队对焦亚硫酸钠、亚硫酸氢钠、亚硫酸钠等 SO_2 衍生物对大鼠海马神经元、背根神经元，以及心肌细胞钠、钾、钙离子通道的作用进行了研究（研究论文见本书附录 2），发现 SO_2 衍生物在极低浓度或生理浓度下就可以引起这些通道特性的改变和离子电流的显著增加（详见本书第 9 章）。

例如，焦亚硫酸钠（SMB）溶液可产生 SO_2 和 HSO_3^-，SMB 在极低浓度（2 μmol/L）下就可以引起大鼠海马 CA1 区神经元钠、钾电流增大，0.01 μmol/L 即可引起大鼠背根神经元 L- 型钙通道 $I_{Ca,\,L}$ 电流显著增加；1 μmol/L 的亚硫酸钠和亚硫酸氢钠中性混合液即可引起大鼠心肌细胞钠电流（I_{Na}）增加，10 μmol/L 即可使大鼠心肌细胞钾电流或 L- 型钙通道 $I_{Ca,\,L}$ 电流增大，并使钠 - 钙交换通道功能发生改变（孟紫强等，2006）。从此可知，在极低浓度或生理浓度之下的 SO_2 衍生物就可以对神经元或心肌细胞离子通道产生显著的生物学作用。

研究发现 SO_2 生物活性的失活途径是 $SO_2 \rightarrow HSO_3^- \rightarrow SO_3^{2-} \rightarrow SO_4^{2-}$，$SO_2$ 衍生物 SO_3^{2-} 和 HSO_3^- 的生物活性比 SO_2 的生物活性大为减弱。据研究结果可见，虽然 SO_2 衍生物对细胞离子通道的作用很强，但 SO_2 更强。

SO_2 及其衍生物对于离子通道作用的机制可能有以下几种可能：一是 SO_2 及其衍生物与通道蛋白成分发生可逆结合，导致通道结构和功能发生可逆性改变；二是改变离子通道的氧化还原状态，引起通道结构和功能可逆性改变；三是 SO_2 及其衍生物在氧化过程中产生的各种自由基对离子通道的结构和特性发挥作用，从而调节该通道的生理功能，而过高浓度的 SO_2 及其衍生物则可引起不同离子通道的损伤，引发细胞病理生理学改变。

综上所述，SO_2 及其衍生物在生理浓度下可以作为生物信号分子而作用于神经元或心肌细胞的离子通道，通过对胞内离子浓度的调节而发挥对细胞功能的生理调节作用；而高浓度 SO_2 及其衍生物也可通过对细胞离子通道的作用，使胞内 K^+ 流失而 Na^+、Ca^{2+} 超载，从而对神经元或心肌细胞诱发病理生理改变，甚至毒理作用（详见本书第 9 章）。因此，SO_2 及其衍生物在生理相关浓度下是一种新型神经系统信号分子和心血管系统信号分子，而在高浓度下可能是一种神经毒物和心血管毒物。

2.2.9 SO_2 作为气体信号分子的理化与生理特性

SO_2 的理化特性与生理作用特点符合生物气体信号分子的一般特征，因此，SO_2 是一种新型生物气体信号分子。对此综述如下。

1. SO_2 理化特性符合气体信号分子的条件

（1）SO_2 是一种血管活性物质，它在生理相关浓度和较高浓度范围内均可以剂量依赖性地引起血管舒张；SO_2 对血管的舒张作用和对心脏的负性肌力作用均远大于它的衍生物 SO_3^{2-} 和 HSO_3^-，表明这些衍生物是 SO_2 失活过程中的中间产物。应当指出的是，由于 SO_2 在其水溶液中的化学状态主要为 SO_2（aq）和 $SO_2 \cdot nH_2O$，所以这可能与单纯 SO_2 分子的作用仍然有别；此外，在其水溶液中 $SO_2 \cdot nH_2O$ 有一部分会转化为 HSO_3^-，从而使真正 SO_2 分子的浓度降低；加之，试验系统的血管环孵育液如 Krebs 缓冲液或心脏的灌输液均是碱性的（pH 为 7.4），会使一部分 SO_2 分子在与心血管组织接触之前就已经与碱性物质反应而转变成 SO_3^{2-} 和 HSO_3^- 了，使实际作用于组织的 SO_2 浓度大为降低。因此，SO_2 对心血管的实际作用强度应当比本研究还要强，与 SO_2 衍生物作用的差异也应当比本研究还要大。

我们在研究中发现，在乙醇中的 SO_2 是以其单个分子的状态存在的；SO_2 乙醇溶液引起血管环舒张反应的 EC_{50} 仅为 135.71 μmol/L，从而进一步证明生理浓度的内源性 SO_2 的确是一种可以调节心血管功能的活性物质，是一种新型气体信号分子（孟紫强等，2012）。

（2）SO_2 及其衍生物生物学作用强度依次为：$SO_2 > SO_2 \cdot nH_2O > HSO_3^- > SO_3^{2-} >$

SO_4^{2-}。SO_4^{2-} 是 SO_2 最终代谢解毒或失活产物，是 SO_2 排出体外的主要化学形式。

（3）SO_2 易溶于水，更易溶于脂质，而其脂 - 水分配系数很小。这就使得内源性 SO_2 既可以通过组织或细胞脂相系统弥散，也可以通过载体转运至其他组织或细胞，从而达到快速发挥信号分子的作用；SO_2 也易于进入组织或细胞中的水相而形成 SO_2（aq）和 $SO_2 \cdot nH_2O$，在水相系统扩散至其他组织或细胞，快速发挥信号分子的作用；此外，SO_2 在迅速进入水相后可快速与碱性物质发生化学反应，立即形成 SO_3^{2-} 而失活，使其半寿期很短，符合信号分子的特征（孟紫强等，2009；孟紫强等，2011）。

2. SO_2 可在多种组织器官经过多种途径被生物合成

人和动物体内存在大量含硫氨基酸，特别是 L- 半胱氨酸非常丰富，经 L- 半胱氨酸双氧化酶和谷草转氨酶的催化可将细胞内 L- 半胱氨酸转化为内源性 SO_2；此外，细胞内生物合成的 H_2S 可经酶促或非酶促反应转化为内源性 SO_2。内源性 SO_2 可在血管内皮细胞和平滑肌细胞合成，且主要在内皮细胞合成；体内一些血管活性物质如 ACh、NE 等可以调节血管组织对 SO_2 的内源合成；SO_2 与细胞内或体液内的碱性物质生成的 SO_3^{2-}，可经过在体内（包括在血管组织）广泛存在的亚硫酸盐氧化酶催化氧化为 SO_4^{2-} 而排泄。

3. SO_2 引起血管舒张的信号转导途径

（1）内皮细胞合成的 SO_2 及由平滑肌细胞合成而弥散至内皮的 SO_2，可以激活内皮 eNOS，使 NO 合成增加，NO 可通过弥散或载体转运至血管平滑肌，激活胞内鸟苷酸环化酶使环鸟苷酸（cGMP）升高而导致血管扩张。

（2）通过弥散或载体转运至血管平滑肌的内皮细胞合成的 SO_2 及平滑肌细胞原位合成的 SO_2，均可调节平滑肌细胞钾离子通道（如 K_{ATP}）和 L- 型钙离子通道以及其他类型的钙离子通道，引起细胞内钙离子浓度下降，导致血管舒张。

4. SO_2 是一种新型生物气体信号分子

NO 和 CO 引起的舒张作用是内皮依赖性的，其作用机制与 NO/cGMP 信号途径和 BK_{Ca} 通道有关，而 H_2S 对血管的舒张作用主要是通过开放血管平滑肌 K_{ATP} 通道和部分地通过调节内皮细胞上的钾离子电导而引起的（Zhao et al.，2001）。生理浓度和较低浓度 SO_2 引起的舒张作用是内皮依赖性的，其作用机制与 NO/cGMP 信号途径和 BK_{Ca} 通道等有关，而较高浓度 SO_2 的舒张作用是非内皮依赖性的，其作

用机制与 K_{ATP} 和 L- 型钙通道等有关。可见，低浓度 SO_2 的舒张血管作用与 H_2S 信号分子不同，而高浓度 SO_2 的舒张血管作用机制与 NO、CO 不同。此外，SO_2 既可以通过脂相系统也可以通过水相系统扩散，而 NO、CO、H_2S 由于难溶于水而只能通过脂相系统扩散。由此可见，SO_2 是一种不同于其他信号分子的新型气体信号分子。

2.3 SO_2 病理生理或信号分子作用研究及其历程

2.3.1 SO_2 与细胞凋亡

细胞凋亡（apoptosis）是体内外因素触发细胞内预存的死亡程序而导致的细胞死亡过程，也称程序性细胞死亡（programmed cell death，PCD）。凋亡发生时细胞内出现一系列的基因激活、表达及严格的调控作用，产生连续性的细胞形态变化，最终导致细胞死亡。由此可见，细胞凋亡在不同生长发育条件下，既可以是一种生理调节过程，也可能是一种病理生理改变。

2000 年以来，我们进行了大量关于 SO_2 与细胞凋亡相关性及其分子机制的研究。在雄性大鼠吸入 SO_2 试验中，我们采用 TUNEL 试验发现 SO_2 可诱导肺细胞或肝细胞 DNA 发生片断化并引发细胞凋亡（Bai et al., 2010b；孟紫强等，2006d）。

在雄性昆明小鼠吸入 SO_2 试验中，采用透射电镜观察发现，小鼠脾淋巴细胞凋亡现象普遍，并随浓度增高而加重（孟紫强等，2006d）；采用流式细胞检测技术分析发现 SO_2 到达一定浓度时可使脾细胞凋亡明显增加；采用 DNA 凝胶梯度电泳检测发现 SO_2 及其衍生物可引起脾细胞 DNA 降解为典型梯形条带，即出现 DNA ladder，再次证明 SO_2 可引起细胞凋亡（白剑英等，2002b，2003b）。

细胞凋亡可由不同的信号途径启动并通过不同的生化途径进行，但不论通过何种途径都伴随有半胱氨酸蛋白酶即 caspase 凋亡酶的持续性激活，引起蛋白质的水解和 DNA 分子的断裂，最终执行细胞凋亡。采用荧光 real time RT-PCR 方法和免疫组化方法分析凋亡相关基因表达的变化，结果发现大鼠吸入 SO_2 后，肺和肝 caspase-3、caspase-8、caspase-9 酶活性均呈剂量依赖性增加，说明 SO_2 通过死亡受体和线粒体这两种途径诱发肺和肝细胞发生凋亡（Bai et al., 2010b）。此研究还发现，细胞凋亡抑制基因 *bcl*-2 mRNA 表达呈剂量依赖性降低，*bcl*-2 阳性细胞数逐渐减少；而细胞凋亡的促进基因 *bax* mRNA 表达、*bax* 蛋白表达随 SO_2 浓度升高逐渐增加。此外，p53 是一个肿瘤抑制基因，但如过量表达可诱导细胞凋亡，本研究发现大鼠吸入 SO_2 后，肺和肝 p53 基因 mRNA 表达和蛋白质表达均呈剂量依赖性增加。这些研究从分子水平证明了 SO_2 在细胞凋亡的调节中具有重要作用（白巨利等，2006a，2006b；Bai et al., 2005a，2005b，2010b）。

2.3.2 SO_2 与细胞因子

长期以来，SO_2 在炎症发生过程中的病理生理学作用也是研究热点之一，主要体现在 SO_2 作为炎症介质的研究方面。研究发现，SO_2 可诱发呼吸器官分泌炎性细胞因子，从而导致肺炎发生；同时，这些细胞因子还可以透过呼吸道黏膜进入循环系统导致心脑血管疾病的发生（孟紫强等，2004；孟紫强等，2012）。

肺泡巨噬细胞（alveolar macrophages, AMs）是呼吸道内的一类免疫细胞群，它们是参与多种复杂的免疫反应和发炎过程的吞噬细胞和分泌细胞。已知有很多因素在体内外对巨噬细胞有激发作用，如卡介苗、酪蛋白等。巨噬细胞被激发后迅速扩增，数量可达以前的 10 倍以上。激发的巨噬细胞能够进一步被活化，活化的巨噬细胞吞噬能力和杀伤肿瘤细胞的能力都明显增强，同时表达一系列的细胞因子和生物活性分子。肺泡巨噬细胞可以分泌的细胞因子有肿瘤坏死因子 -α（tumor necrosis factor-α, TNF-α）、白细胞介素 -1β（interleukin-1β, IL-1β）、白细胞介素 -6（interleukin-6, IL-6）及转化生长因子 -β（transforming growth factor-β, TGF-β）等。TNF-α 和 IL-1β 是前致炎性细胞因子，IL-6 和 TGF-β 在不同的体内外条件下可以发挥前致炎性细胞因子作用或抗炎性细胞因子作用。TGF-β 还可以调控免疫细胞的增殖和细胞基质的产生。这些细胞因子之间的综合作用（包括协同和拮抗作用）能够影响深部呼吸道的功能或病理状态。

有些研究者从人肺灌洗液分离人肺泡巨噬细胞（AMs），将其暴露在不同浓度 SO_2 之后，经测定表明，SO_2 暴露使 AM 细胞数减少 3.1%～9.5%，有意义地减少自发的和脂多糖刺激的 TNF-α 水平和脂多糖刺激的 IL-1β 水平；而对 IL-6 和 TGF-β 的分泌未见影响。结果表明，SO_2 对 AMs 分泌某些因子的功能有损害作用。研究者认为，SO_2 对肺组织的损伤并非前致炎性细胞因子 TNF-α、IL-1β、IL-6 所介导，也非 TGF-β 的增殖效应所介导。

研究也表明，SO_2 对大鼠 AMs 有损伤作用。用不同浓度 SO_2 动式吸入法对雄性 Wistar 大鼠染毒后，立即收集该大鼠肺泡灌洗液（BALF）中的肺泡巨噬细胞，在体外运用单细胞凝胶电泳技术（又称彗星试验）测定这些离体细胞的 DNA 损伤。结果表明，SO_2 可引起大鼠肺泡巨噬细胞 DNA 损伤，且随 SO_2 吸入浓度的增加而加剧（孟紫强等，2003a）。然而，对 SO_2 吸入染毒后大鼠的 BALF 中细胞分析表明，在染毒大鼠的 BALF 中肺泡巨噬细胞数量增加，但比例减少，中性粒细胞和淋巴细胞数量和比例均增加，并存在剂量－效应关系；SO_2 染毒后 BALF 的 pH 下降，蛋白质含量和肺通透指数升高，BALF 中酸性磷酸酶、碱性磷酸酶和乳酸脱氢酶活性升高，脂质过氧化水平提高，从不同的方面反映了 SO_2 可引起大鼠肺组织和肺泡细胞的结构和功能的损伤（杜青平等，2003a，2003d）。

孟紫强等（2004）采用动态吸入染毒技术，对小鼠进行不同浓度 SO_2 吸入染毒试验，采用酶联免疫吸附法（ ELISA）分别检测小鼠肺组织及血清中 TNF-α、IL-6、TGF-β1 的含量。结果表明：①对于肺组织，当 SO_2 吸入质量浓度为 14 mg/m^3 和 28 mg/m^3 时，肺组织中 IL-6 和 TNF-α 的含量均显著升高，而 TGF-β1 没有明显变化；吸入 56 mg/m^3 SO_2 之后，肺组织中 3 种细胞因子均未见显著改变。②对于血清，只有 TNF-α 在 SO_2 吸入质量浓度为 14 mg/m^3 时显著升高，IL-6、TGF-β1 无显著改变。由此认为 SO_2 对呼吸器官的致炎效应可能被一些细胞因子所介导，SO_2 所致肺损伤是过度炎症反应与机体免疫功能紊乱共同作用的结果。试验结果与上述从人肺灌洗液分离人肺泡巨噬细胞（AMs）的结果不同，其原因可能与在试验中所采用的方法和所试组织细胞不同有关。

据文献报道，SO_3^{2-} 能够通过激发肺泡巨噬细胞释放某种介质而作用于血小板受体，从而激活中性粒细胞（PMN）发生呼吸爆发（respiratory burst），认为这可能与 SO_2 诱发肺炎的病理改变有联系。

2.3.3 中性粒细胞及其对 SO_2 的生物合成

中性粒细胞来源于骨髓的造血干细胞，在骨髓中分化发育后，进入血液或组织。中性粒细胞具趋化作用、吞噬作用和杀菌作用。中性粒细胞在血液的非特异性细胞免疫系统中起着十分重要的作用，它处于机体抵御微生物病原体，特别是化脓性细菌入侵的第一线。当炎症发生时，它们被趋化性物质吸引到炎症部位。中性粒细胞可以释放蛋白酶、趋化因子、凝血因子、白三烯、花生四烯酸、血栓素和前列腺素等。随着中性粒细胞的吞噬作用开始，导致呼吸爆发，细胞耗氧量增加，产生大量的过氧化物及超氧化物等细胞毒性效应分子，对微生物病原体具有杀伤作用。近年来研究发现，兔中性粒细胞能够自发分泌亚硫酸盐；人体内的中性粒细胞可以自发产生，也可受细菌内毒素脂多糖（lipopolysaccharide，LPS）刺激后产生 SO_3^{2-}。给大鼠注射 LPS 后也可引起血清 SO_3^{2-} 浓度明显升高，LPS 是已知可以引起哺乳动物全身性炎症的化合物。通过临床研究，发现急性肺炎患者的血清 SO_3^{2-} 水平升高。由于内源性 SO_2 及其衍生物 SO_3^{2-} 可以经过细胞内 H_2S 与活性氧种类（ROS）发生反应的途径而形成，而 ROS 可在细胞氧化应激过程中大量产生。所以，在发炎情况下（如急性肺炎）患者血清中 SO_3^{2-} 水平升高可能与氧化应激有关。

我们认为，由于细胞合成 SO_2 以后，再代谢转化为其衍生物 SO_3^{2-} 和 HSO_3^-，所以在上述研究中，关于 SO_3^{2-} 生物合成与水平的表述，实际上是对内源性 SO_2 生物合成与水平的反映。因此，这些研究意味着内源性 SO_2 可能与炎症反应有关。由于 SO_2 比 SO_3^{2-} 对微生物毒性作用更强、生物活性更大，所以我们推测内源性 SO_2 可能是参与炎症反应过程的一种炎症介质或杀灭病原微生物的重要“杀手”。

总之，中性粒细胞可以通过自分泌 SO_2 的方式来调节该细胞的功能，即中性粒细胞本身内源性产生的 SO_2 反过来又可激活中性粒细胞的某些生理功能，例如 SO_2 能够激活中性粒细胞产生呼吸爆发，从而提升其杀菌或防御能力。我们设想，内源性 SO_2 与 ROS 反应产生的活性硫（reactive sulfur species，RSS）具有强烈的杀菌作用，这种活性硫可能就是内源性 SO_2。由此可见，中性粒细胞的功能与内源性 SO_2 可能具有更为复杂、密切的关系。

2.3.4 SO_2 与应激

最新研究发现，在有害因素的作用下，例如过氧化氢、过酸、过碱等，体外培养的人支气管上皮细胞内源合成 SO_2 增加（张欣等，2007）。这也说明，提高内源 SO_2 合成速率，可能是生物对有害因素胁迫的应激反应之一。设想这种应激

条件下内源产生的 SO_2 可能像应激蛋白那样，能够提高机体对恶劣环境的适应能力。然而，迄今关于 SO_2 与应激反应的探讨尚未见其他报道，有待进一步深入研究。

2.3.5 其他

研究表明，SO_2 吸入暴露可以引起实验动物多种器官组织细胞和亚细胞水平的超微结构改变、多种器官组织细胞 DNA 损伤、抗氧化水平下降、脂质过氧化与蛋白质氧化损伤，多种酶活性变化及多种基因表达改变等，这些细胞水平及生物化学与分子生物学水平的改变或损伤表明，SO_2 致多种器官和系统的病理生理学问题值得进一步研究。此外，研究表明 SO_2 气体吸入可引起大鼠行为异常，记忆力减退和学习能力降低（刘晓莉等，2010）等，表明 SO_2 可能会引起中枢神经发生病理生理学改变。

2.4 SO_2 衍生物生理学与病理生理学研究及其历程

很早就已经知道，内源合成的 SO_2 可以转化为其衍生物 SO_3^{2-}，因此 SO_3^{2-} 的生理作用和病理生理作用一直受到学术界的关注。此外，SO_3^{2-} 及其他 SO_2 衍生物也是一些药物和食物的成分、添加剂或防腐剂，这些外源性的 SO_3^{2-} 往往浓度很高，例如，在葡萄酒中含量可达 250 mg/L，进入体内必然会产生一些病理生理学甚至毒理学作用。因此，SO_2 衍生物的生理、病理生理及毒理学作用的研究有重要的科学价值和应用价值。

2.4.1 SO_2 衍生物与 SO_2 生物学作用比较

我们的研究发现，内源性 SO_2 在体内广泛存在，它的衍生物 SO_3^{2-} 等在体内的分布也很普遍（李瑞金等，2006）；加之，这些衍生物的化学性质非常活泼，易于与各种生物活性分子尤其是生物大分子发生反应，从而使我们设想这些衍生物可能具有多种生理学作用。

SO_2 与其衍生物亚硫酸钠、亚硫酸氢钠等的物理性质、化学性质有很大的不同，所以这些化合物在生物体内的化学反应性、生物活性及其生理作用必然有所不同。其中，有些生理作用可能是 SO_2 所特有，而有些生理作用可能是 SO_2 衍生物所特有的，还有些生理作用可能是 SO_2 与其衍生物相类似。内源性 SO_2 在体内生理浓度下即可发挥一些生理作用，而它的转化产物 SO_3^{2-} 在其生理浓度下却失去活力，对于这些生理作用只能说仅为 SO_2 本身所特有。例如 SO_2 作为气体信号分子对血管张力具生理调节作用，它的转化产物 SO_3^{2-} 就失去了这一作用。SO_2 与其衍生物均可以在其生理浓度下发挥的生理作用可能是它们所共有或相类似的生理作用，例如对细胞离子通道的作用，不过二者也可能存在作用强度的差别。研究发现，分别用 SO_2 气体或亚硫酸钠溶液对大鼠进行喷鼻以观察诱发支气管阻塞的作用，研究结果指出，引起同样程度的支气管阻塞症状所需 SO_2 浓度比所需亚硫酸钠溶液的浓度低 92%，表明 SO_2 的效应比其衍生物要强得多。总之，SO_2 与其衍生物的生物学作用不论在作用性质还是在作用强度上都是有区别的，甚至是相反的。因此，不可把二者的生物效应简单地等同起来。

2.4.2 SO_2 衍生物对细胞离子通道的生理效应研究

从 1998 年起，孟紫强及其研究团队率先应用膜片钳技术研究 SO_2 衍生物亚硫酸钠和亚硫酸氢钠中性混合液及焦亚硫酸钠溶液在低浓度（1～100 μmol/L）下对大鼠海马神经元钠、钾离子通道的作用（孟紫强等，2002；桑楠等，2003；Meng et al.，2005a，2005b），对大鼠背根神经元钠、钾、钙离子通道的作用（Du et al.，2004a，2004b；孟紫强等，2006；魏彩玲等，2010，2011），以及对大鼠心肌细胞钠、钾、钙离子通道的作用（孟紫强等，2005a，2005b；聂爱芳等，2006；孟紫强等，2006c；Nie et al.，2006，2007）。经研究发现，SO_2 衍生物在低浓度下均可以引起神经元和心肌细胞钠、钾、钙离子通道离子电流的显著增高，推断这可能是 SO_2 衍生物对这些细胞和组织发挥生理调节和病理生理学作用的机制之一。SO_2 衍生物在低浓度下的生物效应，使我们越来越相信细胞离子通道可能是 SO_2 及其衍生物对细胞发挥生理、病理生理及毒理学作用的一类“受体”或靶分子。

由于当时对 SO_2 及其衍生物在这些器官组织的生理浓度尚未可知，所以我们以前仅从毒理学和病理生理学作用的角度对所研究的结果进行讨论，把 SO_2 衍生物对离子通道作用的理解主要局限于毒性作用和病理生理学作用。随着对 SO_2 在这些组织器官中生理浓度的揭示，我们得出结论：SO_2 衍生物在很低或生理浓度下（1～100 μmol/L）对海马、背根神经元及心肌细胞的钠、钾、钙离子通道产生的生物效应，是 SO_2 及其衍生物对多种离子通道的生理调节或病理生理作用，而不可能是单纯的毒性作用。

2.4.3 SO_2 衍生物对中性粒细胞功能影响的研究

在炎症过程中中性粒细胞能够合成 SO_3^{2-}，故 SO_3^{2-} 在炎症过程中似乎扮演着一种炎症介质的角色，反过来对中性粒细胞的功能产生影响。SO_3^{2-} 可以使细胞内硫氧还原蛋白失活，可以激活中性粒细胞 NADPH 氧化酶产生自由基引起中性粒细胞呼吸爆发，还可以通过对细胞表面巯基的修饰作用来增强多核中性粒细胞的黏合能力。SO_3^{2-} 可以激活人体中性粒细胞产生 IL-8，同时伴随着蛋白质酪氨酸磷酸化，表明中性粒细胞可以通过自分泌 SO_3^{2-} 的方式来调节该细胞的功能。

2.4.4 SO_2 衍生物对心血管功能影响的研究

2.4.4.1 植物含硫化合物不同于 SO_2 或其衍生物

在国内外对植物含硫化合物对血管张力的影响早有报道，例如大蒜素（allicin）能引起大鼠肺动脉舒张且与 NO、K_{ATP}、环氧化酶等无关；另一种植物含硫化合物阿霍烯（ajoene）对于血栓的形成有抵抗作用。然而，必须指出的是大蒜素（allicin）和阿藿烯 (ajoene，又名大蒜烯) 都是植物合成的天然有机化学物，它们既不是无机化合物 SO_2，也不是 SO_2 的无机衍生物如 SO_3^{2-} 和 HSO_3^-。因此，虽然 SO_2 及其衍生物 SO_3^{2-} 的内源性生物合成早在 20 世纪 50 年代就已经被阐明，然而其对血压和血管收缩性的影响直到 21 世纪初才见于本研究团队的报道（Meng et al., 2003；孟紫强等，2005a, 2005b；Meng et al., 2007a；张全喜等，2008；Li et al., 2009）。

2.4.4.2 SO_2 衍生物中性混合液对血管环张力的效应研究

如前所述，在 2007 年之前，由于“SO_2 供体”长期得不到解决，在这种情况下，为了探讨 SO_2 是否为能够调节心血管功能的新型气体信号分子，我们最早采用 SO_2 气体动态吸入和 SO_2 衍生物 SO_3^{2-} 和 HSO_3^- 中性混合液（浓度之比为 3∶1）腹

腔注射的方法观察 SO_2 及其衍生物对大鼠血压的影响，首次发现 SO_2 及其衍生物能够引起大鼠血压降低，从整体动物试验证明了 SO_2 能够调节心血管功能（孟紫强等，2003d；Meng et al.，2003）。为了研究 SO_2 降低血压的细胞和分子机制，采用大鼠胸主动脉血管环体外孵育的方法，发现该 SO_2 衍生物 SO_3^{2-} 和 HSO_3^- 中性混合液（2～8 mmol/L）可以引起非内皮依赖性血管舒张，其舒张机制与 NO/cGMP 途径无关，而与前列环素（PGI_2）有关，也与电压依赖性钙通道、受体操作性钙通道及影响钙内流的因素有关（孟紫强等，2005a，2005b），从而设想 SO_2 可能是一种新型气体信号分子（Meng et al.，2007）。此外，研究还发现，该 SO_2 衍生物对血管的舒张作用部分地通过信号转导途径 PGI_2-AC（腺苷酸环化酶）-cAMP-PKA（蛋白激酶 A）所介导（Meng et al.，2007a；孟紫强等，2006a）。随后，杜淑旭等也进行了上述 SO_2 衍生物亚硫酸钠和亚硫酸氢钠中性混合液（1～12 mmol/L）对大鼠胸主动脉血管环舒张的试验，研究结果与我们一致（杜淑旭等，2006a，2006b；金红芳等，2007）。

2.4.4.3　SO_2 与其衍生物对大鼠心脏功能作用的比较

在 SO_2 与其衍生物对大鼠心脏功能作用的比较研究中，我们发现 SO_2 对心脏功能的作用远大于其衍生物的作用，且二者的作用机理也有差异（Zhang et al.，2012）。

2.4.4.4　不同 SO_2 衍生物的作用不同

研究发现，单独的亚硫酸氢钠溶液（微酸性）在较低浓度下可以引起大鼠血管环舒张，且与血管内皮有关，部分地被 NO/cGMP 信号途径所介导；与此相反，单独的亚硫酸钠溶液（微碱性）在一定浓度下引起血管环收缩，在高浓度下引起血管环舒张（实际是损伤性舒张），且与血管内皮的关系不大，与 L- 型钙离子通道和 K_{ATP} 离子通道有关。我们或其他作者之前研究的 SO_2 衍生物亚硫酸钠和亚硫酸氢钠中性混合液（浓度之比为 3∶1）对血管环张力的作用，在低浓度下是这两种物质拮抗作用的综合结果，而在高浓度下二者均引起血管环损伤性舒张（详见本书第 3 章）。

2.4.5 SO_2 衍生物对多种器官的生化与分子效应研究

无论随食物和药物经消化道进入体内，还是随空气吸入经呼吸道进入体内，SO_2 衍生物均要进入血液循环到达不同组织器官才能产生生物学效应。此外，体内生物合成的内源性 SO_2 也可以转化为内源性 SO_3^{2-} 产生生物学作用。与多数内源性化合物类似，SO_2 衍生物在生理相关浓度或低浓度下可能产生的是生理调节作用，而在高浓度下则可能产生病理生理甚至毒理学作用。我们在多年进行的大量研究中发现，SO_2 衍生物在高浓度下可以引起多种器官包括心血管组织细胞 DNA 损伤、细胞蛋白质氧化损伤、脂质过氧化水平升高和超氧化物歧化酶（SOD）、过氧化氢酶（CAT）、谷胱甘肽过氧化物酶（GPx）等抗氧化酶活性改变，抗氧化物质还原型谷胱甘肽含量下降等。这些生物化学和分子生物学效应在一定条件下均可以成为 SO_2 及其衍生物诱发机体或器官病变的病理生理学基础（孟紫强等，2012）。

2.4.6 其他有关研究

亚硫酸氧化酶先天性缺乏可以引起 SO_3^{2-} 的过多积累，并可导致幼年早期死亡、或者引起某些非致死性遗传性疾病，例如神经异常（neurological abnormalities）和智力障碍（mental retardation）等。此外，在某些疾病条件下［如全身性炎症、晚期肾衰竭（renal failure）］也可以引起 SO_3^{2-} 在体内的过多积累。然而，对于这些特定疾病条件下，SO_3^{2-} 增高的机理及其病理生理学作用尚未阐明，有待研究。

据文献报道，SO_3^{2-} 还可以刺激人体血淋巴细胞增生。我们研究还发现，SO_2 衍生物可以上调和抑制多种基因的表达，也可以上调和影响多种信号转导途径。由此可见，SO_2 衍生物 SO_3^{2-} 具有多种生物学作用，特别是生理和病理生理作用。因此，对于 SO_2 衍生物生物学作用的深入研究具有重要的理论和应用价值。

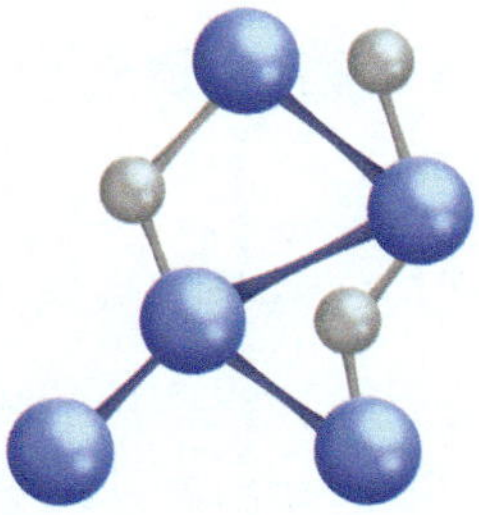

3 二氧化硫体内转化及二氧化硫供体研究

环境 SO_2 污染流行病调查为揭示其健康危害做出了重要贡献，也为 SO_2 毒理学研究结果是否适用于人类做出了重要贡献。但是，由于环境和人群的复杂性，流行病调查也存在一定局限性和不确定性。因此，研究 SO_2 供体、建立适宜的毒理学试验模式，一直是毒理学研究的重要问题。由于外源性 SO_2 进入人体后在微碱性血液（pH 为 7.4）中将转化为其衍生物，所以探讨适宜的“SO_2 衍生物供体”和建立 SO_2 人工室内染毒试验模式是毒理学研究的首要任务。而对于内源性 SO_2 生理学和病理生理学作用的研究来说，由于生物体通过生物合成产生的内源性 SO_2 不仅易于进入水相，而且也易于进入脂相而到达靶部位发挥生物学作用，所以探讨适宜的“气态 SO_2 供体”（以下简称“SO_2 供体”）和建立内源性 SO_2 生物作用试验模式，对于生理学研究非常重要。因此，不论外源性还是内源性 SO_2 的毒理学或生理学研究，有效的“SO_2 供体”的研发和应用，是科学进行 SO_2 生物学试验、获取其准确数据的重要保证。

本章主要论述 SO_2 在体内的转化以及“SO_2 衍生物供体”“SO_2 供体”及其研究历程与展望。

3.1 SO_2 吸收及其在体内的转化

生物体内的 SO_2 可以是内源性生物合成的，也可以是外源性 SO_2 通过呼吸道吸入的。人体内的 SO_2 在微碱性（如血液 pH 为 7.4）条件下可转化为其衍生物——SO_3^{2-} 和 HSO_3^-，这是一个非酶催化反应。由于体内，特别是在血液内钠离子占绝对优势，所以 SO_2 体内衍生物主要是亚硫酸钠和亚硫酸氢钠。

HSO_3^- 化学性质很活泼，可直接与许多细胞内大分子反应，其与核酸发生的反应可能是其在体内发挥遗传及其他生物学效应中最重要的反应，这些反应可能是可逆的，也可能是不可逆的。此外，它还可以和醛、酮、烟酰胺腺嘌呤二核苷酸（nicotinamide adenine dinucleotide，NAD）、叶酸、黄素、维生素 K、胱氨酸等发生反应，这些反应均是可逆反应。在慢性吸入 SO_2 后，血浆中 0.16% 的蛋白会被转化为 S- 磺酸盐（Woocha et al.，1973）。S- 磺酸盐对机体并没有明显毒性作用，而可能是 HSO_3^- 在体内的一种贮存库。

SO_3^{2-} 可在亚硫酸盐氧化酶的催化下生成 SO_4^{2-}。在细胞内，亚硫酸盐氧化酶主要定位于线粒体。亚硫酸盐氧化酶是一种含钼酶，它广泛存在于哺乳动物、植物和细菌内。亚硫酸盐氧化酶在大鼠脏器中普遍存在。我们的研究发现，在不同脏器中亚硫酸盐氧化酶的活性从强到弱的顺序基本表现为：肝＞肾＞胃＞脑＞胸主动脉血管＞肺＞脾，在肠和心脏中也可检测到其活性；且肝、肾、血管组织中亚硫酸盐氧化酶活性与大鼠年龄相关；肝脏亚硫酸盐氧化酶活性随年龄的增加而增加，而在肾脏和胸主动脉血管中该酶活性随年龄的增加而减小，亚硫酸盐氧化酶活性降低可能是一种机体衰老的生化标志物（孟紫强等，2007）。

在哺乳动物体内 SO_3^{2-} 与 HSO_3^- 主要通过亚硫酸盐氧化酶的氧化作用来解毒。临床上曾发现先天缺乏亚硫酸盐氧化酶的婴儿死于严重的神经管畸形，在其尿液中可检测到 SO_3^{2-} 和 S- 磺基 -L- 半胱氨酸，但检测不到 SO_4^{2-}，死后检测其肺、肾及脑组织均未发现有亚硫酸盐氧化酶活性。

3.2 SO_2 衍生物中性溶液研究模式

为了便于叙述，“SO_2 衍生物中性溶液研究模式”也可简称为“SO_2 衍生物供体”模式，以区别于“SO_2 供体”模式，同时它也与 SO_2 衍生物酸性溶液可以产生或提供 SO_2 的模式不同。

3.2.1 理论依据

外源性气态 SO_2 通过呼吸道吸入以后，往往需经体液转运，主要是经血液循环才能到达各种器官及其组织细胞而发挥生物学作用。由于人的血液为微碱性，其 pH 为 7.35～7.45，根据 SO_2 在碱性溶液中的化学特性，外源性气态 SO_2 被吸入体内进入血液后，可以与血液中的碱性物质发生反应，生成亚硫酸盐（sulfite）和亚硫酸氢盐（bisulfite），故后二者常被称为 SO_2 衍生物。由此可见，外源性 SO_2 对生物组织细胞的作用实际是通过其衍生物亚硫酸钠和亚硫酸氢钠来发挥的。

亚硫酸盐溶液呈碱性，而亚硫酸氢盐溶液呈酸性。在亚硫酸盐和亚硫酸氢盐混合溶液中，SO_3^{2-} 和 HSO_3^- 的摩尔质量之比随着溶液 pH 的变化而变化，以一种动态平衡的关系存在于溶液中。研究发现，在亚硫酸钠（sodium sulfite）和亚硫酸氢钠（sodium bisulfite）中性溶液中，SO_3^{2-} 和 HSO_3^- 的摩尔质量之比为 3∶1；随着溶液碱性的增加和 pH 的提高，SO_3^{2-} 和 HSO_3^- 的摩尔质量之比也随之增大；随着溶液酸性的增加，SO_3^{2-} 和 HSO_3^- 的摩尔质量之比也随之减小（Meng et al., 1992；孟紫强等，1994；孟紫强，2012）。

3.2.2 SO_2 衍生物中性溶液研究模式的建立

根据 SO_2 衍生物的上述特性，我们在 1980 年建立了以亚硫酸钠和亚硫酸氢钠中性混合液（二者的摩尔质量之比为 3∶1）对整体动物、离体器官及培养细胞进行作用的研究模式。值得注意的是，在此模式中，根据与生理盐水等渗的要求，按照最终亚硫酸钠和亚硫酸氢钠在工作液中的浓度计算结果，将二者溶入一定浓度的氯化钠溶液中。例如，在低浓度下，可以把亚硫酸钠和亚硫酸氢钠溶入生理盐水中性溶液中，而在高浓度下，可以将二者溶入蒸馏水中。在制备工作液时，还要根据溶液 pH 调节亚硫酸钠和亚硫酸氢钠的质量浓度，以使工作液维持在中性条件下。由此可知，上述 3∶1 的摩尔质量之比并不是固定不变的。

3.2.3 SO_2 衍生物中性溶液研究模式的应用价值

本研究模式既可用于大气 SO_2 污染或外源性 SO_2 衍生物的毒理学效应的研究，

也可用于内源性 SO_2 衍生物的生理学和病理生理学作用的研究。

1. 大气 SO_2 毒理学研究

如前所述，从大气环境中吸入的 SO_2 经过化学转化形成 SO_2 衍生物——亚硫酸钠和亚硫酸氢钠，故二者是外源性 SO_2 的体内有效作用形态。因此，此模式可以用于对外源性 SO_2 毒性作用的定量研究（Meng et al.，1992；Meng et al.，2003；孟紫强等，1994；孟紫强，1997e；孟紫强等，2006c；孟紫强等，2007；常凤滨等，2006；王慧阳等，2006）。

2. 环境 SO_2 衍生物毒理学研究

SO_2 衍生物——亚硫酸钠和亚硫酸氢钠是常见的食品添加剂，也是常见的防腐剂及药物成分，对其毒理学及生物学效应研究而采用本染毒模式是比较适宜的。

3. 内源性 SO_2 衍生物的生理学和病理生理学作用的研究

体内生物合成的 SO_2 易于通过细胞脂质系统扩散到靶部位而发挥作用，同时也易于溶于细胞水相系统而转化为其衍生物——亚硫酸钠和亚硫酸氢钠、扩散到靶部位而发挥作用。因此，"SO_2 衍生物供体"及其试验模式也可用于对内源性 SO_2 衍生物的生理学和病理生理学作用的研究。但是，由于 SO_2 衍生物是 SO_2 失活产物，其生物学作用远小于 SO_2，所以对"SO_2 衍生物供体"模式下的试验结果和"SO_2 供体"模式下的试验结果应严格区分，以免造成误判。

3.2.4　SO_2 衍生物中性溶液研究模式的局限性

SO_2 衍生物中性溶液研究模式虽然存在很多优点，并得到本实验室和其他实验室的广泛应用，但是这一模式存在一定的局限性。首先，该模式研究所获得的毒理学或生理学效应，仅为亚硫酸钠、亚硫酸氢钠或二者联合作用的生物学效应，而不是 SO_2 直接作用于机体或离体组织细胞而产生的生物学效应。SO_2 与其衍生物在理化特性和生物学作用上有很大不同，其生物学作用上也存在很大差异。因此，特别是在研究内源性 SO_2 的生理学或病理生理学作用时，不可以用其衍生物的研究模式来代替（孟紫强等，2009；Meng et al.，2009）。

我们研究发现，亚硫酸盐和亚硫酸氢盐中性混合液在碱性试验系统如 Krebs 缓冲液（pH 为 7.4）或血液（pH 为 7.35～7.45）中，不可能产生和释放 SO_2。因此，把亚硫酸钠和亚硫酸氢钠混合液用作"SO_2 供体"来研究内源性 SO_2 生理学作用并把它们的效应描述为内源性 SO_2 的作用显然是不正确的。我们的试验首次证明，SO_2 的生物学效应远比其衍生物——亚硫酸盐和亚硫酸氢盐中性混合液大得多。因此，SO_2 衍生物中性溶液并不是"SO_2 供体"，为了研究气态 SO_2 的生物学作用，必须采用理想的"SO_2 供体"（孟紫强等，2009；Meng et al.，2009）。

3.3 高纯度 SO_2 用作"SO_2 供体"

3.3.1 外源性 SO_2 毒理学研究——气态 SO_2 动态吸入染毒

在 SO_2 流行病学调查研究中，职业人群除了接触 SO_2 以外，可能还接触其他外源性化学物质；加之，人群对 SO_2 吸入的剂量很难控制和估算。因此，仅靠现场调查不仅难以发现剂量 - 效应关系方面的规律，而且难以进行 SO_2 毒性作用机理方面的探讨。为了克服现场调查的不足，20 世纪 80 年代我们设计制造了对啮齿类动物动态吸入 SO_2 的装置并对其进行染毒，获国家专利（专利号：ZL201120178526.0，发明人孟紫强）（孟紫强等，2001a，2001b；Meng，2003）。该装置主要构建为：通过空气压缩机或鼓风机将过滤空气吹入玻璃染毒室的途径中加入一定流量的高纯度 SO_2 气体使其与过滤空气混合成所需的浓度，再进入放置有实验动物的玻璃染毒室，在染毒室顶部安装有排气装置，这样 SO_2 气体与空气的混合气体在前有鼓风机推动、后有排气装置吸引的情况下不断流经染毒室。这种气体动态染毒装置，使实验动物在整个染毒期间都能够呼吸同等浓度的 SO_2 气体，同时也保证了实验动物对氧气的需求，排出了 CO_2、湿气及剩余的 SO_2 气体。排出的 SO_2 气体经过自来水淋洗装置和碱液中和装置被清除干净，防止其对大气环境的污染。运用这种装置和方法，我们研究了不同时间、不同浓度的 SO_2 吸入对大鼠、小鼠的多种毒性作用及其作用机制（孟紫强等，2001c；Meng，2003）。

虽然国内外（包括我们实验室）采用动物吸入 SO_2 污染气体的方法进行了很多整体试验，但是这些染毒方法都存在一定的局限性，例如对 SO_2 实际进入动物体内组织，甚至进入肺部的数量，存在一些难以准确计算或测量的困难。而上述 SO_2 衍生物中性溶液研究模式为外源性 SO_2 毒理学研究提供了一个较为便利的染毒方法。

3.3.2 内源性 SO_2 生理学研究——将 SO_2 直接作用于生物组织

与外源 SO_2 必须通过体内循环系统才能到达作用器官或部位并在分布过程中与碱性物质生成其衍生物的情况不同，内源性 SO_2 产生于生物组织细胞，可以以其 SO_2 形态在原位发挥其生理学作用，或只需通过简单扩散以 SO_2 形态向邻近的细胞或组织弥散，并在那里发挥其生理学作用。也就是说，内源性 SO_2 可以不通过体内循环转运就能到达靶细胞或靶组织，是以其 SO_2 分子直接对组织细胞发挥其生理调节作用的，而不是像外源 SO_2 那样到达靶组织前已经在循环系统转化为其衍生物。

更为重要的是，我们研究发现 SO_2 的衍生物——亚硫酸钠和亚硫酸氢钠混合液的生物学作用与气态 SO_2 有很大不同。例如，SO_2 衍生物——亚硫酸钠和亚硫酸氢钠混合液（二者的摩尔质量之比为 3∶1）只有在很高浓度下（>1.5 mmol/L）才能引起大鼠胸主动脉血管环显著舒张，而 SO_2 在很低浓度下（<1.0 μmol/L）就可以引起该血管环显著舒张（Meng et al., 2009；Li et al., 2009）。这是因为亚硫酸钠和亚硫酸氢钠是 SO_2 在体内代谢失活过程中的“中间产物”，它们的生物学作用强度远比 SO_2 的作用小。

为此，我们提出以一定浓度的高纯度 SO_2（99.9%）气体直接作用于生物组织细胞，观察和探讨内源性 SO_2 的生理作用及其机制（孟紫强等，2009）。例如，将 SO_2 气体直接作用于离体血管环以研究其对血管张力的调节作用（孟紫强等，2009；张全喜等，2008），或直接接触体外培养细胞以研究其对细胞的生理作用，或直接注入麻醉动物的颈静脉血管以研究其对血压的生理作用（李君灵等，2011）等。

这种气态 SO_2 对离体器官、培养细胞等的直接作用研究模式虽然可以获得比 SO_2 衍生物作用模式更加符合实际的研究结果，但是采用 SO_2 气体直接作用的方法也存在很多操作上的困难，从而影响试验结果的精确性。

3.4 SO_2 生理盐水溶液用作“SO_2 供体”

3.4.1 SO_2 生理盐水作为“SO_2 供体”试验模式的建立

在内源性 SO_2 生理学研究中，由于使用高纯度 SO_2 气体作用于生物组织时，操作比较复杂，所以我们根据 SO_2 在水中的溶解属于物理性溶解的理论，建立了以 SO_2 生理盐水溶液处理生物组织细胞的新试验模式（孟紫强等，2009）。

研究证明，SO_2 的生理盐水溶液呈酸性、比较稳定，浓度控制比较容易，而且在生理学试验中可以获得与 SO_2 气体直接作用类似的效果（孟紫强等，2009；李君灵等，2009）。

3.4.2 SO_2 生理盐水在离体血管环张力研究中的应用

（1）本书采用 SO_2 生理盐水作为"SO_2 供体"这一新的试验模式研究了 SO_2 对整体动物的生物学作用。例如，我们采用一定浓度 SO_2 生理盐水溶液直接注入麻醉动物的静脉血管以研究 SO_2 对血压的生理作用（李君灵等，2011）。

（2）本书采用 SO_2 生理盐水作为"SO_2 供体"这一新的试验模式研究了 SO_2 对心血管系统的生理调节作用，发现 SO_2 在生理浓度或很低浓度下（<450 μmol/L）就可以引起血管环明显舒张，从而首次证明了内源性 SO_2 是一种新型生物气体信号分子，并发现 SO_2 对大鼠血管的舒张作用在生理浓度或低浓度下是通过 NO/cGMP 信号途径介导，且与 BK_{Ca} 离子通道有关，而在高浓度（>500 μmol/L）下与血管平滑肌细胞 L- 型钙通道、K_{ATP} 离子通道等有关（Meng et al.，2009；Zhang et al.，2009；Li et al.，2009）。

（3）SO_2 生理盐水在离体心脏灌流模型研究中的应用。

本书采用 SO_2 生理盐水作为"SO_2 供体"这一新的试验模式研究了 SO_2 对心脏的负性肌力作用和 SO_2 对心脏功能的影响及其机理，并获得了比采用 SO_2 衍生物试验更为理想的结果（Zhang et al.，2011，2010）。

（4）SO_2 生理盐水在培养细胞生理效应研究中的应用。

本书采用一定浓度 SO_2 生理盐水溶液作用于培养细胞的模式研究了 SO_2 对体外培养细胞的生理作用（李君灵等，2011）。

3.4.3 SO_2 生理盐水溶液的制备

在以 SO_2 生理盐水作为"SO_2 供体"进行试验时，必须以新鲜配制的 SO_2 生理盐水溶液作为"SO_2 供体"，在试验前将一定高纯度 SO_2 气体（99.9%）通入生理盐水，并对其浓度进行检测定量。

为了对 SO_2 生理盐水中的 SO_2 实际浓度进行精确定量，预先需配制不同浓度的 SO_2 生理盐水，并采用当前常用的测定 SO_2 的标准方法如气相色谱法、离子色谱法或盐酸副玫瑰苯胺紫外分光比色法进行测定，制作 SO_2 浓度标准曲线，同时采用紫外－可见光分光光度仪测定相应 SO_2 生理盐水在波长 276 nm 的光密度值，以 $O.D_{276}$ 值对 SO_2 浓度制作曲线，作为从 SO_2 生理盐水的 $O.D_{276}$ 值查看或计算 SO_2 的浓度。虽然 SO_2 在水或盐水中的溶解度较大且比较稳定，但 SO_2 毕竟是一种挥发性气体而应在临用前新鲜配制，且应当尽快对 SO_2 检测定量，尽量缩短从配制到使用之间的间隔时间。而 SO_2 这个检测方法快速、简单，而且准确，对于采用 SO_2 生理盐水作为“SO_2 供体”进行生物学试验很适用。

此外，研究发现，SO_2 生理盐水溶液或 SO_2 水溶液中，自由 SO_2 的含量与溶液 pH 密切相关，溶液 pH 越低（酸度越大）自由 SO_2 的含量就越高，生物学效应也就越大（图 3-1、图 3-2）。因此，向溶液中加入一定量的盐酸，使溶液 pH 下降，可以达到更大的生物效应。但是，加入的盐酸数量不可太多或溶液的 pH 不可太低，以防 H^+ 对试验结果的干扰。

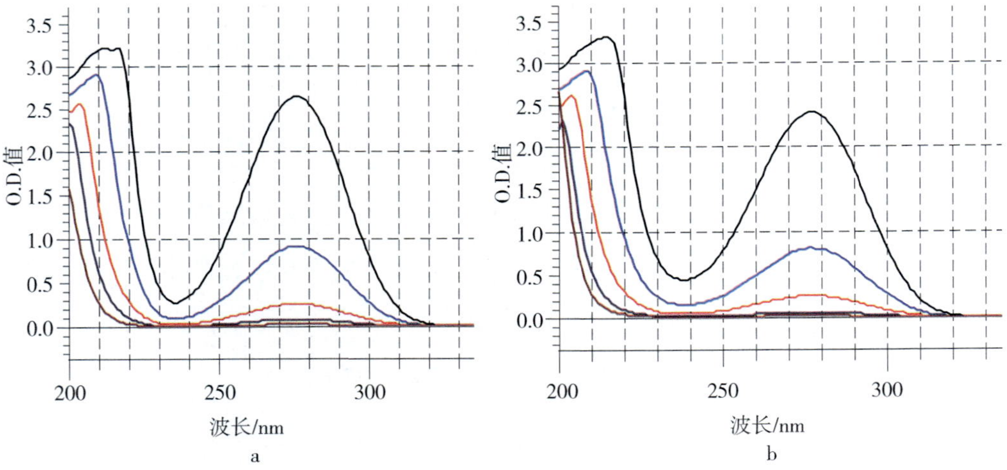

图 3-1　SO_2 气体溶于水（a）和生理盐水（b）中的吸收光谱，SO_2 吸收峰值为 276 nm

注：SO_2 在水中（a）的浓度从下到上分别为 0 mmol/L（未显示）、0.24 mmol/L（未显示）、0.48 mmol/L、0.96 mmol/L、1.92 mmol/L、3.84 mmol/L；SO_2 在生理盐水中（b）的浓度从下到上分别为 0 mmol/L（未显示）、0.23 mmol/L（未显示）、0.46 mmol/L、0.92 mmol/L、1.84 mmol/L、3.68 mmol/L。

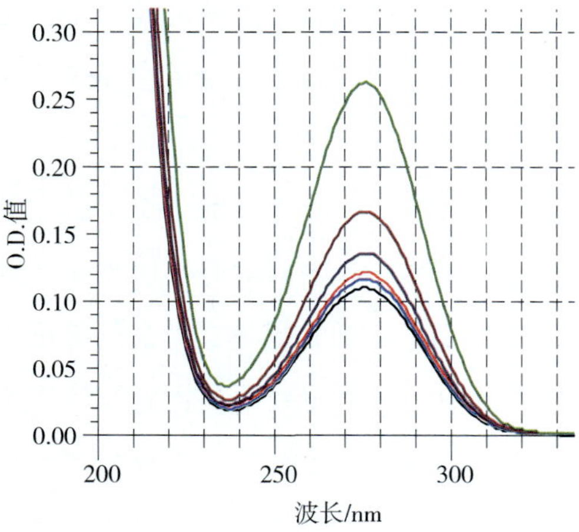

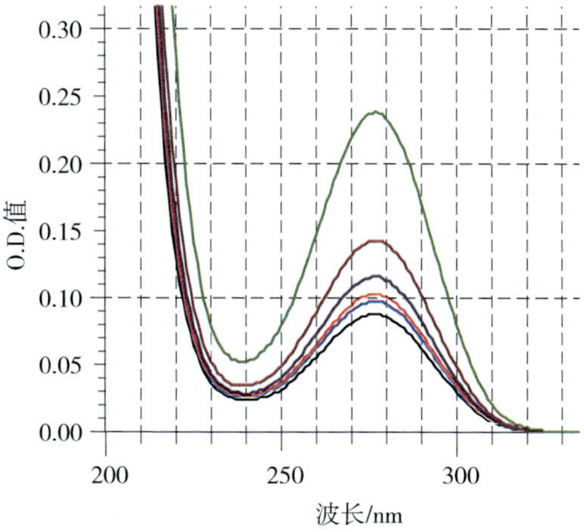

图 3-2　SO_2 气体溶于水（0.450 mmol/L，a）与生理盐水（0.475 mmol/L，b）再加不同浓度盐酸后的吸收光谱，SO_2 吸收峰值为 276 nm

注：图中 SO_2 溶液中的盐酸终浓度（吸收光谱曲线从下至上）分别为 0.11 mmol/L、0.33 mmol/L、0.5 mmol/L、1 mmol/L、2 mmol/L、6 mmol/L。

3.5　SO_2 有机溶液用作“SO_2 供体”

3.5.1　SO_2 有机溶液用作“SO_2 供体”的实验依据

1. SO_2 在有机溶剂中的溶解度

SO_2 易溶于水，而我们研究发现，SO_2 在有机溶剂中的溶解度比在水中更大。研究还发现，SO_2 易溶于正辛醇、甲醇、乙醇、丙酮、苯、四氯化碳等我们试验过的所有有机溶剂中。

2. SO_2 在有机溶剂中的分子形态

近年来，孟紫强等采用真空减压法、超声波法、通气法、光谱扫描法等实验技术，对 SO_2 在水和有机溶剂中的化学形态进行了研究。研究结果首次发现，SO_2 在有机溶剂中的溶解也是一种物理性溶解。例如，SO_2 溶于正辛醇以后，用可见光 - 紫外光谱扫描表明，SO_2 并未与正辛醇发生化学反应生成新的化学物，同时，SO_2 可以被惰性气体吹出正辛醇液体之外，表明 SO_2 在正辛醇中的溶解是一种物理性溶解，仍以自由分子状态存在于有机溶剂中。根据 SO_2 自由逸出溶液的速率进行估算，在有机溶剂的饱和溶液中 SO_2 90% 以上是以自由分子状态存在，在较低浓度下也有 50% 左右以自由分子状态存在（孟紫强等，2009）。

研究采用可见－紫外光谱扫描，发现 SO_2 溶于水、乙醇、甘油、正丁醇中的吸收峰值均为 276 nm。图 3-3 显示，0.1 mmol/L SO_2 在水中其 $O.D_{276}$ 值很小，远比在有机溶剂中小。如果该 O.D276 nm 代表自由 SO_2 分子的数量，则在同等浓度（0.1 mmol/L）SO_2 的水和有机溶剂溶液中，自由 SO_2 分子的数量从大到小依次为正丁醇＞甘油＞乙醇＞＞水（图 3-3）。这表明，将 SO_2 气体溶于无害有机溶剂以此作处理生物组织的“SO_2 供体”比以 SO_2 生理盐水溶液作供体，更能获得理想的 SO_2 生物效应的试验结果。

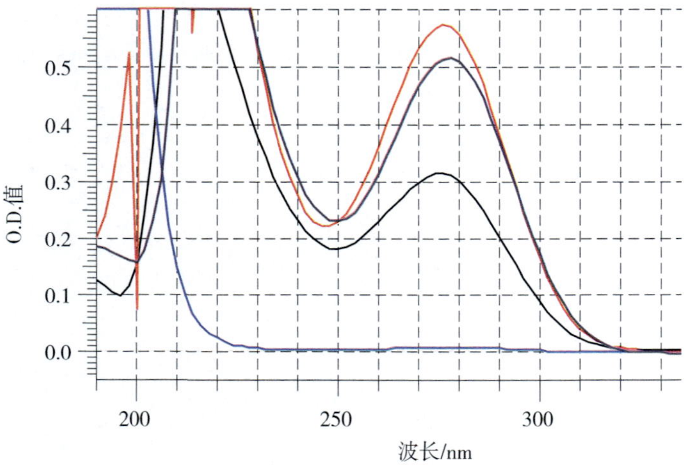

图 3-3　0.1 mmol/L SO_2 气体溶于有机溶剂中的吸收光谱图，SO_2 吸收峰的波长均为 276 nm

注：曲线从上至下溶剂分别为正丁醇、甘油、乙醇、水。

3. SO_2 溶解性与生理功能

SO_2 易溶于有机溶剂，即细胞中的有机相（脂相），且是一种物理性溶解，这使其易于以简单扩散的方式透过生物膜，从而很容易在细胞和细胞间的膜系统或脂相系统迅速弥散到靶细胞或靶部位，发挥其信号分子的作用及其他生物学功能（孟紫强等，2009）。

3.5.2 SO_2 有机溶液试验模式的建立及 SO_2 有机溶液的制备

1. SO_2 有机溶液作为 SO_2 生理学试验模式的多样性

根据上述试验结果，我们认为，只要 SO_2 气体在该有机溶剂中的溶解是物理性溶解，与该有机溶剂不发生化学反应，且该有机溶剂对所试生物材料无毒，就可以根据试验要求将高纯度 SO_2 气体溶于该有机溶剂，制备一定浓度的“SO_2 供体”，用于处理培养细胞、离体组织器官、整体动物以及实验微生物等（孟紫强等，2009）。因此，实验室可以根据试验需要，采用不同的有机溶剂制备 SO_2 有机溶液作为“SO_2 供体”。

虽然 SO_2 易溶于甘油、正丁醇，自由 SO_2 分子数量占比也比较高（图 3-3），但由于正丁醇对生物组织的毒性较大，而甘油黏稠度过高使之难于精确量取，从而使它们用作制备 SO_2 供体的用途受到限制。

2. SO_2 有机溶液的制备

虽然 SO_2 在有机溶剂中的溶解度较大且比较稳定，但 SO_2 毕竟是一种挥发性气体而应在临用前新鲜配制，且应当尽快对 SO_2 检测定量，尽量缩短从配制到使用的间隔时间。关于 SO_2 有机溶液的制备和浓度检测，可参考上述 SO_2 生理盐水溶液的制备和检测方法来进行。

3.5.3 SO_2 乙醇溶液作为“SO_2 供体”的试验

1. 采用 SO_2 乙醇溶液进行 SO_2 生理效应试验

我们试验发现，注入 5～25 μL 无水乙醇未能引起在 5 mL Krebs（pH 为 7.4）缓冲液孵育的大鼠胸主动脉血管环张力的变化；但是，若将 SO_2 气体溶于无水乙醇制成 SO_2 乙醇溶液，则 SO_2 在很低的浓度下便可引起该血管环发生舒张反应。

我们以前的研究表明，使用 SO_2 生理盐水溶液对大鼠胸主动脉血管环舒张效应的 EC_{50} 为 1 247 mmol/L，其 EC_{50} 数值远高于 SO_2 乙醇溶液。其原因可能是由于 SO_2 乙醇溶液中的自由 SO_2 分子数量远大于同等浓度的 SO_2 生理盐水溶液（图 3-3），故在乙醇中的 SO_2 效应远大于在生理盐水中的。

我们认为，由于水溶液中的 SO_2 是与水分子缔合在一起的，从而使 SO_2 分子的生物学作用强度大为减弱。这样就会导致应用 SO_2 生理盐水溶液进行的生物学试

验仍然检测不到 SO_2 分子的实际生物学效应。但是，由于 SO_2 生理盐水溶液作为"SO_2 供体"处理生物组织有其一定的优点，所以 SO_2 生理盐水溶液仍然不失为一种可以推荐使用的"SO_2 供体"。在无水乙醇中不存在可以与 SO_2 缔合或结合的水分子，故在乙醇中的 SO_2 是以其单个分子的状态存在的。因此，在严格限制乙醇用量的前提下，在乙醇中的 SO_2 对生物组织的作用可以更接近实际地反映 SO_2 分子的实际生物学效应。

2. SO_2 乙醇溶液研究模式对 SO_2 信号分子研究的重要贡献

由于采用 SO_2 乙醇溶液研究发现，SO_2 在极低浓度下，甚至在生理浓度之下，即可引起血管环舒张反应，从而结论性地证明了生理浓度的内源性 SO_2 确是一种可以调节心血管功能的活性物质，是一种新型气体信号分子。这一发现也表明，内源性 SO_2 及其衍生物的生物学作用由强到弱依次为：$SO_2 > SO_2 \cdot nH_2O > HSO_3^- > SO_3^{2-} > SO_4^{2-}$。

3.6 SO_2 衍生物酸性溶液用作"SO_2 供体"的研究和试验

3.6.1 亚硫酸氢钠和亚硫酸钠的化学性质

在体内最常见的转化产物，即为我们一般称谓的 SO_2 衍生物是亚硫酸氢钠和亚硫酸钠。亚硫酸氢钠，又名酸式亚硫酸钠（hydrogen sulfite sodium），化学式为 $NaHSO_3$，分子量为 104.06。白色结晶性粉末，有 SO_2 的气味，可溶于水，也微溶于醇。

亚硫酸钠，化学式为 $Na_2SO_3 \cdot 7H_2O$，分子量为 252.13，密度为 1.561。无色单斜晶体，易溶于水，难溶于乙醇。

以上两种 SO_2 衍生物的主要差别在于：亚硫酸氢钠还原性较强，在空气中易被氧化；而亚硫酸钠，尤其是无水亚硫酸钠很稳定，在干燥空气中很难氧化，只有在潮湿空气和日光作用下才容易氧化成硫酸钠。亚硫酸氢钠易溶于水，水溶液呈酸性；而亚硫酸钠也易溶于水，但水溶液呈碱性。

3.6.2 亚硫酸氢钠或亚硫酸钠酸性溶液作为"SO_2 供体"研究和实践

我们最新的研究发现，亚硫酸氢钠或亚硫酸钠溶液加入少量盐酸后可产生

SO_2，从而使其可以用作“SO_2 供体”，并可用于处理生物组织，进行 SO_2 生理学、病理生理学和毒理学研究（Meng et al.，2012）。将我们的研究结果介绍如下：

1. 亚硫酸钠和亚硫酸氢钠具有相反生物效应的发现

在采用亚硫酸钠和亚硫酸氢钠中性混合液（二者摩尔质量之比为 3∶1）作为“SO_2 供体”进行对大鼠血管环效应的研究时，我们曾经发现，这种混合液有时引起血管环舒张，而有时莫名其妙地引起血管环收缩，以至于我们在一篇论文中称 SO_2 是一个神秘的生物小分子（孟紫强等，2007）。后来，我们在研究“SO_2 供体”时，分别对亚硫酸钠和亚硫酸氢钠的生物效应进行了研究，发现二者对血管环张力的作用具有完全相反的生物效应：低浓度亚硫酸钠溶液对大鼠血管环引起收缩反应，相反，低浓度亚硫酸氢钠溶液引起大鼠血管环舒张反应。这个发现表明，该混合液对血管环的效应是这两种 SO_2 衍生物相互拮抗作用的结果。由此揭示了为什么亚硫酸钠和亚硫酸氢钠混合液对于血管环张力的作用存在不确定性，有时舒张，而有时收缩的原因。原因是与配制该混合液所用的蒸馏水的 pH 有关，当蒸馏水呈碱性时，该混合液中亚硫酸钠占比较高，引起血管环收缩；而当蒸馏水呈酸性时，该混合液中亚硫酸氢钠占比较高，就会引起血管环舒张。根据这一发现，也揭示了在空气 SO_2 污染轻微地区居住的居民血压偏高的原因，同时也揭示了在动物试验中低浓度 SO_2 吸入可以引起动物血压升高而高浓度 SO_2 吸入可以引起血压降低的原因，其机制就在于血液的 pH7.4 属微碱性，进入血液中的少许 SO_2 在碱性条件下转化为亚硫酸盐的浓度远高于亚硫酸氢盐，从而导致血管收缩，血压升高；而当高浓度 SO_2 大量进入动物血液以后使血液的 pH 向酸性转化，导致 SO_2 在酸性条件下转化为亚硫酸氢盐的浓度远高于亚硫酸盐，亚硫酸氢盐的作用成为主导，引起血管舒张、血压降低。这也可以解释为什么在流行病学研究方面常常发现暴露于空气低浓度 SO_2 的居民血压偏高的现象；同时也可以解释为什么高浓度 SO_2 暴露者血压降低，或空气低浓度 SO_2 引起血液偏酸患者血压下调的现象。

2. 亚硫酸钠或亚硫酸氢钠用作“SO_2 供体”的原理和条件

根据上述低浓度亚硫酸氢钠溶液引起大鼠血管环舒张反应的研究结果，我们对亚硫酸氢钠如何能够作为“SO_2 供体”的问题进行了研究。从化学性质分析，由于亚硫酸氢钠溶液呈酸性，所以可以自发释放 SO_2，从而使其具有 SO_2 的一些生理学作用。其自发释放 SO_2 的反应如下：

$$NaHSO_3 + H^+ \rightleftharpoons Na^+ + [H_2SO_3] \rightarrow Na^+ + H_2O + SO_2 \uparrow$$（在酸性溶液中）

从上式可知，亚硫酸氢钠溶液释放 SO_2 的速率和总量与溶液酸度呈正相关。理论计算表明，当溶液 pH 为 7.4 时，该溶液只能存在极其微量的 SO_2（占亚硫酸氢钠摩尔浓度的百分数仅为 1.19×10^{-6}）；当溶液 pH 为 4 和 2.5 时，该溶液存在的 SO_2 所占亚硫酸氢钠浓度的百分数分别上升为 0.76% 和 19.58%。从上式还可知，亚硫酸氢钠溶液在自发释放 SO_2 的同时，溶液中的 H^+ 被消耗从而使酸度减少而 pH 升高，导致 SO_2 释放随溶液中 H^+ 浓度的减少而减少。由于亚硫酸钠、亚硫酸氢钠与强酸反应时均能产生并释放大量的 SO_2，所以可以利用这一原理在亚硫酸钠或亚硫酸氢钠溶液或生理盐水溶液中加入适量的强酸（如 HCl）而配制成“SO_2 供体”。

3. 亚硫酸钠或亚硫酸氢钠在酸性条件下产生 SO_2 的试验证据

我们对亚硫酸氢钠溶液和亚硫酸钠溶液的紫外 - 可见光吸收光谱进行的研究发现，亚硫酸氢钠溶液的吸收峰为 257 nm（图 3-4），而亚硫酸钠溶液无特异性的吸收峰（图 3-5a）；亚硫酸钠或亚硫酸氢钠两种溶液均未见 SO_2 吸收峰 276 nm，表明这两种溶液不含或含 SO_2 很少（图 3-4a、图 3-5a）。但是，向这两种溶液中加入盐酸以后，其 SO_2 吸收峰 276 nm 凸显，且峰高与加入的盐酸浓度成正比，表明亚硫酸钠或亚硫酸氢钠与盐酸反应可产生大量 SO_2（图 3-4b、图 3-5b）。

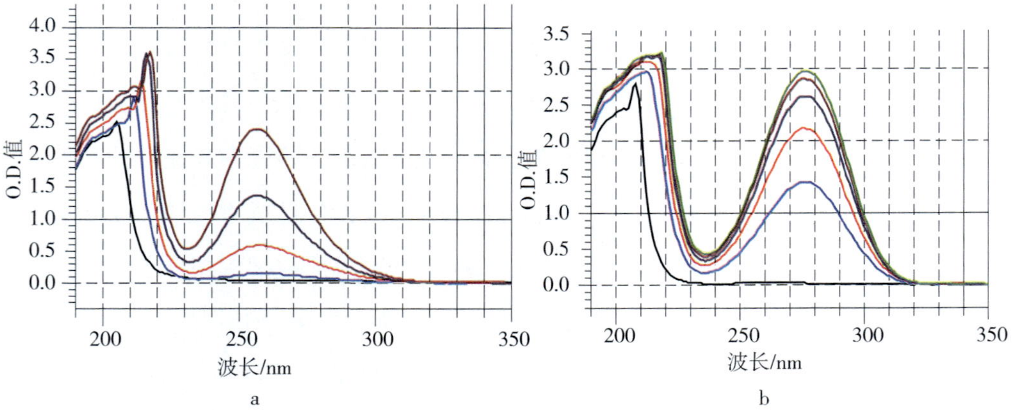

图 3-4 亚硫酸氢钠水溶液（a）及加入不同浓度盐酸后（b）的吸收光谱

注：a 图显示 $NaHSO_3$ 浓度从下至上依次为 5 mmol/L、25 mmol/L、50 mmol/L、75 mmol/L、100 mmol/L 的吸收光谱图，吸收峰均为 257 nm；b 图显示 $NaHSO_3$（10 mmol/L）加入不同浓度盐酸（从下至上依次为 0 mmol/L、10 mmol/L、20 mmol/L、30 mmol/L、40 mmol/L、50 mmol/L）后的吸收光谱图，吸收峰均为 276 nm。

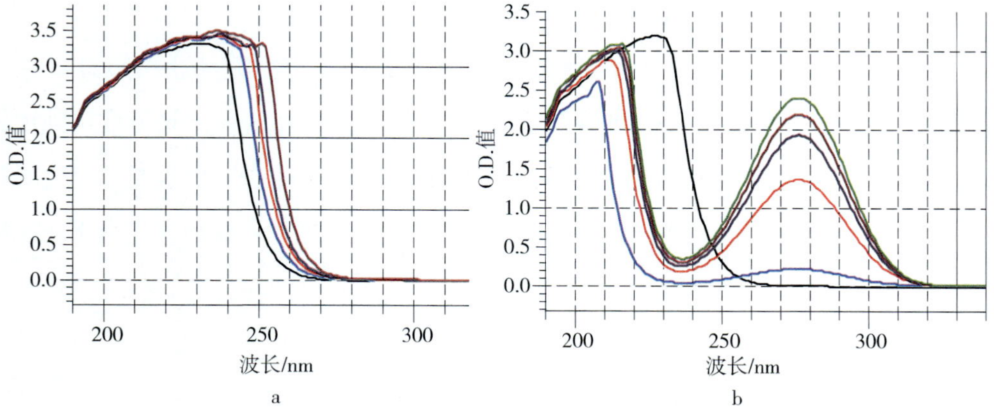

图 3-5　亚硫酸钠水溶液（a）及加入不同浓度盐酸后（b）的吸收光谱

注：a 图显示 Na_2SO_3 浓度从下至上依次为 5 mmol/L、25 mmol/L、50 mmol/L、75 mmol/L、100 mmol/L 的吸收光谱图；b 图显示 Na_2SO_3（10 mmol/L）加入不同浓度盐酸（从下至上依次为 0 mmol/L、10 mmol/L、20 mmol/L、30 mmol/L、40 mmol/L、50 mmol/L）后的吸收光谱图，吸收峰均为 276 nm。

4. 亚硫酸钠或亚硫酸氢钠溶液加入盐酸配制"SO_2 供体"

亚硫酸钠（Na_2SO_3）或亚硫酸氢钠（$NaHSO_3$）与盐酸（HCl）的化学反应如下：

$$Na_2SO_3+2HCl \rightarrow 2NaCl+H_2O+SO_2\uparrow \text{（在酸性溶液中）}$$

$$NaHSO_3+HCl \rightarrow NaCl+H_2O+SO_2\uparrow \text{（在酸性溶液中）}$$

上式化学反应表明，虽然盐酸与亚硫酸钠或亚硫酸氢钠反应时均能产生 SO_2，但产生同量 SO_2 所需要的酸量，亚硫酸氢钠比亚硫酸钠小一倍，且未加盐酸的低浓度亚硫酸钠溶液对大鼠血管环未能引起反应或引起收缩反应，而低浓度亚硫酸氢钠如同 SO_2 那样引起的是血管环舒张反应。因此，亚硫酸氢钠酸性溶液似乎更适合于用作"SO_2 供体"。

依据上式，可以计算 SO_2 的生成总量，例如在排除溶剂（如蒸馏水、生理盐水）对供体溶液酸度影响之后，0.1 mmol/L 亚硫酸氢钠溶液加入盐酸 0.1 mmol/L，当该化学反应全部完成后在理论上可以产生 0.1 mmol/L SO_2。

虽然在一定范围内，向亚硫酸氢钠溶液加入的无机酸越多，SO_2 产生的速率就越高。但是，必须考虑过量的酸或过低 pH 本身对生物组织可能产生的不可忽视的生物效应。所以，对亚硫酸氢钠溶液所加入的无机酸量应控制在对所研究的生物效应没有影响或试验允许的范围之内。

我们最近研究发现，亚硫酸氢钠酸性溶液（在不加强酸如盐酸的情况下）引起大鼠胸主动脉环舒张的作用强度为等浓度（以 S 计）SO_2 生理盐水溶液作用强度的 50% 左右。这是因为 SO_2 的生物活性远大于 HSO_3^-。我们的研究也表明，亚硫酸氢钠溶液加入少量盐酸后，其舒张大鼠血管环的作用大为增强，显然这是由于亚硫酸氢钠与盐酸反应产生 SO_2 的缘故。

3.6.3 焦亚硫酸钠酸性溶液作为“SO_2 供体”

研究发现，焦亚硫酸钠可以作为“SO_2 供体”以处理生物组织，进行内源性 SO_2 生理学、病理生理学和毒理学研究。焦亚硫酸钠溶液对大鼠血管环的舒张作用也大约相当于等浓度（以 S 计）SO_2 生理盐水溶液的 50%。焦亚硫酸钠溶液加入少量盐酸后产生 SO_2 而使其舒张血管环的作用显著增强。焦亚硫酸钠对大鼠血管环的舒张作用强度，相当于等浓度（以 S 计）的亚硫酸氢钠的作用强度。

焦亚硫酸钠（sodium metabisulfite，sodium pyrosulfite）又称偏重亚硫酸钠、重硫氧等，化学式为 $Na_2S_2O_5$，分子量为 190.10。焦亚硫酸钠为白色或黄色结晶粉末或小结晶，带有强烈的 SO_2 气味，易溶于水（20℃时为 54 g/100 mL 水，100℃时为 81.7 g/100 mL 水），水溶液呈酸性。

焦亚硫酸钠溶液呈酸性，可以自发释放 SO_2，反应如下：

$$Na_2S_2O_5 + H_2O \rightarrow 2\ NaHSO_3$$

$$NaHSO_3 + H^+ \rightarrow Na^+ + H_2O + SO_2 \uparrow \text{（在酸性溶液中）}$$

从上式可知，与亚硫酸氢钠溶液类似，焦亚硫酸钠溶液在自发释放 SO_2 的同时，溶液中的 H^+ 被消耗从而使酸度减少而 pH 逐渐升高。我们对焦亚硫酸钠溶液的紫外 - 可见光吸收光谱进行的研究发现，焦亚硫酸钠溶液的吸收峰为 257 nm（图 3-6a），但在 276 nm 处未见吸收峰出现，说明焦亚硫酸钠溶液中 SO_2 的浓度很低而未能显示，因为水中 SO_2 的特征峰为 276 nm（图 3-1）。只有在焦亚硫酸钠溶液加入强酸如盐酸以后，SO_2 才大量产生，该溶液的吸收峰才由 257 nm 转变为 276 nm（图 3-6b）。

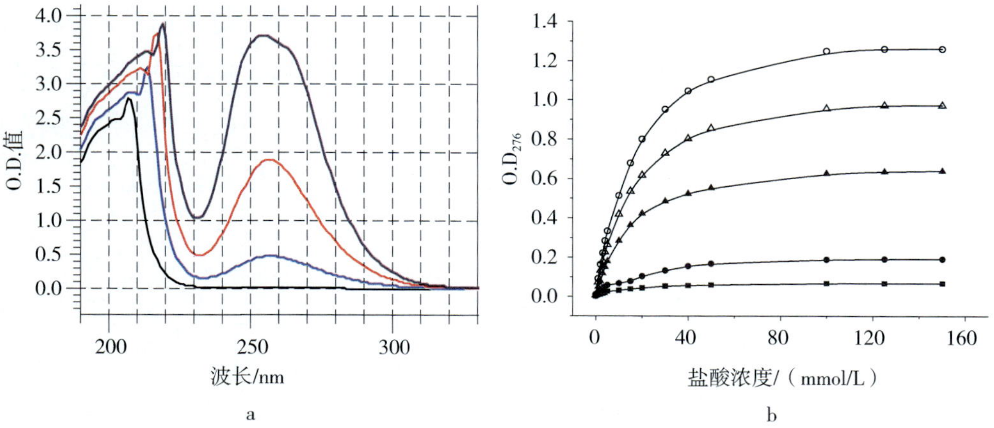

图 3-6 不同浓度焦亚硫酸钠溶液的吸光光谱（a）及其加入盐酸后的吸光光谱（b）

注：a 图显示焦亚硫酸钠浓度从下至上依次为 5 mmol/L、25 mmol/L、50 mmol/L、75 mmol/L，吸收峰值均为 257 nm；b 图显示不同浓度焦亚硫酸钠其浓度从下至上依次为 0.1 mmol/L、0.3 mmol/L、1 mmol/L、1.5 mmol/L、2 mmol/L，加入不同浓度盐酸后的吸收峰值均为 276 nm。

HCl 与焦亚硫酸钠的反应如下：

$$Na_2S_2O_5 + HCl \rightarrow NaCl + NaHSO_3 + SO_2 \uparrow$$

$$NaHSO_3 + HCl \rightarrow NaCl + H_2O + SO_2 \uparrow$$

总化学反应式：

$$Na_2S_2O_5 + 2\ HCl \rightarrow 2\ NaCl + H_2O + 2\ SO_2 \uparrow$$

从上式可知，在酸性溶液中，平衡式很容易向右移动而形成 SO_2。由于每一分子焦亚硫酸钠需要消耗两个 H^+ 才能释放两个分子 SO_2，所以为了达到反应完全，焦亚硫酸钠与一元酸（如盐酸）或二元酸（如硫酸）的摩尔质量之比应分别为 1∶2 或 1∶1。依据上述总化学反应式，可以计算焦亚硫酸钠溶液可产生 SO_2 的浓度。例如，在排除溶剂（如蒸馏水、生理盐水）对供体溶液酸度影响之后，0.1 mmol/L 浓度焦亚硫酸钠溶液在有 0.2 mmol/L 盐酸存在时，该化学反应全部完成后总计可产生 SO_2 0.2 mmol/L。与亚硫酸氢钠类似，虽然在一定范围内，向焦亚硫酸钠溶液加入的无机酸越多，SO_2 产生的速率就越高。但是，必须考虑过量的酸或过低 pH 本身对生物组织可能产生的不可忽视的生物效应。所以，对焦亚硫酸钠溶液所加入的无机酸量应控制在对所研究的生物效应没有影响或试验允许的范围之内。

研究还发现，焦亚硫酸钠酸性溶液（在不加强酸如盐酸的情况下）引起大鼠胸主动脉环舒张的作用强度为等浓度（以 S 计）SO_2 气体或 SO_2 生理盐水溶液作用强度的 50% 左右，显然这是因为 SO_2 的生物活性远大于 HSO_3^-。与亚硫酸氢钠酸性溶液类似，焦亚硫酸钠酸性溶液在生物可以接受的 pH 范围内，也是既含有 SO_2 又含有 HSO_3^-。我们的研究也表明，焦亚硫酸钠溶液加入少量盐酸后，其舒张大鼠血管环的作用大为增强，显然这是由于焦亚硫酸钠与盐酸反应产生 SO_2 的缘故。

3.7 结论与展望

外源性 SO_2 进入体内以后，在微碱性血液中可以转化为 HSO_3^- 和 SO_3^{2-}，所以我们在 1980 年创建了亚硫酸钠和亚硫酸氢钠中性混合液（二者摩尔质量之比为 3∶1）染毒模式，以该混合液的生物效应来推测外源性 SO_2 的生物效应，在国内外学术刊物发表了大量研究论文。但是，亚硫酸钠和亚硫酸氢钠中性混合液在微碱性试验系统并不能产生 SO_2，所以该混合液并不宜作为生理学试验的"SO_2 供体"。

根据 SO_2 及其衍生物的理化特性及其生物学作用，我们在近年来的论文中首次提出高纯度 SO_2 气体及其在生理盐水或无害有机溶剂中制备的溶液，可以作为有效的"SO_2 供体"而用于对整体动物、离体器官及培养细胞的作用，以研究内源性 SO_2 的生理学作用和毒理学效应。

图 3-1 指出，SO_2 生理盐水溶液的酸度越大，pH 越低，SO_2 自由分子的比率就越高，所以用作"SO_2 供体"的 SO_2 生理盐水溶液应当保持酸性。但是，由于 H^+ 浓度对生物反应有影响，所以在制备 SO_2 酸性溶液时要严格控制溶液 pH，加酸量要适当，以溶液的酸度不影响生物试验材料的生物学反应、不干扰所进行的生物学试验为基准。

研究发现，SO_2 在有机溶剂中处于自由分子状态者所占比率远高于在水溶液中，可见 SO_2 有机溶液作"SO_2 供体"很有希望。研究也表明，SO_2 乙醇溶液含有很高比率的 SO_2 自由分子，用该溶液作"SO_2 供体"处理大鼠血管环所引起的血管环舒张效应远远大于 SO_2 生理盐水的效应。因此我们认为，SO_2 乙醇溶液也是目前较好的"SO_2 供体"之一。值得注意的是，乙醇也有一定的生物学效应，必须严格控制其用量，以不干扰所进行的生物学试验为基准。从我们的这些研究发现，SO_2 及其衍生物生物学作用的强度依次为：$SO_2 > SO_2 \cdot nH_2O > HSO_3^- > SO_3^{2-} > SO_4^{2-}$。

研究还发现，亚硫酸氢钠溶液和焦亚硫酸钠溶液均为酸性，在低浓度下即可对大鼠血管环产生舒张作用，其作用强度大约相当于等浓度（以 S 计）SO_2 生理盐水溶液的 50%。当这两种溶液加入少量盐酸可产生 SO_2 而使其舒张血管环的作用显著增强，故亚硫酸氢钠、焦亚硫酸钠在等浓度（<2 mmol/L）的盐酸存在下也可以作为“SO_2 供体”进行内源性 SO_2 生物学研究。

研究表明，SO_2 及其不同衍生物对大鼠血管环舒张效应的强弱不同，从强至弱的顺序为：$SO_2 > SO_2 \cdot nH_2O >$ 焦亚硫酸钠 / 亚硫酸氢钠 > 亚硫酸氢钠与亚硫酸钠混合物 > 亚硫酸钠；其中亚硫酸钠只有在高浓度（>1.5 mmol/L）下才对血管环有舒张作用，在低浓度下如 0.2 mmol/L 未能引起血管环明显反应，0.5～1 mmol/L 反而引起血管环发生收缩反应，浓度再高则引起毒理学损伤效应——非特异性血管环舒张。这一规律的发现，对于开发降低血压的制剂、保健食品及药物均有重要的实际意义。

展望未来，SO_2 及其衍生物理化特性及其生物学作用的研究一定会取得新的进展，“SO_2 供体”的探讨一定会取得新的突破。作者殷切希望继续研发更好的、可以在中性或微碱性条件下产生和释放足量 SO_2 的化合物作“SO_2 供体”，以推动 SO_2 生理学、病理生理学及毒理学作用的深入研究。

4 二氧化硫内源性生物合成及代谢转化

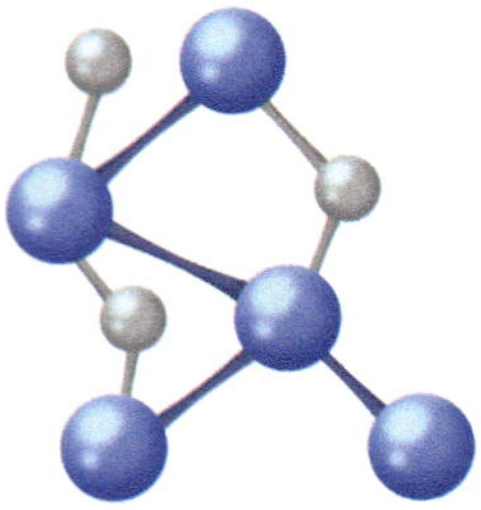

通过研究 SO_2 在血管组织的内源产生、调节及代谢转化或失活过程，从而发现内源性 SO_2 是人类和哺乳动物体内广泛分布的、具有多种生理作用的生物活性物质，与内源性 NO 类似，内源性 SO_2 也是一种生理活性小分子，是一种新型的生物气体信号分子（Meng et al.，2009），对其进一步研究不论在生理学上还是在病理生理学上均具有重要意义。

4.1 SO_2 生物内源合成的普遍性

在人类和哺乳动物的组织细胞内存在着丰富的含硫化合物和丰富的氧，并不断进行着各种酶促或非酶促氧化反应，这种体内环境为内源性一氧化硫（SO）和 SO_2 的产生提供了良好的物质条件。

20 世纪 50 年代的研究就已经发现，哺乳动物肝细胞内的含硫氨基酸，然而，值得注意的是，直到 20 世纪末，甚至直到今天，一些研究者以生物内源合成的 SO_2 可快速转化为 SO_3^{2-} 为由，在文献中多以含硫氨基酸转化形成 SO_3^{2-} 来表述，忽略了 SO_3^{2-} 的前体物 SO_2 的存在。因此，我们一般将文献中 SO_3^{2-} 的生物合成理解为是 SO_2 的生物合成。

早期的研究已发现，亚硫酸氧化酶先天性缺乏可以引起 SO_3^{2-} 在体内的过多积累，并导致遗传性疾病（Shih et al.，1977）。这一研究为 SO_2 在体内内源性合成提供了直接或间接的证据。

为了研究 SO_2 生物合成在体内的发生，我们应用高效液相荧光色谱技术研究了 SO_2 在体内的转化产物——SO_3^{2-} 在正常小鼠不同组织部位的含量（Meng et al.，2005a；李瑞金等，2006）。研究发现，正常小鼠的全身多种器官含有 SO_3^{2-}，表明 SO_2 可以在体内通过多种途径在多种组织器官内源合成，具有多种生理作用（孟紫强等，2005a；李瑞金等，2006；Meng et al.，2005a；Li et al.，2008）。

4.2 SO_2 生物合成的多条途径

研究发现，哺乳动物肝细胞 SO_2 合成的主要途径是含硫氨基酸（主要是 L- 半胱氨酸）在半胱氨酸双加氧酶催化氧化为半胱氨酸磺酸（cysteinesulfinic acid），半胱氨酸磺酸在谷氨酸 - 草酰乙酸转氨酶（glutamate-oxaloacetate transaminase，GOT）的催化下可以转化产生 β- 磺酸丙酮酸（β-sulfinylpyruvate），再自发分解产生丙酮酸和 SO_2，后者再转化为 SO_3^{2-}（Singer et al.，1956；Griffith，1983）（图 4-1）。

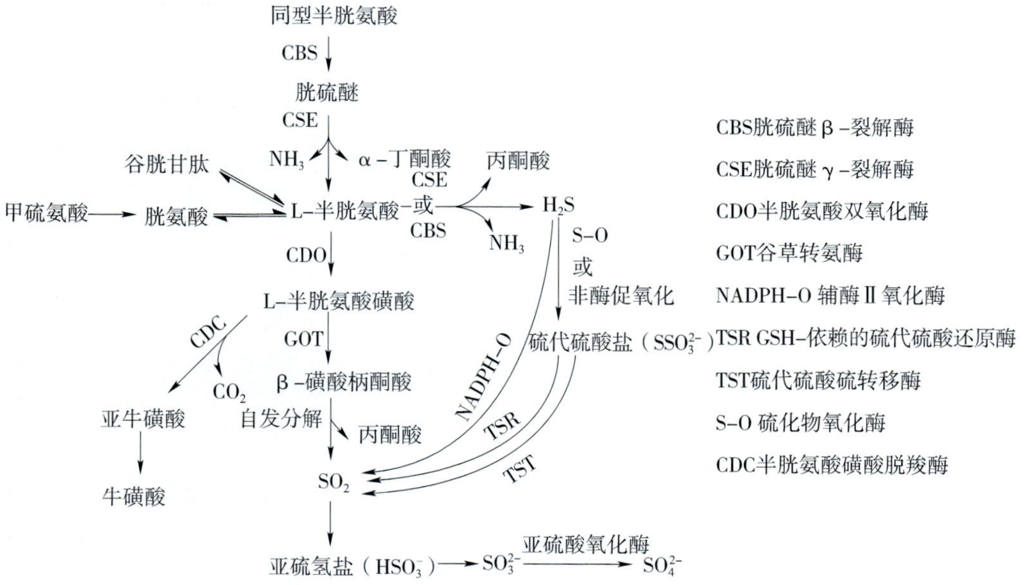

图 4-1　内源性 SO_2 经多条途径的生物合成

文献报道，体内 L- 半胱氨酸可经胱硫醚 γ- 裂解酶（CSE）或胱硫醚 β- 裂解酶（CBS）催化转化为丙酮酸和 H_2S。H_2S 可以通过硫化物氧化酶（sulfide oxidase）

催化氧化反应或通过非酶促氧化反应形成硫代硫酸盐（thiosulfate，SSO_3^{2-}），后者再经GSH- 依赖的硫代硫酸还原酶（GSH-dependent thiosulfate reductase，TSR）或硫代硫酸硫转移酶（thiosulfate sulfurtransferase，TST）催化形成 SO_2 或 SO_3^{2-}（Ubuka et al.，1990）（图 4-1）。

Yang 等（1996）发现兔中性粒细胞能够自发合成 SO_3^{2-}。Mitsuhashi 等（2005）报道，被氧化应激激活的中性粒细胞可通过对辅酶Ⅱ氧化酶（NADPH oxidase）依赖的生化过程，将 H_2S 转化形成 SO_2 或 SO_3^{2-}（图 4-1），同时也发现给大鼠体内注射脂多糖（lipopolysaccharide，LPS）可以使血清中的 H_2S 和 SO_3^{2-} 水平升高。如果把能清除 ROS 的抗坏血酸一起与 LPS 注射，虽然 H_2S 的水平仍然增加，但是 SO_3^{2-} 的水平未见增加。此外，辅酶Ⅱ氧化酶抑制剂（NADPH oxidase inhibitor）也可抑制体内 H_2S 向 SO_3^{2-} 的转化。这些均说明体内 H_2S 向 SO_3^{2-} 转化的这一途径是氧化应激依赖性的。

Mitsuhashi 等（1998，2002）研究发现，人和大鼠血液中性粒细胞能够产生 SO_3^{2-}，并发现 SO_3^{2-} 是通过体内活性硫酸基团供体 3′- 磷酸腺苷 5′- 磷酸硫酸（3′-phosphoadenosine 5′-phosphosulfate，PAPS）而形成的。PAPS 合成的特异抑制剂氯酸盐，能抑制人和大鼠体内 SO_3^{2-} 的合成。

通过对 SO_2 内源合成有关文献的综合，我们提出生物内源性 SO_2 可以由多种体内含硫化合物、经过多种生物代谢途径进行生物合成的观点（张欣等，2008；李君灵等，2009；Li et al.，2009）。

4.3 SO_2 生物活性的失活途径与亚硫酸盐氧化酶

纵观文献报道发现，历来的病理生理学研究仅对 SO_3^{2-} 与疾病的关系进行了探讨，而从未有报告对 SO_2 与 SO_3^{2-} 的生物学作用进行过比较研究。所以，内源性 SO_2 生理活性的失活过程及其机理的研究一直处于空白状态。

近年来，我们为了探讨内源性气态 SO_2 的生理作用，对 SO_2 及其衍生物的生理作用进行了比较研究（孟紫强等，2009；Meng et al.，2009）。结果发现，不论是 SO_2 的毒理学效应还是生理学效应均要比 SO_3^{2-} 强很多。例如，SO_2 对血管张力的作用强度比亚硫酸钠/亚硫酸氢钠混合液（摩尔质量之比为3：1）大4～6倍，亚硫酸氢钠的作用又大于亚硫酸钠。我们的最新研究发现，无水乙醇中的SO_2对大鼠离体血管环的舒张效应又显著强于$SO_2 \cdot nH_2O$，由此得出SO_2与水分子的缔合就开始导致其生物活性下降，故SO_2生物活性在体内的失活途径为：$SO_2 \rightarrow HSO_3^- \rightarrow SO_3^{2-} \rightarrow SO_4^{2-}$，即$SO_2 > SO_2 \cdot nH_2O > HSO_3^- > SO_3^{2-} > SO_4^{2-}$，这个过程也是$SO_2$的生物解毒过程（孟紫强等，2009；孟紫强等，2009）。随着失活过程的进行，其血管张力调节作用或信号作用将逐渐降低，由强到弱的排序为：$SO_2 > SO_2 \cdot nH_2O > HSO_3^- > SO_3^{2-} > SO_4^{2-}$。在正常生理浓度下的$SO_3^{2-}$和$SO_4^{2-}$已失去调节血管功能的作用。

在正常人体微碱性体液（pH为7.4）中，$SO_2 \rightarrow SO_2 \cdot nH_2O \rightarrow HSO_3^- / SO_3^{2-}$是一个非酶促的、迅速的反应。$SO_2$这种快速失活的特点说明它具有生物气体信号分子的一般特征，符合信号分子应具备的条件。

然而，$SO_3^{2-} \rightarrow SO_4^{2-}$的转化过程则是一个亚硫酸氧化酶催化的酶促反应。$SO_3^{2-}$再经亚硫酸盐氧化酶催化转化为$SO_4^{2-}$而经肾排泄。这是$SO_2$的代谢转化或生物解毒过程，也是其生理作用和致毒作用的失活过程。可见亚硫酸盐氧化酶既是SO_2生理活性的代谢失活酶，又是一种生物解毒酶，当该酶缺乏或活性下降时，大量SO_3^{2-}不能及时转化为SO_4^{2-}，可引起多种疾病发生。

亚硫酸盐氧化酶在哺乳动物体内广泛存在，且不同脏器该酶活性不同，由强到弱的顺序为：肝、肾>胃>脑>肺>动脉血管>脾（孟紫强等，2007）。肝、肾组织该酶活性最高，可能是由于肝组织代谢活跃，含硫氨基酸代谢旺盛，产生SO_3^{2-}较多，长期生物适应的结果。肾脏不仅本身的氨基酸代谢会产生SO_3^{2-}，而且肾还要处理从血流带来的SO_3^{2-}，因此除了主要的解毒器官肝脏以外，肾的该酶活性也很高。脑和肺的亚硫酸盐氧化酶活性较低，因此当该酶缺乏时，可引起严重中枢神经系统疾病，当体内SO_3^{2-}负荷增大时，如环境中SO_2进入体内增加时，脑和肺的损害也就比较严重。研究也发现，脾的亚硫酸盐氧化酶活性最低，约相当于肝、肾的1/50，其生理学意义尚不清楚，但毒理学研究表明吸入SO_2可引起小鼠脾细胞凋亡、DNA损伤，该酶活性的过低可能是脾对高剂量SO_2或SO_3^{2-}非常敏感的原因之一（孟紫强等，2007）。

该研究还发现，肝脏亚硫酸盐氧化酶活性随年龄的增加而增加，而肾脏和动脉血管组织该酶活性随年龄的增加而减小，其余脏器未见变化；由此设想，亚硫酸盐氧化酶活性降低可能是一种衰老过程的生化标志（孟紫强等，2007）。

4.4 血管组织和血浆 SO_2 的生理浓度

确定内源性 SO_2 的生理浓度无论是对于 SO_2 生理作用理论的建立，还是对于其生理学研究的设计和阐明都是非常重要的。虽然我们以往曾经对小鼠脑、脾、肝、肾、睾丸等器官组织和大鼠血管组织中 SO_2 的水平进行过测量（Meng et al.，2005c；孟紫强等，2005d），但是均是以 SO_2 mmol/mg 蛋白质为基础进行测定和表示的，这实际上只能体现 SO_2 在组织中的水平或含量，并不能阐明 SO_2 在组织中的浓度。在生理学意义上，这是两个差别甚远的科学概念。本研究团队首次对每单位体积的血管组织含有 SO_2 的量（SO_2 mmol/L 血管组织）即浓度进行了测定。结果指出，正常大鼠胸主动脉血管组织和血浆中内源性 SO_2 平均浓度分别为 127.76 ± 31.34 μmol/L 和 16.77 ± 8.24 μmol/L（表 4-1），血管组织中 SO_2 的浓度远高于血浆（孟紫强等，2009；Meng et al.，2009）。这表明血管组织 SO_2 的浓度很高，从图 5-2 可知 SO_2 在生理浓度范围内即可引起血管环舒张。这些发现进一步证明，SO_2 也是一种内源性血管活性气体分子。

表 4-1　正常大鼠胸主动脉血管组织和血浆的 SO_2 生理浓度

	大鼠数	SO_2 浓度 /（μmol/L）
血管组织	134	127.76 ± 31.34
血浆	22	16.77 ± 8.24

注：以测定 SO_3^{2-} 的浓度代表 SO_2 的浓度。每个测定结果以均值 ± 标准误表示。

关于正常人体不同组织或血液中 SO_2 的生理浓度范围尚缺乏详细研究。之前曾经有一文献报道，正常人血清 SO_3^{2-} 浓度为 0～9.85 mol/L。为了深入研究 SO_2 的信号分子或生理学作用，开展这项研究是必要的。

4.5 血管组织合成 SO_2 的细胞类型

孟紫强等（2009）研究发现，体外培养的大鼠胸主动脉血管内皮细胞和平滑肌细胞均含有内源性 SO_2，但是内皮细胞中的含量远高于平滑肌细胞（图 4-2c），说明内源性 SO_2 在血管内皮和平滑肌细胞均可合成，但主要在血管内皮细胞合成（Meng et al.，2009），这为探讨 SO_2 对心血管的生理作用机制提供了组织学依据。

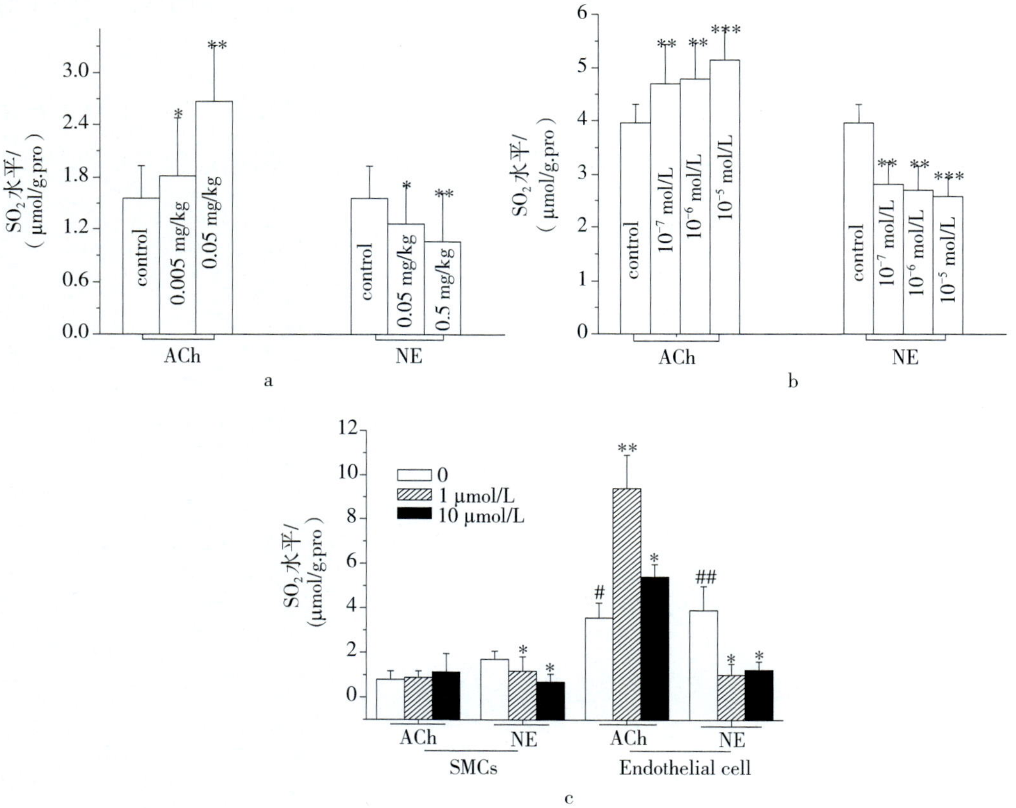

图 4-2 ACh 和 NE 对大鼠血管组织 SO_2 内源性产生的调节作用

注：图 a 为体内试验，腹腔注射 ACh 和 NE 对大鼠血管组织 SO_2 内源合成的影响，每个值均为均值 ±S，n=8；B 和 C 为离体试验，ACh 和 NE 对大鼠胸主动脉血管环（图 b）和培养的大鼠胸主动脉血管平滑肌细胞与内皮细胞（图 c）SO_2 内源性产生的影响，每个值均为均值 ±S，n=6，图中 SMCs 为血管平滑肌细胞缩写；统计学 ANOVA 检验，与对照组相比，$^{*}P<0.05$，$^{**}P<0.01$，$^{***}P<0.001$；与平滑肌细胞相比，$^{\#}P<0.05$，$^{\#\#}P<0.01$。

4.6 血管组织 SO_2 内源合成的生理调节研究

本书研究发现，SO_2 在大鼠血管组织的生物合成能被体内某些内源性物质所调节（Meng et al., 2009）：腹腔注射能够引起血管扩张的乙酰胆碱（ACh）对大鼠胸主动脉血管组织 SO_2 的生物合成有促进作用，且呈剂量依赖关系；而腹腔注射能够引起血管收缩的去甲肾上腺素（noradrenaline，NE）则对大鼠胸主动脉血管组织 SO_2 的生物合成有抑制作用（图 4-2a）。对离体血管环试验也指出，ACh 剂量依赖性地增加了血管组织的 SO_2 合成，而 NE 降低了 SO_2 合成（图 4-2b）（Meng et al., 2009）。这些研究结果为内源性 SO_2 具有生理作用的观点提供了有力证据。

本书研究也表明，ACh 能刺激体外培养的内皮细胞 SO_2 的产生，而对平滑肌细胞 SO_2 的产生未见促进作用；NE 对培养的内皮细胞和平滑肌细胞 SO_2 的产生均有抑制作用（图 4-2c）（Meng et al., 2009）。

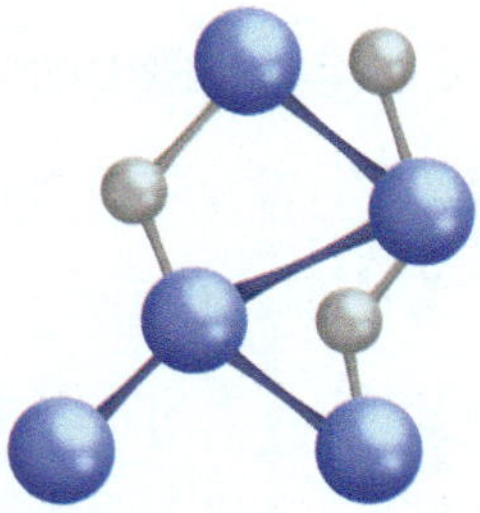

5 二氧化硫对心血管功能的调节及其信号分子作用

20 世纪 80 年代以来，NO 和 CO 就被证明是具有多种生理作用的气体信号分子。继之，有研究表明，H_2S 可能是又一种气体信号分子（Wang，2003，2002；Zhao et al.，2002；Zhao et al.，2001），而这 3 种气体如同 SO_2 一样都是污染大气环境的有毒气体。近年来，我们的一系列研究工作证明，内源性 SO_2 可作为生物活性分子参与机体多种功能的调节，可能是继 NO、CO、H_2S 之后的又一具有重要生理学意义的气体信号分子。

5.1 SO_2 生理作用研究模式的创建及其意义

5.1.1 “SO_2 供体”问题的提出

NO 一直被作为有毒气体而被认识和评价。然而，在 20 世纪 80 年代，佛契哥特（Furchgott R F）、穆拉德（Murad F）和路伊格纳洛（Ignarro L J）等研究发现，内源性 NO 是一种能够调节血管张力的生物气体信号分子。在此发现的启发下，我们设想同样作为有毒气体的 SO_2 是否像 NO 那样也是一种生物气体信号分子，于是我们从 1998 年开始研究并首次报道了 SO_2 及其衍生物亚硫酸钠和亚硫酸氢钠混合液（摩尔质量之比为 3 : 1）对大鼠血压的降低效应（Meng et al.，2003a；孟紫强等，2003）。自 2001 年开始，我们应用离体血管灌流试验方法首次研究 SO_2 衍生物对大鼠离体主动脉血管环的舒张作用及其信号转导途径，试图探讨 SO_2 对心血管功能的生理调节作用，以证明 SO_2 是一种新型气体信号分子。结果发现 SO_2 衍生物亚硫酸钠和亚硫酸氢钠中性混合液在 2～8 mmol/L 浓度下可以引起血管环舒张，且部分地被前列环素（PGI_2）信号转导途径所介导（孟紫强等，2005a，2005b；孟紫强等，2006）。

在 2006 年之前，关于 SO_2 生理作用的研究很少。我们根据关于 SO_2 溶于水生成亚硫酸的习惯认识，测定能引起大鼠离体胸主动脉血管环张力变化的亚硫酸钠和亚硫酸氢钠中性混合液的最低浓度，以推测 SO_2 是不是一种新型气体信号分子。结果发现，SO_2 衍生物只有在高浓度下（＞1.5 mmol/L）才能引起大鼠血管的舒张，而正常大鼠血浆和血管组织 SO_2 及其衍生物 SO_3^{2-} 的生理浓度仅在 μmol/L 级水平。此外，我们研究了亚硫酸钠和亚硫酸氢钠的性质，发现亚硫酸钠和亚硫酸氢钠中性混合液及其在微碱性的 Krebs 缓冲液（pH 为 7.4）中不可能产生 SO_2，故其对血管环产生的效应不能反映 SO_2 的真实作用（孟紫强等，2009）。我们的进一步研究发现，亚硫酸钠和亚硫酸氢钠二者对血管张力的作用是相反的，拮抗的（详见本书第 4 章二氧化硫体内转化及二氧化硫供体研究）。由此可见，应用 SO_2 衍生物中性溶液的试验模式难以研究 SO_2 是否为信号分子。

因此，适宜的“SO_2 供体”是什么，哪些化学物能够在生理溶液中产生 SO_2，如何测试生理水平下 SO_2 的生理作用，对这些关键问题，在当时还一无所知，这使我们感到在生理学领域，SO_2 成了一种神秘的生物小分子，亟待揭开它的面纱（孟紫强等，2007）。由此可见，采用什么方法才能使 SO_2 直接作用于生物组织或细胞，是能否正确进行内源性 SO_2 生理作用研究的关键问题一直困扰着我们。

5.1.2　SO_2 生理作用研究模式的创建及其意义

直到 2007 年年初，从我们对 SO_2 在水溶液化学形态的研究（孟紫强等，2009）中发现，虽然 SO_2 易溶于水，但并不形成亚硫酸，实际上这种溶解是物理性溶解，仍然以 SO_2 或 $SO_2 \cdot nH_2O$ 状态存在，从未发现存在 SO_3^{2-}，只有极少量的 HSO_3^- 存在。这一发现颠覆了“SO_2 易与水生成亚硫酸”的观点。根据这一发现我们在 2007 年 6 月创建了以 SO_2 气体或其水溶液作为“SO_2 供体”作用于生物组织细胞的研究新模式（孟紫强等，2009）。

同时，我们研究也发现，虽然把一定浓度的 SO_2 气体加入组织孵育液如 Krebs

液可使 pH 轻微下降，但由于孵育液有较强的缓冲作用，这种 pH 下降既微弱又短暂，不足以引起血管张力的改变。

在这种情况下，为了进行 SO_2 生理作用的研究，我们于 2007 年 6 月创建了气态 SO_2 生理作用的研究模式：即利用高纯度 SO_2 气体或其生理盐水溶液作为"SO_2 供体"，使 SO_2 直接作用于生物组织，以研究气态 SO_2 的生理作用和信号分子作用（孟紫强等，2009；Meng et al.，2009；Li et al.，2009）。

我们运用这一模式进行研究，很快便揭示了内源性 SO_2 作为气体信号分子对血管张力的生理调节作用，同时也为 SO_2 其他生理作用的研究提供了新的方法（张全喜等，2008；孟紫强等，2009；李君灵等，2009；Meng et al.，2009；Li et al.，2009；Zhang et al.，2009）。其间，应用这一模式我们研究了 SO_2 舒张血管的特征及其机制，并与其衍生物 SO_3^{2-} 和 HSO_3^- 的作用进行了对比，还研究了 SO_2 舒张血管的信号转导途径及与 NO 的联合作用等问题，首次发现生理浓度的 SO_2 就可以引起血管环舒张，从而证明了内源性 SO_2 是一种新型气体分子及其信号转导作用的失活途径（孟紫强，2012）。

因此，新的 SO_2 生理学研究模式的创建，使观察和研究 SO_2 直接引起的生物学作用得以实现，这对于内源性 SO_2 生物学作用的探讨有非常重要的意义。

5.2 SO_2 对大鼠血压的影响

心血管系统对内、外环境变化所具备的高度适应力是通过神经与体液调节来实现的。一般而言，神经调节反应快而短，体液调节反应慢而长。神经因素（如交感神经、迷走神经、肽能神经元等）与体液因素（如肾素 B 血管紧张素、肾上腺素和去甲肾上腺素、激肽释放酶 B 激肽系统素、心钠素、前列腺素等）相互配合，失去任何一方面的调节都会影响正常心血管功能。血压（尤其是动脉压）的变化反映了这两种调节机制对心血管系统的综合作用，任何影响神经因素和体液因素的化合物，如作用于心血管受体、心血管信号转导系统、离子转运体系等方面的物质都会改变血压状况。

5.2.1 SO_2 吸入对大鼠血压的影响

为了探讨 SO_2 是否像 NO 也能调节动物血压，孟紫强等首次采用气体动态吸入技术使雄性 Wistar 大鼠每天吸入一定浓度（0 mg/m^3、28.6 mg/m^3、57.3 mg/m^3、114.4 mg/m^3）的 SO_2 气体 6 h，连续 7 d，结果表明，SO_2 吸入引起大鼠血压剂量依赖性降低（孟紫强等，2003；Meng et al.，2003）。研究发现，如果大鼠吸入少量 SO_2 而不足以引起动物机体微碱性体液 pH 下降时，SO_2 则可在碱性体液中形成 SO_3^{2-}，后者可引起血管收缩，从而导致动物血压增加。这一毒理学试验结果与流行病学调查发现空气 SO_2 污染可引起暴露居民血压升高的现象是一致的。

5.2.2　SO_2 生理盐水对大鼠血压的影响

对麻醉的正常大鼠静脉注射 SO_2 生理盐水溶液使其剂量达到 20 μmol/kg 或 60 μmol/kg（体重）后，平均动脉压（MBP）立即下降，在 30 s 内降至最低，即分别从 115 ± 6 mm Hg 柱降至 105 ± 4 mm Hg 柱（n=3，P<0.01）和从 109 ± 7 mm Hg 柱降至 83 ± 5 mm Hg 柱（n=3，P<0.01），单次给药后 5～10 min 血压恢复正常。在此期间心率（HR）改变无统计学意义（326 ± 23，P>0.05）（图 5-1）。而静脉注射同样浓度的亚硫酸钠和亚硫酸氢钠混合液（摩尔质量之比为 3 : 1）未引起血压和心率改变，静脉注射同样体积的生理盐水也未引起血压和心率改变。这些研究表明，生理浓度或低浓度 SO_2 便可引起大鼠动脉血压降低，从整体动物试验证明了 SO_2 对心血管功能具有生理调节作用，而其衍生物亚硫酸钠和亚硫酸氢钠中性混合液在生理浓度或低浓度下则对心血管功能缺乏调节作用（李君灵等，2011）。

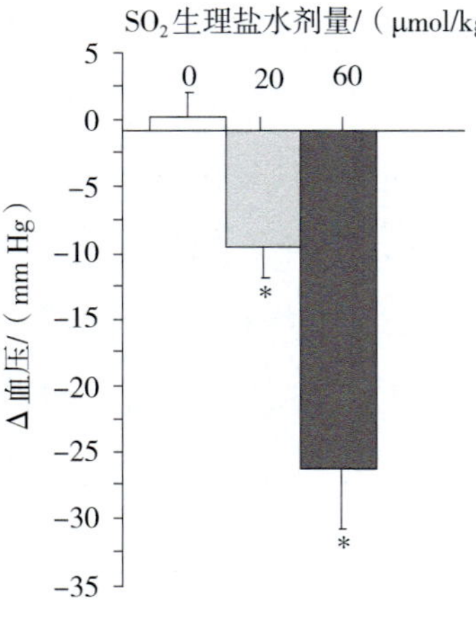

图 5-1　静脉注射 SO_2 生理盐水溶液对大鼠动脉血压影响

注：n=6。与对照组相比，$^*P$<0.05。

5.3 SO_2 对血管舒张作用的特征

经研究发现，SO_2 对血管的舒张作用有以下几点特征（张全喜等，2008；李君灵等，2009；孟紫强等，2009）：

（1）SO_2 在很低浓度（1 μmol/L）下就可以引起血管舒张反应，当去除 SO_2 以后，引起的舒张反应消失，血管张力回复到原水平。SO_2 在 1～2 000 μmol/L 浓度范围内对 NE（1 mmol/L）预收缩的大鼠胸主动脉血管环的舒张效应呈剂量依赖关系，表明内源性 SO_2 具有较强的血管舒张作用（图 5-2）。相反，SO_2 衍生物（亚硫酸钠和亚硫酸氢钠）中性混合液只有在很高浓度（>1.5 mmol/L）下才能引起显著的血管舒张效应，且其效应远小于 SO_2。当该混合液浓度<1.5 mmol/L 时在碱性条件下则可引起血管轻度收缩效应，只有在很高浓度（2～4 mmol/L）下才能引起浓度依赖性血管舒张效应。然而，1.5 mmol/L SO_2 可引起血管舒张率达 75% 左右。2.0 mmol/L 的 SO_2 衍生物中性混合液引起的血管舒张率仅为 15%～26%，而 2.0 mmol/L SO_2 引起的舒张率达 97%～100%，后者是前者的 4～6 倍（图 5-3a）（张全喜等，2008；李君灵等，2009）。因此，SO_3^{2-} 和 HSO_3^- 中性混合液对离体器官的作用并不能等同于内源性 SO_2 的作用，如果把该混合液的生物效应简单地推断为内源性 SO_2 的作用显然是错误的。

（2）SO_2 在生理浓度和低浓度（<450 μmol/L）下诱发的血管舒张作用是内皮依赖性的，而 SO_2 较高浓度（>500 μmol/L）下引起的血管舒张作用与内皮关系甚微，即较高浓度 SO_2 对内皮完整血管环的舒张作用比去内皮血管环的舒张作用稍大些。其原因可能是由于较高浓度的 SO_2 对血管内皮细胞具有一定的损伤作用所致。

（3）SO_2 气体比 SO_2 生理盐水溶液引起的血管舒张强度无明显差异（图 5-3b）。从图 5-3b 中的反应曲线计算，SO_2 气体的血管舒张效应的 EC_{50} 为 1 180 ± 110 mmol/L，而 SO_2 生理盐水溶液的 EC_{50} 为 1 247.38 ± 98.32 mmol/L。SO_2 气体引起血管环舒张的最低浓度或阈浓度为 0.3 μmol/L，而 SO_2 生理盐水溶液为 0.75 μmol/L。这可能是因为在 SO_2 溶液中有少部分 SO_2 转化为 HSO_3^- 从而降低了 SO_2 的效应所

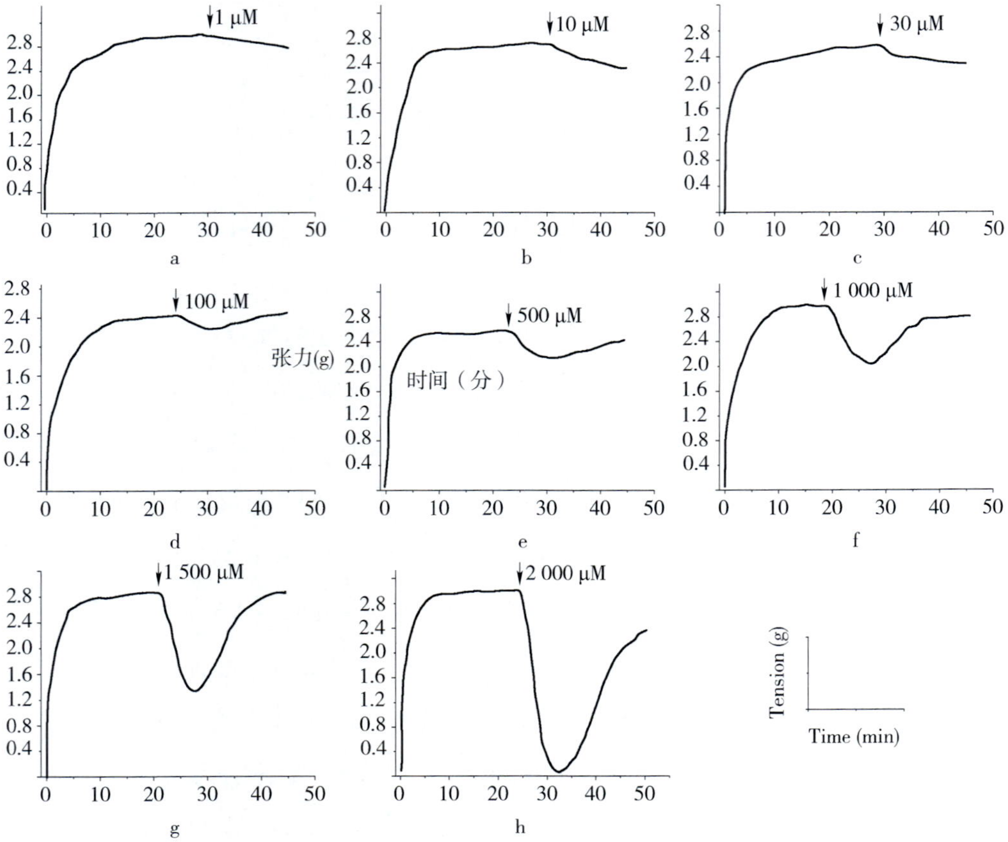

图 5-2　SO_2 对 NE- 预收缩的大鼠胸主动脉血管环舒张效应的原始记录图谱

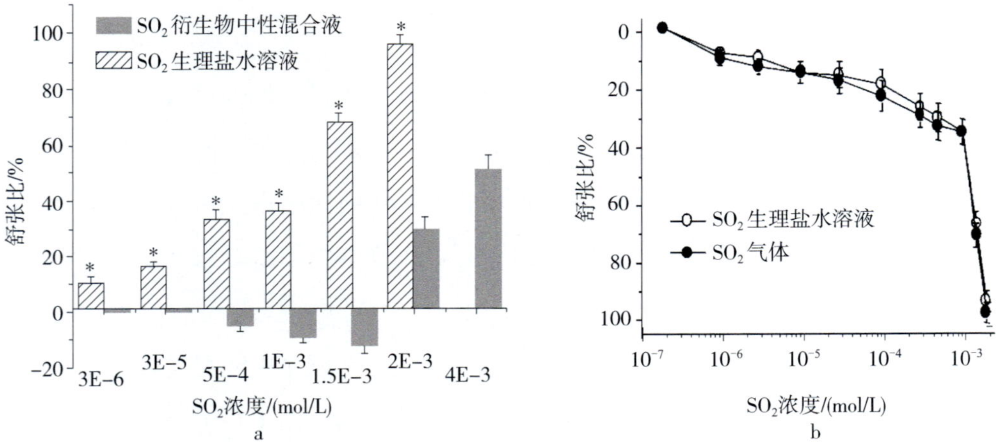

图 5-3　SO_2 与其衍生物亚硫酸钠和亚硫酸氢钠对大鼠胸主动脉血管环的舒张效应

注：图 5-3a. SO_2 与其衍生物亚硫酸钠和亚硫酸氢钠中性混合液对大鼠血管舒张效应的比较；图 5-3b. SO_2 气体与其生理盐水溶液对血管舒张效应的比较。与对照组相比，$^{*}P<0.05$。

致。由于二者的差异不大，故可以采用 SO_2 生理盐水溶液作为“SO_2 供体”来处理血管组织。

（4）2012 年我们研究发现，在乙醇中的 SO_2 是以其单个分子的状态存在的；SO_2 乙醇溶液引起血管环舒张反应的 EC_{50} 仅为 135.71 μmol/L，从而进一步证明生理浓度的内源性 SO_2 的确是一种可以调节心血管功能的活性物质，是一种新型气体信号分子（孟紫强等，2012）。

5.4 SO_2 诱发血管舒张的机制及其信号通路

5.4.1 SO_2 对血管舒张作用的离子通道机制

内钙离子浓度的变化在血管平滑肌张力的调节中起重要的生理作用。在肌纤维细胞膜去极化过程中，L- 型钙离子通道的打开使细胞外液钙离子内流，继之引起细胞内钙激活的钙离子释放，引起血管平滑肌细胞质内钙离子浓度增高，最终导致血管收缩；反之，血管平滑肌胞质内钙离子浓度降低则引起舒张。本研究团队最近研究了气态 SO_2 的血管舒张作用与细胞离子通道的关系（张全喜等，2008；Zhang et al., 2009）。研究结果如图 5-4 所示，结果显示：

1. SO_2 在高浓度（1 500 μmol/L）下可显著抑制由氯化钙、氯化钾和 NE 引起的血管组织细胞的外钙内流，而低浓度或生理浓度的 SO_2（≤450 μmol/L）对此无明显影响。

2. 硝苯地平（L- 型钙通道抑制剂）能够部分地抑制高浓度 SO_2（1 500 μmol/L）对内皮完整或去内皮血管环的舒张反应，表明高浓度的 SO_2 对血管的舒张作用部分地与 L- 型钙通道有关。

3. 平滑肌细胞钾离子通道有多种，它们的开放引起膜电位去极化是血管舒张的重要机制之一。总钾通道抑制剂四乙胺（tetraethylammonium，TEA）能够部分地抑制高浓度 SO_2（1 500 μmol/L）对内皮完整或去内皮血管环的舒张反应，表明高浓度的 SO_2 对血管的舒张作用与钾通道有关，ATP 敏感钾离子通道（K_{ATP}）只是其中之一。

4. K_{ATP} 通道阻断剂格列本脲可部分地抑制 1 500 μmol/L SO_2 对内皮完整及去内皮血管环的舒张反应，而对 30 μmol/L 和 300 μmol/L SO_2 引起的舒张反应无显著影响，而大电导钙激活性钾离子通道（BK_{Ca}）阻断剂 IbTx（iberiotoxin）只可部分地抑制 30 μmol/L 和 300 μmol/L SO_2 对内皮完整血管的舒张反应。这说明在低浓度或生理浓度下，SO_2 的舒张作用部分地与 BK_{Ca} 通道有关，而在高浓度下，SO_2 的舒张作用部分地与 K_{ATP} 通道有关。

总之，高浓度 SO_2 对血管的舒张作用可能是通过对多种钙通道的调节作用而完成的，L- 型钙通道只是其中之一；而低浓度或生理浓度的 SO_2（≤450 μmol/L）对血管的舒张作用可能比较复杂。

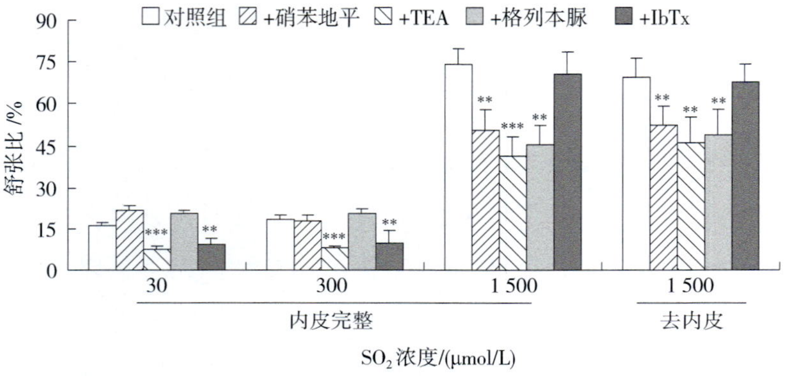

图 5-4　SO_2 对大鼠血管环的舒张作用与离子通道的关系

注：硝苯地平、TEA、格列本脲和 IbTx 对 SO_2 引起的大鼠胸主动脉血管环舒张效应的抑制作用，与对照组相比，$^{**}P<0.01$，$^{***}P<0.001$。

5.4.2　SO_2 引起血管舒张反应的信号转导途径

我们首次对 SO_2 致血管舒张作用的信号转导途径进行了研究（Li et al.，2009；Li et al.，2010；李君灵等，2011，2009）。研究结果如图 5-5、图 5-6 所示，结果显示：

1. 生理浓度和低浓度 SO_2（≤450 mmol/L）的舒血管作用是血管内皮依赖性的，而高浓度 SO_2（>500 mmol/L）的舒血管作用与内皮无关或关系甚微（图 5-5a）。

生理浓度和低浓度 SO_2 对血管引起的舒张反应均可被一氧化氮合酶（NOS）抑制剂左旋硝基精氨酸甲酯（L-NAME）或可溶性鸟苷酸环化酶（cGC）抑制剂 NS-

2028 所抑制（图 5-5b）。然而，高浓度 SO_2 诱发的舒张反应不被 L-NAME 或 NS-2028 所影响。这说明生理相关浓度或低浓度的 SO_2 是通过激活血管内皮 NOS、促进内皮合成 NO，即通过激活 NOS /cGMP 信号转导途径而引起血管舒张反应的。

2. 不同浓度的 SO_2（30 μmol/L、300 μmol/L、1 500 μmol/L）分别处理血管组织 10 min 或 2 h 均可引起血管组织和孵育液中 NO 含量显著增加；300 μmol/L SO_2 组比 1 500 μmol/L SO_2 组的增加更大。由于高浓度 SO_2 对血管内皮细胞可能有一定损伤所致。

3. 血管上皮 NOS（eNOS）是血管内皮细胞 NO 生物合成的主要限速酶。SO_2 作用 10 min，即引起血管总 NOS（tNOS）活性和 eNOS 的活性显著增高，作用 4 h 达到最大，且 300 μmol/L SO_2 对 tNOS 和 eNOS 活性的刺激效应大于 1 500 μmol/L SO_2；而 SO_2 对诱导型 NOS（iNOS）的活性无显著影响。

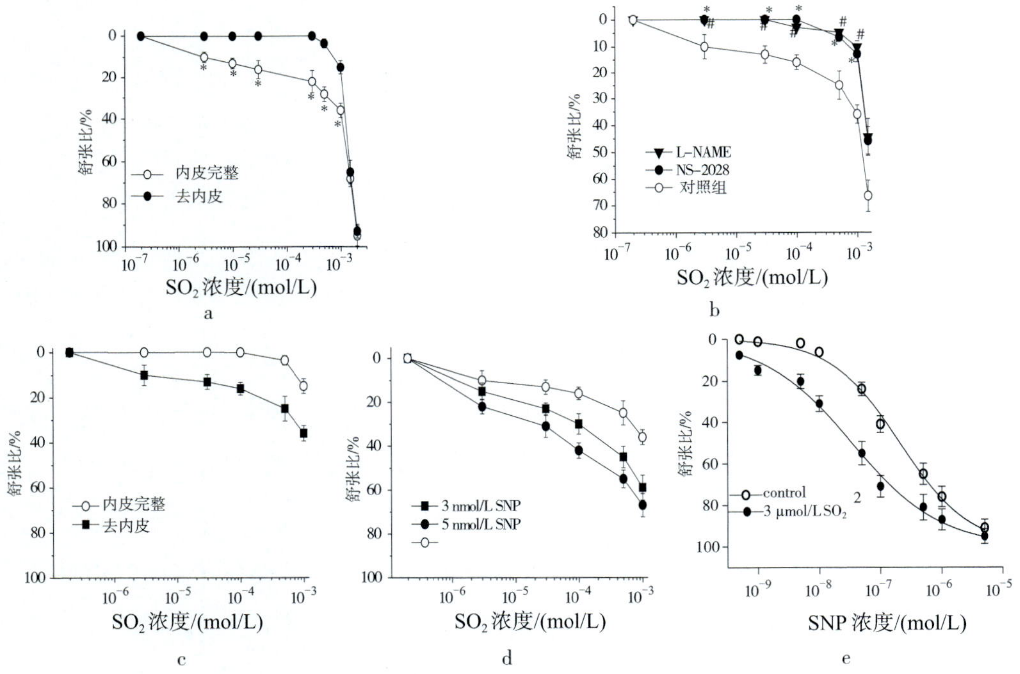

图 5-5 SO_2 舒张血管的信号途径及其与 NO 的协同作用

注：图 5-5a. SO_2 血管舒张作用与血管内皮；图 5-5b. L-NAME（NOS 抑制剂）或 NS-2028（鸟苷酸环化酶抑制剂）对 SO_2 舒张血管的抑制作用；图 5-5c. 在硝普钠（SNP，NO 供体）存在下，SO_2 可对去内皮血管环引起舒张效应；图 5-5d. SNP（3 nmol/L、5 nmol/L）对 SO_2 舒张血管的影响；图 5-5e. SO_2（3 mmoll/L、5 mmoll/L）对 SNP 舒张血管的影响。所有数据均为均值 ± SE，$n=6$。与对照组相比，$^{*}P<0.05$。

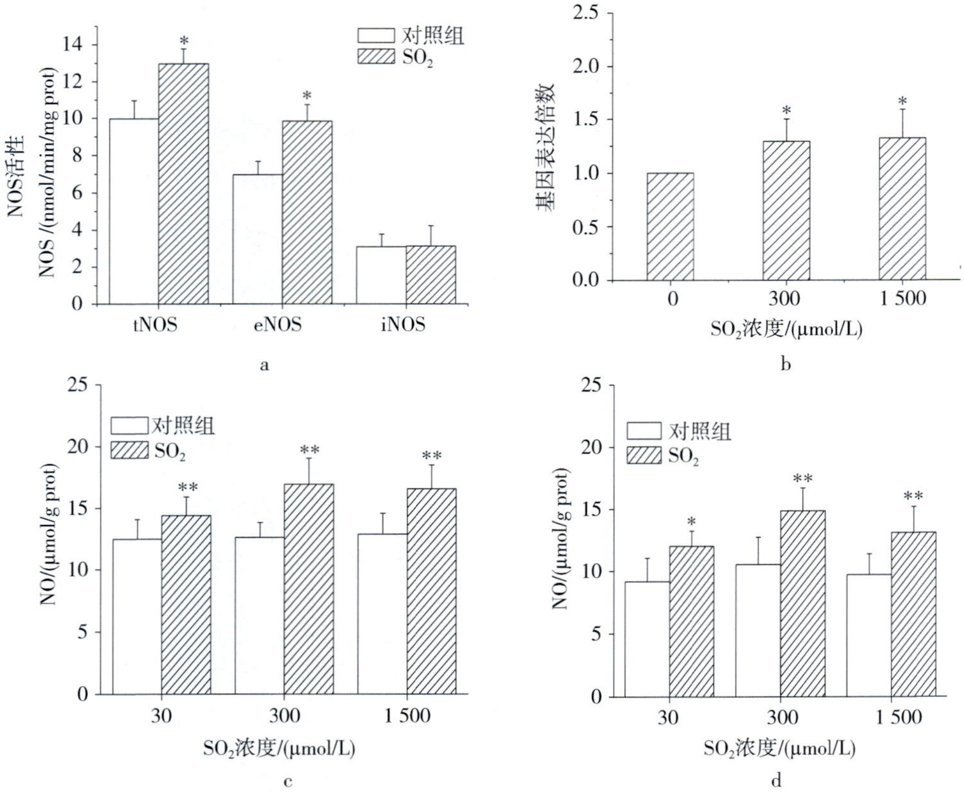

图 5-6　SO_2 对大鼠血管组织 NOS/NO 信号通路的上调作用

注：图 5-6a. SO_2 对 NOS 活性的影响；图 5-6b. SO_2 对 eNOS mRNA 表达的影响；图 5-6c. SO_2 对血管组织 NO 含量的影响；图 5-6d. SO_2 对血管组织孵育液 NO 含量的影响。与对照组相比，$^{*}P<0.05$，$^{**}P<0.01$。$n=6$。

不同浓度的 SO_2（300 μmol/L、1 500 μmol/L）分别对血管作用 10 min，大鼠血管组织中 eNOS mRNA 表达显著升高，作用 2 h 的效应大于作用 10 min 者，且 300 μmol/L 作用 2 h 的效应大于 1 500 μmol/L 作用 2 h 者。

研究发现，SO_2 不仅可以提高 eNOS 的活性，而且可以提高 eNOS 的数量，从而为 SO_2 上调 eNOS-NO-cGMP 信号通路的生物学本质提供了直接证据。

4. 不同浓度的 SO_2（30 μmol/L、300 μmol/L、1 500 μmol/L）分别处理均可引起血管组织 cGMP 含量显著增加；300 μmol/L SO_2 组比 1 500 μmol/L SO_2 组的增加更大。然而，SO_2 未见引起血管组织 cAMP 含量增加。

5. 低浓度 SO_2 对去内皮血管未能引起舒张反应，而当同时存在 3 nmol/L 的 NO 时便可引起去内皮血管产生显著舒张反应；低浓度 SO_2 对内皮完整血管可以引起舒张反应且随NO浓度的增大而增加（图5-5c、图5-5d）。在3 nmol/L或5 nmol/L的NO存在时，SO_2舒血管的EC_{50}分别是598 mmol/L和217 mmol/L。然而，在无NO存在的情况下，SO_2对内皮完整血管和去内皮血管舒张效应的EC_{50}分别为1 247.38 ± 98.32 mmol/L和1 321.89 ± 89.67 mmol/L（图5-5a）。对上述EC_{50}的变化进行计算指出，低浓度NO对SO_2的舒血管作用提高了6倍。为了验证这一观察，检查了在低浓度SO_2（5 mmol/L）存在下，不同浓度NO对血管的舒张效应，结果显示（图5-5e），在缺乏SO_2时，NO舒张血管的EC_{50}为210 nmol/L，而在5 mmol/L SO_2存在下，EC_{50}为24 nmol/L，表明低浓度SO_2对NO的舒血管效应也提高了6倍。

研究结果可以得出如下结论：

①低浓度SO_2既能迅速刺激血管eNOS活性和eNOS基因表达增高，又能迅速引起NO和cGMP含量增加，从而证明了生理相关或低浓度SO_2（≤450 μmol/L）引起的血管舒张作用可部分地被eNOS-NO-cGMP信号通路所介导（Li et al., 2010）。

②低浓度SO_2对eNOS-NO-cGMP信号通路的上调作用可延长达2～6 h，表明该作用不仅是瞬时的也是延时的（prolonged），证明了生理相关或低浓度SO_2（≤450 μmol/L）对血管收缩具有负性反馈作用（negative feedback role），从而起到减弱血管过度收缩（active vasoconstriction）和防止血管痉挛（vasospasm）的生理调节作用。

③较高浓度SO_2（＞500 μmol/L）对血管舒张的急剧作用主要通过L-型钙通道和K_{ATP}通道等，而与内皮的关系较小，所以又称为非内皮依赖性血管舒张作用。1 500 μmol/L SO_2对eNOS-NO-cGMP信号通路的上调作用比低浓度SO_2（300 μmol/L）小，这可能是由于SO_2浓度过高对血管内皮具有一定损伤作用，从而降低了内皮功能的缘故。

④低浓度SO_2与NO均能被血管组织合成，二者对血管的舒张效应均通过cGMP介导，SO_2与NO可以协同调节血管张力，二者可能存在某种形式的交叉对话（cross-talk）互动。

此外，我们研究也发现，生理相关浓度和低浓度SO_2所引起的血管舒张效应与蛋白激酶C（PKC）、前列环素（PGI_2）、β-肾上腺素受体及cAMP信号途径无关；

与血管组织的自主神经和非肾上腺素能非胆碱能神经末梢无关；也与 SO_2 代谢产生的超氧阴离子自由基、过氧化氢等无关（Li et al.，2009）。

5.4.3 SO_2 对血管收缩的抑制作用与钙离子通道

1. SO_2 对细胞外钙内流的影响

一般来说，研究某一受试物质对孵育液中的 $CaCl_2$ 所致大鼠血管环收缩反应量效曲线的作用，可以证明该物质是否对钙离子内流具有阻滞作用，如果该物质使 $CaCl_2$ 的量效曲线向右移动就表明该物质具有阻滞钙离子内流的效应，从而导致对 $CaCl_2$ 引起的血管环收缩产生抑制作用。本研究团队的一项初步研究表明，一定浓度的 SO_2 可以使 $CaCl_2$ 收缩血管的量效曲线向右移动，表明 SO_2 能够通过某种机制阻滞钙离子内流（Zhang et al.，2009）。但是，对于 SO_2 在低浓度下对钙离子内流是否具有阻滞作用，尚需进一步研究。

2. SO_2 对 NE 致血管环收缩的影响

NE 和高 K^+（如高浓度 KCl）引起的血管平滑肌收缩是通过两种不同的钙离子通道实现的，高 K^+ 可激活血管平滑肌细胞电压依赖性钙离子通道（PDC）的开放而促使细胞外钙离子内流；NE 可激活受体调控性钙离子通道（ROC）的开放而促使细胞外钙离子内流，并使细胞钙池贮存的钙释放入细胞质中。

我们研究发现，低浓度 SO_2（10 μmol/L、300 μmol/L）对 NE 收缩血管的作用便有显著抑制作用，表明内源性 SO_2 对血管的过度收缩具有负反馈调节作用，这对血管痉挛具有预防或治疗作用（Li et al.，2010）。而亚硫酸钠和亚硫酸氢钠中性混合液只有在高浓度下（＞1 000 μmol/L）才会对 NE、KCl、$CaCl_2$ 引起的血管收缩作用具有抑制效应。这些结果进一步证明，内源性 SO_2 是能够对心血管功能起调节作用的新型信号分子，而其衍生物的作用较小，说明只是 SO_2 的代谢失活产物（图 5-7、图 5-8）。

本研究团队的另一研究指出，高浓度 SO_2（1 500 μmol/L）对 NE、KCl 收缩血管的作用具有显著抑制作用，表明高浓度下 SO_2 可能对 ROC 通道和 PDC 通道均具有阻滞作用（Zhang et al.，2009）。

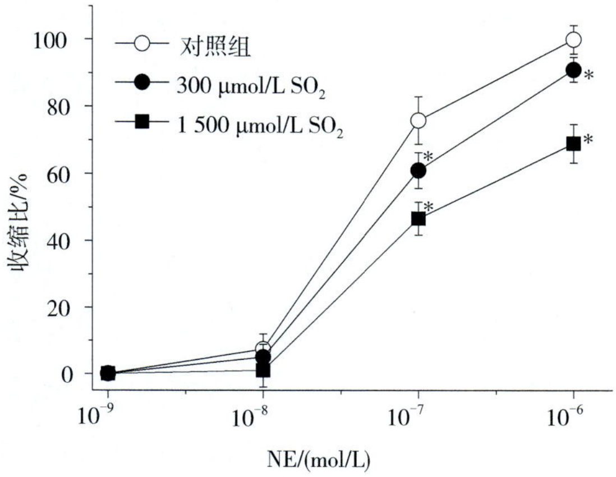

图 5-7　SO_2 对 NE 引起的血管收缩曲线的抑制作用

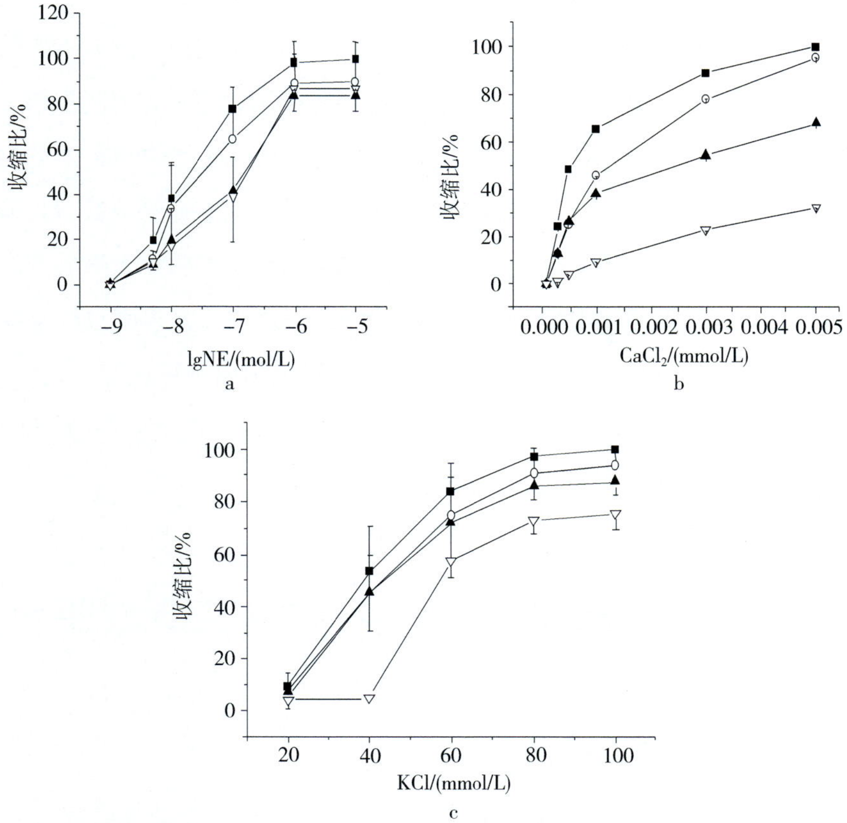

图 5-8　亚硫酸钠和亚硫酸氢钠中性混合液对 NE、CaCl2 和 KCl 引起的血管收缩的抑制作用

注：图标○、▲、▽分别代表亚硫酸钠和亚硫酸氢钠中性混合液浓度为 1 mmol/L、2 mmol/L、4 mmol/L。

3. SO_2 加入孵育液的时间对 NE 致血管环收缩的影响

我们还发现，试验中由于把低浓度的 SO_2 加入孵育液的时间不同，可以引起大鼠血管环的反应不同。当把 SO_2 加入孵育液后立即加入 NE，则低浓度的 SO_2 对 NE 收缩血管的作用便产生显著抑制效应。如果加入 SO_2 10 min 后再加入 NE，则低浓度 SO_2 在 10 min 后由于大部分已经转化为其衍生物，从而表现出 SO_2 对 NE、KCl、$CaCl_2$ 收缩血管的作用没有或很弱的抑制效应；但是，在这种情况下如果加入的是高浓度（1 500 μmol/L）SO_2，在 10 min 后再加入 NE，由于即使高浓度 SO_2 转化为其高浓度衍生物，也可对 NE、KCl、$CaCl_2$ 收缩血管的作用产生抑制效应。因此，在进行低浓度 SO_2 对血管环的生理学作用试验中，要注意到这一问题。

4. 需要进一步研究的问题

我们的初步研究发现，低浓度（10 μmol/L、300 μmol/L）SO_2 对 NE 所致的去内皮和内皮完整血管的快速收缩（依赖细胞内钙释放的收缩）有抑制作用（虽然未达到统计学显著水平），而对后续收缩（依赖细胞外钙内流的收缩）未见影响；而高浓度 SO_2（1 500 μmol/L）对 NE 所致的去内皮和内皮完整血管的快速收缩有促进作用，而对后续收缩有显著抑制作用，但由于其抑制作用要明显大于促进作用，因此总的作用是使 NE 所致的血管收缩受到显著抑制。这些研究表明，低浓度 SO_2 的主要作用是抑制细胞内钙释放；而高浓度 SO_2 虽对细胞内钙释放有一定促进作用，但抑制细胞外钙内流（Zhang et al.，2009）才是其主要作用。为了证实这一结论，尚需改进研究方法，进行大量试验。

5.5 SO_2 对心脏功能的生理调节作用及其机理

5.5.1 心脏功能的研究模型

从分离的心肌细胞、离体器官到在体试验，有多种模型能够研究心脏的生理功能和代谢功能，其中离体心脏灌流模型因其能够排除心脏以外的体液、神经等因素以及体内其他器官的影响，可以更方便地模拟生理和病理条件下心脏的工作环境，从器官水平上全面地试验药物对心脏的作用。因此，离体心脏灌流模型具有其他模型所没有的优势，已成为考察药物对心脏功能影响的不可缺少的试验手段。Langendorff 于 1895 年报道了用哺乳动物离体心脏进行心脏机械功能的研究，主要实验方法是采用主动脉逆行灌注法，即经主动脉插管，使灌流液通过冠脉系统，再经右心室和肺动脉排出。Langendorff 离体心脏灌流模型干扰因素比较少，便于观察心脏在无体液和神经支配下的自主状态，许多在体模型不能控制的条件在该模型中都能得到很好的控制，而且该模型制备相对简单，操作比较方便。因此，Langendorff 离体心脏灌流模型已成为心脏功能研究方面的主要模型之一。本研究采用这一模型研究了 SO_2 及其衍生物亚硫酸钠和亚硫酸氢钠混合液（摩尔质量之比为 3∶1）对大鼠离体心脏功能的生物学作用。在研究中，以新鲜配制的 SO_2 生理盐水溶液作为"SO_2 供体"，在试验前将一定高纯度 SO_2 气体（99.9%）通入生理盐水，并对其浓度进行检测定量。

5.5.2 SO_2 对心脏功能的生理调节作用及其机理

为了研究 SO_2 对大鼠离体心脏功能的影响，研究人员首次采用不同浓度的 SO_2（0～2 000 μmol/L）作用于离体心脏，观察心脏功能的变化（Zhang et al., 2010，2011）。

1. SO_2 对心脏的负性肌力作用

SO_2 对大鼠离体心脏功能指标左心室内压最大上升和下降速率（$\pm dP/dt_{max}$）、左心室发展压（LVDP）、心率和冠脉流量等有明显影响（表 5-1、图 5-9）。SO_2 对离体心脏有负性肌力作用，并呈明显的剂量 - 效应关系。1 μmol/L SO_2 灌流心脏 10 min 就能引起 LVDP 的明显降低，在最高浓度 2 000 μmol/L 下，SO_2 能使 LVDP 降低约 70%。高浓度（1 000 μmol/L 和 2 000 μmol/L）的 SO_2 能使大鼠心率明显降低。在较低浓度（<100 μmol/L）下，SO_2 不能引起冠脉流量的改变，但在较高浓度（>300 μmol/L）下，SO_2 使冠脉流量明显增加。此外，SO_2 可使心脏的 $\pm dP/dt_{max}$ 明显下降，并呈剂量 - 效应关系（图 5-9）。

表 5-1　SO_2 灌注大鼠离体心脏对心脏功能的影响　单位：μmol/L

	对照组	1	10	100	300	1 000	2 000
HR	248.38 ± 12.36	241.3 ± 15.69	244.29 ± 14.29	243.02 ± 16.89	237.15 ± 10.28	226.82 ± 19.25*	208.51 ± 15.24**
CF	12.28 ± 0.79	12.26 ± 1.12	12.14 ± 1.52	12.11 ± 1.09	12.89 ± 0.82*	14.77 ± 1.18*	15.84 ± 1.03**
LVDP	98.89 ± 5.23	93.44 ± 3.25*	90.78 ± 3.21**	87.09 ± 4.01**	79.63 ± 2.34***	49.07 ± 4.29***	28.97 ± 3.1***

注：HR——心率；CF——冠脉流量；LVDP——左心室发展压。数值为平均数 ± 标准差（n=6），与对照组相比，$^{*}P<0.05$，$^{**}P<0.01$，$^{***}P<0.001$。

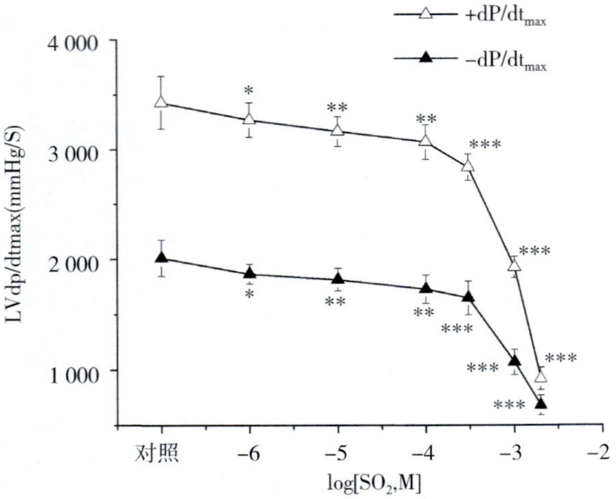

图 5-9　SO_2 对大鼠离体心脏 ±dP/dt_{max} 的影响

注：与对照组相比，$^*P<0.05$，$^{**}P<0.01$，$^{***}P<0.001$。

2. SO_2 对心脏功能的作用及其机理

为了研究钙离子通道、钾离子通道以及多种信号通路在 SO_2 对大鼠离体心脏功能影响中的作用，分别用各种阻断剂作用于离体心脏后，再用 10 μmol/L、300 μmol/L、1 000 μmol/L SO_2 对心脏灌流，观察心脏功能的变化。

（1）L- 型钙离子通道和 K_{ATP} 离子通道

为了探讨 L- 型钙通道和 K_{ATP} 通道在 SO_2 对心脏功能影响中的作用，在用 SO_2 灌流心脏前 10 min 以及 SO_2 灌流心脏过程中，同时用 L- 型钙离子通道阻断剂硝苯地平或 K_{ATP} 通道阻断剂格列本脲灌流心脏。

如前所述，钙离子的内流在调节心肌细胞的收缩过程中有重要的生理作用，在肌纤维膜去极化过程中，L- 型钙离子通道的打开使钙离子内流并引起细胞内钙激活的钙离子释放，最终导致细胞收缩。研究表明，1 000 μmol/L SO_2 对心脏的负性肌力作用可被硝苯地平部分地抑制（图 5-10），说明 L- 型钙离子通道在高浓度的 SO_2 下对心脏功能影响起作用。结果也表明，300 μmol/L、1 000 μmol/L SO_2 对心脏的负性肌力作用可被格列本脲部分地抑制，说明较高浓度的 SO_2 对心脏功能的影响可能部分地是由于 K_{ATP} 通道的开放而引起的。K_{ATP} 通道的开放与钾离子外流、细胞膜超极化和动作电位缩短有关。这些作用使流入细胞内的钙离子减少，导致细胞收缩力下降，最终引起 SO_2 对心脏的负性肌力作用。

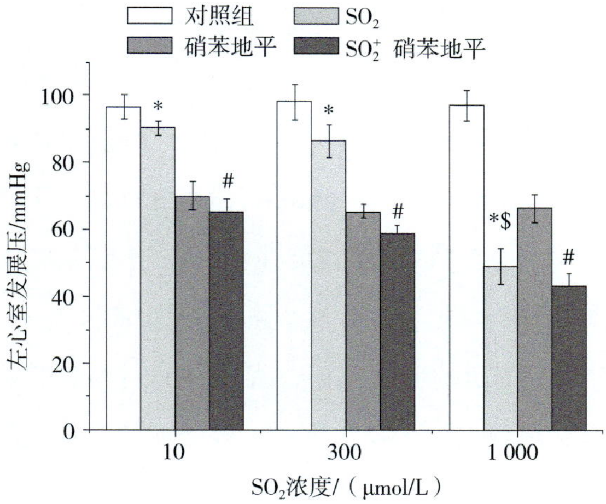

图 5-10　硝苯地平对 SO_2 引起大鼠心脏左心室发展压下降的抑制作用

注：与对照组相比，$^{*}P<0.05$；与硝苯地平组相比，$^{\#}P<0.05$；与 SO_2^+ 硝苯地平组相比，$^{\$}P<0.05$。

（2）NO 与 cGMP

NOS 抑制剂和可溶性鸟苷酸环化酶抑制剂单独作用于心脏时，能使心脏的 LVDP 和冠脉流量显著降低，它们对心脏收缩功能的抑制可能是由于冠脉流量的减小引起的。研究表明，NOS 抑制剂和可溶性鸟苷酸环化酶抑制剂能降低心脏的收缩功能，cGMP 诱导产生的内源性 NO 对心脏有正性肌力作用，这是因为少量增加的 cGMP 通过抑制磷酸二酯酶的活性而抑制了 cAMP 的合成。一些研究认为，少量增加的 cGMP 能够通过一条 cAMP 依赖的途径而引起心脏的正性肌力作用，大量增加的 cGMP 能够通过激活 cGMP 依赖的蛋白激酶而抑制心脏的收缩，引起负性肌力作用。

我们研究发现，10 μmol/L SO_2 对心脏的负性肌力作用能够被 NOS 抑制剂 L-NAME 显著抑制，而 L-NAME 对 300 μmol/L、1 000 μmol/L SO_2 对心脏的负性肌力作用无显著影响。研究还发现，可溶性鸟苷酸环化酶抑制剂 NS-2028 能够部分地抑制不同浓度（10 μmol/L、300 μmol/L、1 000 μmol/L）SO_2 对心脏的负性肌力作用，说明低浓度 SO_2 可能部分地通过刺激 NO 生成，再激活可溶性鸟苷酸环化酶导致 cGMP 合成增加而发挥其对心脏活动的抑制效应，而较高浓度 SO_2 可直接激活可溶性鸟苷酸环化酶导致 cGMP 合成增加而发挥其对心脏活动的抑制效应。

（3）PKC 和环氧化酶

为了研究 SO_2 对心脏功能影响中，PKC 和环氧化酶的作用，在 SO_2 灌流心脏前 10 min 以及 SO_2 灌流心脏过程中，使用十字孢碱或吲哚美辛灌流心脏。结果发现，十字孢碱可部分地抑制 10 μmol/L、300 μmol/L、1 000 μmol/L SO_2 对心脏的负性肌力作用，表明 SO_2 对心脏的负性肌力作用可能部分地是由于激活 PKC 而引起的。我们的研究也发现，吲哚美辛可部分地抑制 10 μmol/L、300 μmol/L、1 000 μmol/L SO_2 对心脏的负性肌力作用，表明 SO_2 对心脏的负性肌力作用可能部分地是由于激活环氧化酶使前列环素（PGI_2）合成增加而引起的。确切的机制目前还不清楚，有待进一步研究。

（4）BK_{Ca}、K_V、β- 受体

为了研究大电导钙激活性钾离子通道（BK_{Ca}）、电压依赖性钾离子通道（K_V）和 β- 受体在 SO_2 对心脏功能影响中的作用，在 SO_2 灌流心脏前 10 min 及 SO_2 灌流心脏过程中，分别使用 BK_{Ca}、K_V 和 β- 受体的阻断剂 IbTx、4-AP 和普萘洛尔灌流心脏。结果表明，这 3 种阻断剂对不同浓度 SO_2 产生的心脏负性肌力作用均无显著影响。

总之，SO_2 对心脏有明显的负性肌力作用。在低浓度下，SO_2 对心脏的负性肌力作用可能是通过激活 PKC、PGI_2 通路及 NO/cGMP 通路引起的；在高浓度下，SO_2 对心脏的负性肌力作用的机制可能与 L- 型钙通道、K_{ATP} 通道、cGMP、PKC 酶活性及 PGI_2 通路有关。总之，本研究表明 SO_2 对心脏的负性肌力作用可能涉及多条信号途径，每条信号途径的相对贡献有待进一步深入研究。

3. SO_2 对心脏的生物化学作用

本研究使用 SO_2 生理盐水灌流大鼠离体心脏，观察 SO_2 对心脏组织 PKC 蛋白表达、ATP 酶活性、cGMP、GSH、SOD、MDA 及 NO 水平等生物化学作用，从而探讨 SO_2 对心血管功能的调节或损伤的机制（Zhang et al.，2011，2010）。

（1）PKC

PKC 参与的生理过程极为广泛，既涉及许多细胞的“短期生理效应”，而且也参与“长期的生理过程”。我们不仅使用十字孢碱灌流心脏来研究 PKC 在 SO_2 对心脏功能影响中的作用，而且使用 Western blot 法测定了 SO_2 对离体心脏中 PKC 蛋白表达的影响。结果发现，十字孢碱可部分地抑制 10 μmol/L、300 μmol/L、

1 000 μmol/L SO_2 对心脏的负性肌力作用，同时不同浓度的 SO_2 均可使心脏中 PKC 蛋白水平明显上升，表明 SO_2 对心脏的负性肌力作用可能部分地是由于激活 PKC 而引起的。

（2）NOS、NO 及 cGMP

NO 是由 L- 精氨酸在异构酶 iNOS 和 cNOS 的催化下合成的。心肌细胞存在内源性 iNOS 和 cNOS，但通常心肌细胞在其收缩和舒张过程中并不自发释放 NO。心肌细胞在受到某些因素（如 ACh、β- 肾上腺素能受体激动剂或细胞因子等）诱导时方显示其活性，并释放 NO。NO 对心血管系统的作用目前文献仍存在争议。一方面，NO 可通过舒张血管平滑肌和心肌细胞，调节血小板黏附和聚集，保护心肌；另一方面，NO 又具有致心肌损伤作用。其机制可能为 NO 可与 $O_2\cdot^-$ 反应形成中间产物过氧亚硝基（$ONOO^-$），从而导致氧化损伤有关。本研究发现，与对照相比，不同浓度（10 μmol/L、300 μmol/L、1 000 μmol/L）的 SO_2 均可使心脏组织中 NO、tNOS 和 iNOS 含量明显增加，提示 SO_2 可通过影响心肌细胞 NOS 活性而诱导 NO 增多，从而引起负性肌力作用。我们采用放射免疫法测定 SO_2 对大鼠心脏组织中 cGMP 含量的影响，结果发现不同浓度（10 μmol/L、300 μmol/L、1 000 μmol/L）SO_2 均可使心脏组织中 cGMP 含量明显增加，表明 cGMP 也在 SO_2 对心脏功能影响中起作用。总之，结果表明 NO-cGMP 信号转导途径在 SO_2 对心脏功能的调节中起重要作用。

（3）氧化应激

用不同浓度 SO_2 灌流大鼠心脏后，分别测定心脏组织中 GSH、SOD、MDA、H_2O_2、·OH 和 $O_2\cdot^-$ 含量的变化。结果表明，SO_2 在 10 μmol/L、300 μmol/L、1 000 μmol/L 不同浓度下均可使心脏组织中 GSH 和 SOD 的含量明显下降，而使 MDA 的含量明显增加。较高浓度（300 μmol/L、1 000 μmol/L）的 SO_2 使心脏组织中 H_2O_2 和·OH 的含量明显增加，从而使心脏组织抗超氧阴离子自由基的能力明显下降。这些结果表明，SO_2 对心脏功能的影响可能是通过改变心肌细胞的氧化还原状态而引起的，同时，氧化还原状态的改变可进一步调节心肌细胞的离子通道功能以及心脏功能。

（4）ATP 酶

ATP 酶是生物膜上的一种蛋白酶，在物质运送、能量转换以及信息传递方面具有重要的作用。质膜 Na^+K^+-ATP 酶和 $Ca^{2+}Mg^{2+}$-ATP 酶活性降低，可能导致细胞外钾离子浓度的上升以及细胞内钙离子浓度的异常变化。我们研究表明，在浓度为300 μmol/L 和 1 000 μmol/L 时，SO_2 使心脏组织中 Na^+K^+-ATP 酶的活性明显降低；在浓度为 1 000 μmol/L 时，SO_2 可使大鼠心脏组织中 $Ca^{2+}Mg^{2+}$-ATP 酶活性明显降低。这说明较高浓度 SO_2 对心脏功能的影响可能是通过增加细胞外钾离子浓度导致心肌细胞内外钾离子失衡而引起的。

（5）肌酸激酶与乳酸脱氢酶

与对照相比，SO_2 在 10 μmol/L、300 μmol/L、1 000 μmol/L 不同浓度下均可使心脏灌流液中肌酸激酶（CK）和乳酸脱氢酶（LDH）含量明显增加，并呈明显的剂量 - 效应关系。这表明，SO_2 对大鼠离体心脏具有一定损伤作用。

综上所述，SO_2 对大鼠离体心脏功能的影响可能是通过改变心肌细胞的氧化还原状态以及引起心肌细胞内外钾离子浓度失调而引起的。此外，SO_2 对心脏的负性肌力作用与 PKC 及 NO-cGMP 信号通路有关。

5.5.3 SO_2 与其衍生物对心脏功能作用的比较研究

1. 对心脏功能影响的强弱不同

SO_2 和 SO_2 衍生物亚硫酸钠和亚硫酸氢钠中性混合液对离体心脏均有负性肌力作用，并呈明显的剂量 - 效应关系。然而，SO_2 引起的负性肌力作用比 SO_2 衍生物的作用大，1 μmol/L SO_2 灌流心脏 10 min 就能引起 LVDP 的明显降低，而 1 μmol/L SO_2 衍生物对 LVDP 没有影响。在最高浓度 2 000 μmol/L 下，SO_2 能使 LVDP 降低约 70%，而 SO_2 衍生物只能使 LVDP 降低约 25%。高浓度（1 000 μmol/L 和 2 000 μmol/L）的 SO_2 能使大鼠心率明显降低，而在所用浓度范围内，SO_2 衍生物没有引起大鼠心率的改变。

2. 对多种信号通路的影响不同

通过对多种信号通路的研究，发现在低浓度（10 μmol/L）下，SO_2 对心脏的负性肌力作用可能是通过激活 PKC、环氧化酶（或 PGI_2 通路）及 NO-cGMP 通路引起的，而 SO_2 衍生物对心脏的负性肌力作用可能与 L- 型钙离子通道和 K_{ATP} 通道有关。在较高浓度（300 μmol/L、1 000 μmol/L）下，SO_2 和 SO_2 衍生物对心脏的负性肌力作用的机制相似，都与 L- 型钙离子通道、K_{ATP} 通道、cGMP、PKC 和环氧化酶（或 PGI_2 通路）有关。

3. 对心脏生物化学方面的影响不同

本研究使用 SO_2 及其衍生物作用于大鼠离体心脏，观察 SO_2 及其衍生物对离体心脏组织中不同生化指标的影响。结果表明，在各种浓度下，SO_2 使心脏组织中 NO 含量增加的幅度要明显大于对应浓度 SO_2 衍生物所引起的 NO 含量的增加幅度；在浓度为 10 μmol/L 时，SO_2 引起的 cGMP、tNOS 和 iNOS 含量的增加明显大于 SO_2 衍生物对相应指标的增加；在浓度为 300 μmol/L 和 1 000 μmol/L 时，SO_2 使 PKC 蛋白水平和 MDA 含量的增加量显著大于对应浓度 SO_2 衍生物所引起的相应指标的增加量；在浓度为 1 000 μmol/L 时，SO_2 使 GSH 和 SOD 含量的减少量显著大于对应浓度 SO_2 衍生物所引起的 GSH 和 SOD 的减少量，使心脏灌流液中 CK 和 LDH 含量增加的量要明显大于对应浓度下 SO_2 衍生物所引起的 CK 和 LDH 的增加量。这些结果表明 SO_2 对各生化指标的影响要比 SO_2 衍生物对这些指标的影响大。

4. SO_2 和 SO_2 衍生物对心脏产生不同影响的原因分析

SO_2 和 SO_2 衍生物亚硫酸钠和亚硫酸氢钠中性混合液对心脏的负性肌力作用强度不同的原因可能是由于它们是不同的化学物质，对心脏的生物学作用不同。SO_2 在水内的溶解是一种物理性溶解，它主要以 $SO_2 \cdot nH_2O$ 或 SO_2 的形态存在，在 SO_2 溶液中不存在亚硫酸根离子（SO_3^{2-}），而只发现少量的亚硫酸氢根离子（HSO_3^-）。因此，SO_2 溶液对心脏功能的影响，实际上是 SO_2 分子对离体心脏的作用。SO_2 衍生物是 SO_3^{2-} 和 HSO_3^- 的混合物，是 SO_2 在体内的代谢产物。但是，应当指出的是，SO_2 溶液在灌流过程中必须混合在灌流液中经过一定长度的管道运输才能到达心脏，在此运输过程中必将有一定量的 SO_2 分子与灌流液（pH 为 7.4）中的碱性物质发生化学反应，而生成其衍生物 SO_3^{2-} 和 HSO_3^-，这将使实际作用于心脏组织的 SO_2 浓度大为降低。因此，SO_2 对心脏功能的实际作用强度比本研究还要大，与 SO_2 衍生物作用的差异也比本研究还要大。改进心脏灌流技术，使 SO_2 分子直接作用于心脏组织，是探索低浓度和生理相关浓度 SO_2 对心脏生理调节作用的关键。

6 二氧化硫衍生物对心血管功能的调节作用

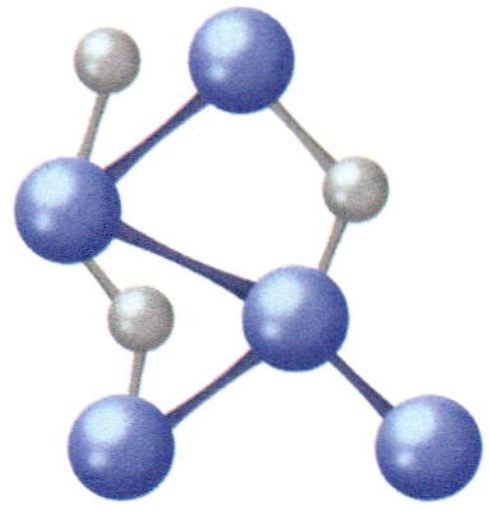

进入体内的外源性 SO_2 或体内生物合成的内源性 SO_2 均可以在体内微碱性环境（如血液 pH 为 7.4）下，快速形成 SO_2 衍生物。如前所述，SO_2 衍生物是 SO_2 失活或解毒过程中的中间产物，它的生物活性比 SO_2 显著下降。因此，SO_2 衍生物的生物学作用并不能等同于内源性 SO_2 的生物学作用。但是，由于直接应用 SO_2 作用于生物组织或器官的研究模式我们在 2007 年 6 月才建立，所以在此之前我们对 SO_2 衍生物的生物学作用进行了大量研究。虽然我们后来的研究首次证明，企图以 SO_2 衍生物的生物学作用推测 SO_2 的生物学作用是不可能的，但研究结果直接揭示了广泛存在于体内的 SO_2 衍生物的生物学作用。

由于生物体内处处充满丰富的钠离子，所以 SO_2 衍生物主要以亚硫酸钠和亚硫酸氢钠的形式存在。我们研究发现，在中性溶液中亚硫酸钠和亚硫酸氢钠二者的摩尔质量之比为 3：1，以此为基础，我们创立了亚硫酸钠和亚硫酸氢钠中性混合液试验模式，对其毒理学、生理学和病理生理学作用进行研究。

由于体内生物合成的内源性 SO_2 可以快速形成 SO_2 衍生物——亚硫酸钠和亚硫酸氢钠，而后两者仍具有活泼的生物化学反应性，所以我们推测它们在生物体内必然会有重要的生理学或病理生理学作用；加之，亚硫酸钠和亚硫酸氢钠在体内广泛存在，它们的作用不可忽视。因此，亚硫酸钠和亚硫酸氢钠在体内的生物学作用的研究具有重要的生理学和病理生理学意义。

6.1 SO_2 衍生物对大鼠血压的影响

为了探讨 SO_2 及其衍生物对心血管功能的作用，本研究团队首次研究了 SO_2 及其衍生物亚硫酸钠和亚硫酸氢钠中性混合液（摩尔质量之比为 3：1）对大鼠血压的影响，发现 SO_2 衍生物可引起大鼠血压剂量依赖性降低（孟紫强等，2003b；Meng et al.，2003a）。给雄性 Wistar 大鼠腹腔注射 SO_2 衍生物后，低剂量的 SO_2 衍生物（60.25 mg/kg 体重）对大鼠血压影响不显著，中剂量的 SO_2 衍生物（90.38 mg/kg 体重）可引起大鼠血压降低，高剂量的（120.50 mg/kg、241.00 mg/kg 体重）引起大鼠血压显著降低；SO_2 衍生物对血压的降低作用有时间关系，注射后大鼠血压立即下降到最低，随之迅速恢复，而 Na_2SO_4 对大鼠的血压没有影响。同时也发现，连续 3 d 注射 SO_2 衍生物未显示累积效应。SO_2 衍生物降压作用的迅速消除和没有累积效应的机制，这可能是由于血管组织存在有亚硫酸氧化酶，该酶可迅速将 SO_2 衍生物氧化为 SO_4^{2-} 而使之失去降压作用。这表明在心血管系统存在着 SO_2 及其衍生物的自稳定系统，使大鼠体内的这些化学物不会过量积累而中毒。

国外有研究显示，植物含硫化合物大蒜素能引起大鼠肺动脉血管环舒张且与 NO、K_{ATP} 离子通道、环氧化酶等无关。然而，必须指出的是，大蒜素是植物合成的天然有机化学物，它们既不是无机化合物 SO_2，也不是 SO_2 的无机衍生物。因此，SO_2 及其衍生物对血压的降低作用和对血管的舒张作用的研究，最早的报道仅见于本研究团队（孟紫强等，2003；Meng et al.，2003）。

6.2 SO_2 衍生物对血管张力的影响

6.2.1 SO_2 衍生物诱发血管舒张的特征

为了探讨 SO_2 衍生物引起大鼠血压降低的机理，孟紫强等首次应用离体血管环灌流试验直接对大鼠离体主动脉血管环给药，研究亚硫酸钠和亚硫酸氢钠中性混合液对该血管环张力的影响（孟紫强等，2005a，2005b）。结果发现：①亚硫酸钠和亚硫酸氢钠中性混合液（2～8 mmol/L）对去甲肾上腺素（norepinephrine 或 noradrenaline，NE）预收缩和 KCl 预收缩的血管环均产生明显的舒张作用，但对 NE 预收缩组的舒张效应显著大于对 KCl 预收缩组；②对血管环的舒张作用与血管内皮无关；③硫酸钠和高浓度氯化钠均不能引起血管环舒张，甚至对血管环有一定的收缩作用（表 6-1、图 6-1）。

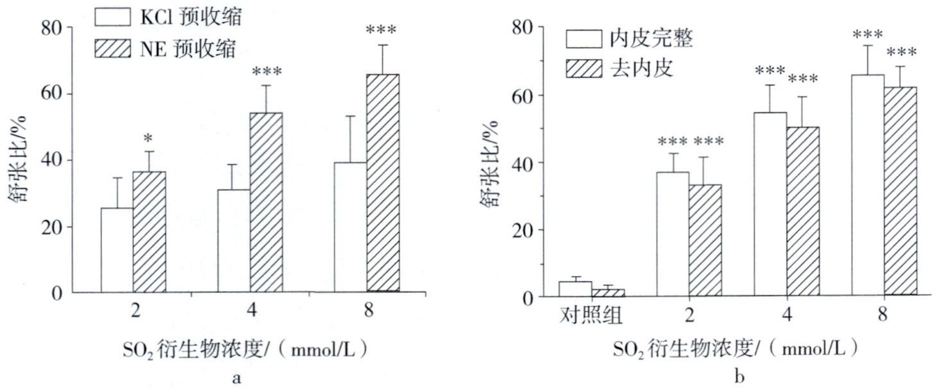

图 6-1　亚硫酸钠和亚硫酸氢钠混合液（摩尔质量之比为 3：1）舒张血管的作用

注：图 6-1a. KCl、NE 预收缩对 SO_2 衍生物舒张血管效应的比较（同浓度 KCl 与 NE 分别与预收缩的组间比较，$^{*}P<0.05$，$^{***}P<0.001$）；图 6-12b. SO_2 衍生物对内皮完整或去内皮血管环的舒张效应（经 one way ANOVA 检验，与对照组比较，$^{***}P<0.001$，$n=10$）。

表 6-1　SO_2 衍生物对大鼠血管环的舒张作用及其机制（$\bar{x}\pm s$）

组别	样本数	舒张百分数 /%
生理盐水对照组	10	0.015 ± 0.013 7
乙酰胆碱（10^{-6} mol/L）	10	0.321 8 ± 0.088 2
2 mmol/L $Na_2SO_3/NaHSO_3$	10	0.369 4 ± 0.055 8***
4 mmol/L $Na_2SO_3/NaHSO_3$	10	0.543 8 ± 0.077 3***
8 mmol/L $Na_2SO_3/NaHSO_3$	10	0.655 0 ± 0.087 8***
MB（10^{-5} mol/L）+2 mmol/L $Na_2SO_3/NaHSO_3$	10	0.349 0 ± 0.053 6
L-NNA（10^{-4} mol/L）+2 mmol/L $Na_2SO_3/NaHSO_3$	10	0.384 9 ± 0.083 8
普萘洛尔（10^{-5} mol/L）+2 mmol/L $Na_2SO_3/NaHSO_3$	10	0.410 6 ± 0.081 9
吲哚美辛（10^{-5} mol/L）+2 mmol/L $Na_2SO_3/NaHSO_3$	10	0.280 8 ± 0.067 2^{a}
维生素 C（2 mmol/L）+2 mmol/L $Na_2SO_3/NaHSO_3$	10	0.350 9 ± 0.1723 8
Na_2SO_4（2 mmol/L）	10	−0.058 4 ± 0.052 04
NaCl（8 mmol/L）	10	−0.026 3 ± 0.020 7

注：MB——亚甲蓝；L-NNA——左旋硝基精氨酸；负值表示血管收缩（样本数为血管环数）。经 one way ANOVA 检验，与盐水组对照相比，$^{***}P<0.001$；与 2 mmol/L 亚硫酸钠和亚硫酸氢钠混合液组相比，$^{a}P<0.05$。

6.2.2 亚硫酸钠和亚硫酸氢钠对血管张力的拮抗效应

亚硫酸钠和亚硫酸氢钠中性混合液引起血管舒张的另一特征是该化合物在1.5 mmol/L 浓度以下时对血管张力的效应很小且不稳定，不同的实验室往往得出不同的试验结果，即使在我们同一实验室也有的试验引起收缩，而有的试验引起舒张，试验结果相互矛盾。例如，我们曾发现 1 mmol/L 的亚硫酸钠和亚硫酸氢钠中性混合液对 NE 所引起的大鼠胸主动脉血管环收缩作用（依赖细胞内钙释放而收缩）有显著抑制效应（孟紫强等，2005b；Meng et al.，2007），但是也发现浓度小于 1.5 mmol/L 时对血管环引起收缩效应，而不是舒张效应（孟紫强等，2007）。为了探讨导致这些试验结果发生矛盾的原因，我们做了进一步研究，结果发现单一亚硫酸钠作用在 0.1～0.2 mmol/L 浓度下未能引起显著的大鼠血管环张力变化，在 0.5～1 mmol/L 浓度下只能引起血管环收缩，只有在更高浓度下才能引起血管环舒张；而单一亚硫酸氢钠在 0.1～1 mmol/L 或更高浓度均可引起血管环舒张。所以，亚硫酸钠和亚硫酸氢钠混合液对血管张力的效应实际上是这两种化合物对血管张力相互拮抗作用的联合效应。当亚硫酸钠和亚硫酸氢钠中性混合液浓度较低（＜1.5 mmol/L）且血管环孵育液碱性较高（pH＞8.5）时，亚硫酸氢钠至少有一部分可转化为亚硫酸钠，使亚硫酸氢钠的实际浓度降低而亚硫酸钠的实际浓度增高，导致对血管环张力的作用显示为收缩效应；相反，当血管环孵育液向中性偏移时，亚硫酸氢钠转化为亚硫酸钠的速度和比例较低，亚硫酸氢钠舒张血管的作用大于亚硫酸钠的收缩作用，导致血管环舒张。因此，在试验过程中，由于人为的或客观的不同因素造成血管环孵育液（如 Krebs' buffer）pH 过高，则可以导致低浓度亚硫酸钠和亚硫酸氢钠中性混合液对大鼠血管环引起收缩反应。

6.2.3 SO_2 衍生物对血管张力影响的复杂性

1. 与动物批次或血管状态的关系

我们研究也发现，亚硫酸钠和亚硫酸氢钠中性混合液浓度较低（＜1.5 mmol/L）时所引起的血管环是收缩或是舒张还与实验动物的生理状态或血管环的活力有关，对有的批次的实验动物离体血管环引起收缩反应，而对有的批次实验动物离体血管环却引起舒张反应，推测可能与实验大鼠的血管状态、饲养条件等有关。

2. 与作用时间的关系

在一些试验中还发现，亚硫酸钠和亚硫酸氢钠中性混合液引起血管环张力改变曲线的另一特征是先引起收缩、后引起舒张，即其对血管环张力作用的双向性和双相性现象（图 6-2）（孟紫强等，2005a；孟紫强等，2007）。我们推测，其内在原因可能是由于亚硫酸根离子（SO_3^{2-}）比亚硫酸氢根离子（HSO_3^-）更容易进入血管组织细胞，使两种离子在血管组织细胞不平衡所致。当把该混合液加入血管环孵育液后，开始时 SO_3^{2-} 进入血管组织较多，从而引起血管环收缩；随后，HSO_3^- 进入血管组织逐渐增加，对 SO_3^{2-} 产生拮抗作用而引起血管环舒张，对此尚待进一步研究。

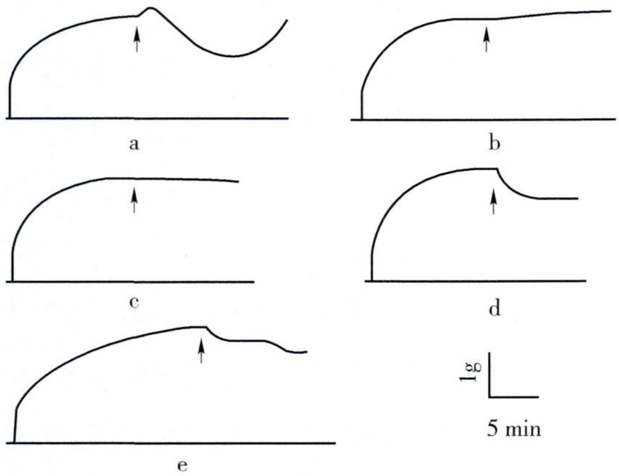

图 6-2　亚硫酸钠和亚硫酸氢钠混合液（摩尔质量之比为 3：1）引起血管舒张的典型原始图

注：图 6-2a～d 依次为 NE 预收缩后给亚硫酸钠和亚硫酸氢钠混合液、Na_2SO_4、生理盐水、乙酰胆碱；图 6-2e 为 KCl 预收缩后给亚硫酸钠和亚硫酸氢钠混合液（图中箭头为给药时间）。

6.3 SO_2 衍生物诱发血管舒张的机制及信号途径

为了探讨 SO_2 衍生物对血管舒张作用的机制，使用一些信号转导途径的抑制剂作用于血管环（表 6-1）并进行相关生化分析（表 6-2），观察该血管环舒张与信号转导途径的关系（孟紫强等，2005a，2005b；孟紫强等，2006a，2008；Meng et al.，2007a；Meng et al.，2007）。

6.3.1 SO_2 衍生物诱发血管舒张的信号途径

1. NO/cGMP 信号途径

一般认为，血管内皮细胞在调节血管平滑肌张力方面具有重要作用。内皮一氧化氮合酶（eNOS）可催化 L- 精氨酸转变为 NO，通过弥散或载体转运至血管平滑肌，激活胞内鸟苷酸环化酶使 cGMP 升高而扩张血管。分别用左旋硝基精氨酸（L-NNA）抑制一氧化氮合酶（NOS），用亚甲蓝（MB）抑制鸟苷酸环化酶，以在不同环节阻断内皮对 NO 的合成作用。试验结果表明，L-NNA 和 MB 对 SO_2 衍生物引起的血管环舒张作用未见影响，说明亚硫酸钠和亚硫酸氢钠中性混合液在所试浓度下对血管的舒张作用不经 NO/cGMP 信号途径所介导（表 6-1）。

2. β- 肾上腺素受体

几乎所有的血管平滑肌都具有 β- 肾上腺素受体，其激动时可通过 Gs 蛋白使腺苷酸环化酶激活，环腺苷酸（cAMP）生成增多，继而引起平滑肌舒张。给予 *β*- 肾上腺素受体阻断剂普萘洛尔时，对亚硫酸钠和亚硫酸氢钠中性混合液的扩血管作用无明显影响，说明该舒张作用与 β- 肾上腺素受体无关（表 6-1）。

3. 活性氧自由基种类

亚硫酸钠和亚硫酸氢钠在体内发生氧化反应过程中可产生大量活性氧自由基种类（ROS）进而对组织细胞发生氧化损伤作用。维生素 C 是一种 ROS 清除剂。研究发现，维生素 C 对亚硫酸钠和亚硫酸氢钠中性混合液的扩血管作用无明显影响，说明该舒张作用与 ROS 无关（表 6-1）。

4. 前列环素（PGI_2）

血管平滑肌细胞及内皮细胞中的花生四烯酸，在环氧化酶作用下生成前列腺素 H_2（PGH_2），再经前列环素合酶的作用生成前列环素（PGI_2），环氧化酶和前列环素合酶是生成 PGI_2 的关键酶，故环氧化酶抑制剂吲哚美辛可抑制 PGI_2 的生成。PGI_2 通过激活腺苷酸环化酶使胞内 cAMP 含量升高而舒张血管。研究发现，吲哚美辛对亚硫酸钠和亚硫酸氢钠中性混合液的舒张效应有部分抑制作用。这说明在亚硫酸钠和亚硫酸氢钠中性混合液的致舒张作用与 PGI_2 有关，其可通过促进前列环素的释放而产生扩张血管作用。由于吲哚美辛对该血管环舒张作用的抑制作用只是部分性的，所以亚硫酸钠和亚硫酸氢钠混合液的血管舒张作用尚存在 PGI_2 之外的其他机制（表 6-1）。

5. PGI_2-AC-cAMP-PKA 信号转导系统

为了探讨 cAMP-PKA 信号转导系统在 SO_2 衍生物舒张血管中的作用，对 SO_2 衍生物（2～8 mmol/L）诱发的正在舒张的血管环组织，我们采用放射免疫法检测其 AC 活性、cAMP、cGMP、前列环素（PGI_2）和血栓素 A_2（TXA_2）的稳定代谢产物 6- 酮 - 前列腺素 $F_{1α}$（6-keto-$PGF_{1α}$，简称为 6-keto）及血栓素 B_2（TXB_2）的含量，并用 ^{32}P 掺入底物法测定蛋白激酶 A（PKA）活性。研究发现，SO_2 衍生物可引起血管组织中 cAMP、6-keto（PGI_2）含量及 AC 活性、PKA 活性增加。这表明 SO_2 衍生物刺激血管产生 PGI_2，后者通过激活 AC 使 cAMP 合成速率增加，cAMP 又使 PKA 活性增高，导致血管舒张。首次证明了激活 PGI_2-AC-cAMP-PKA 信号通路可能是 SO_2 导致血管舒张的机制之一；设想 SO_2 衍生物的前体物质——SO/SO_2 可能是一种新型气体信号分子。

cAMP 和 cGMP 是细胞信号转导过程中重要的第二信使，在外界因素调节细胞功能的过程中起着快速跨膜传递和放大信号的作用。cAMP 是由腺苷酸环化酶（AC）催化 ATP 生成的，可以被 cAMP 特异的磷酸二酯酶（PDEs）降解。AC 是位于细胞膜胞浆面的受体效应酶。AC 活性增强 cAMP 生成就增多，AC 活性减弱则 cAMP 生成减少。cGMP 也是细胞内重要的第二信使，NO 通过激活细胞内特异性受体可溶性鸟苷酸环化酶（GC），催化 GTP 生成细胞内信使分子 cGMP，调节血管张力，影响血管重构等多种生物学效应。

TXA_2 和 PGI_2 在体内代谢极快，故一般方法难以测得，而其降解产物 TXB_2 和 6-Keto 比较稳定，测定 TXB_2 和 6-Keto 的水平可分别反映 TXA_2 和 PGI_2 在体内水平。TXA_2 和 PGI_2 是由花生四烯酸生成的一对调节机体生理功能的重要代谢产物，也是一对生物活性很强、作用完全相反的物质。TXA_2 强烈促血管收缩、血压升高，并降低血小板环磷酸腺苷（cAMP）、促使血小板聚集和血栓形成。而 PGI_2 是主要在血管壁内皮细胞内合成的舒血管活性物质，它是强效的扩血管剂和血小板聚集抑制剂，PGI_2 刺激 AC，使血小板中 cAMP 增加以抑制血小板聚集。生理状态下，二者处于动态平衡，共同调节血管张力和血小板功能。

我们试验发现，SO_2 衍生物能引起 6-Keto 含量显著升高，TXB_2 的含量降低，6-Keto/TXB_2 比值显著升高，这表明 SO_2 衍生物促进血管组织前列环素的产生并抑

制血栓素 A_2 的生成。设想其机制有二：一是 SO_2 衍生物可能通过抑制血栓素 A_2 合酶，使 PGH_2（TXA_2 和 PGI_2 合成的前体物）向生成 PGI_2 的途径转化；二是 SO_2 衍生物可能通过激活 PGI_2 合酶的途径，促进 PGI_2 的生物合成。这表明，SO_2 衍生物亚硫酸钠和亚硫酸氢钠中性混合液不仅有舒张血管的效应，而且有抑制血栓形成的作用，在降低血压、预防和治疗血栓方面可能有一定价值，对此有待进一步研究。

6.3.2 SO_2 衍生物诱发血管舒张与钙离子通道

由于吲哚美辛只能部分地抑制亚硫酸钠和亚硫酸氢钠中性混合液对血管环的舒张作用，所以我们推测 SO_2 衍生物的血管舒张作用尚存在 PGI_2 之外的其他机制。为此，我们研究了 SO_2 衍生物对血管的舒张作用与钙离子通道的关系（孟紫强等，2005b；Meng et al., 2007）。

1. 电压依赖性钙通道与受体操纵性钙通道

在血管平滑肌的收缩反应中钙离子起决定性作用。血管平滑肌细胞膜上存在电压依赖性钙通道（PDC）及受体操纵性钙通道（ROC）。孟紫强等首先研究了亚硫酸钠和亚硫酸氢钠中性混合液对血管平滑肌细胞 PDC 和 ROC 钙离子通道及对细胞钙池内钙释放的作用，发现 SO_2 衍生物对这两种钙离子通道及内钙释放均有抑制作用，从而使血管平滑肌胞质钙离子浓度减小而引起血管舒张。

该研究比较了亚硫酸钠和亚硫酸氢钠混合液和维拉帕米（Ver）对 NE、KCl 和 Ca^{2+} 引起血管收缩的拮抗作用，并比较二者对 NE 引起的依赖内钙和依赖外钙收缩的抑制作用。NE 和 KCl 引起的血管平滑肌收缩是通过两种不同的钙通道实现的，NE 是通过激活细胞膜上的 ROC 钙通道开放，从而促使外液钙内流，并使细胞内贮存的 Ca^{2+} 释放；而高 K^+ 激活细胞膜上的 PDC 钙通道，促使细胞外液钙内流。亚硫酸钠和亚硫酸氢钠混合液能使 KCl 或 NE 收缩血管平滑肌的量效曲线右移，并且使它们的最大收缩值下调，对 NE、KCl 和 $CaCl_2$ 所致血管收缩的 pD'_2 值分别为 0.43、2.03 和 2.49；而维拉帕米的 pD'_2 值分别为 6.32、6.66 和 6.72（图 6-3）。结果发现，亚硫酸钠和亚硫酸氢钠中性混合液对 ROC 通道和 PDC 通道均有阻滞作用，而 pD'_2 值的比较说明亚硫酸钠和亚硫酸氢钠中性混合液对 PDC 的抑制作用更大。SO_2 衍生物对 KCl 和 NE 收缩血管的抑制现象，表明 SO_2 衍生物对血管的舒张作用可能是通过抑制血管平滑肌细胞膜上的钙通道 PDC 和 ROC 使胞内钙浓度降低而导致的。

一般认为，内钙释放有两种途径：钙离子诱导的内钙释放和 IP_3 诱导的内钙释放。NE 刺激三磷酸肌醇（inositol triphosphate，IP_3）和二酰甘油（diacylglycerol，DG）的产生而发挥作用，IP_3 可引起钙池的内钙释放，DG 可激活蛋白激酶 C（PKC）而增加收缩成分对钙离子的敏感性。因此，SO_2 衍生物对血管的舒张作用也可能是通过抑制 IP_3 和 DG 的作用而导致的。

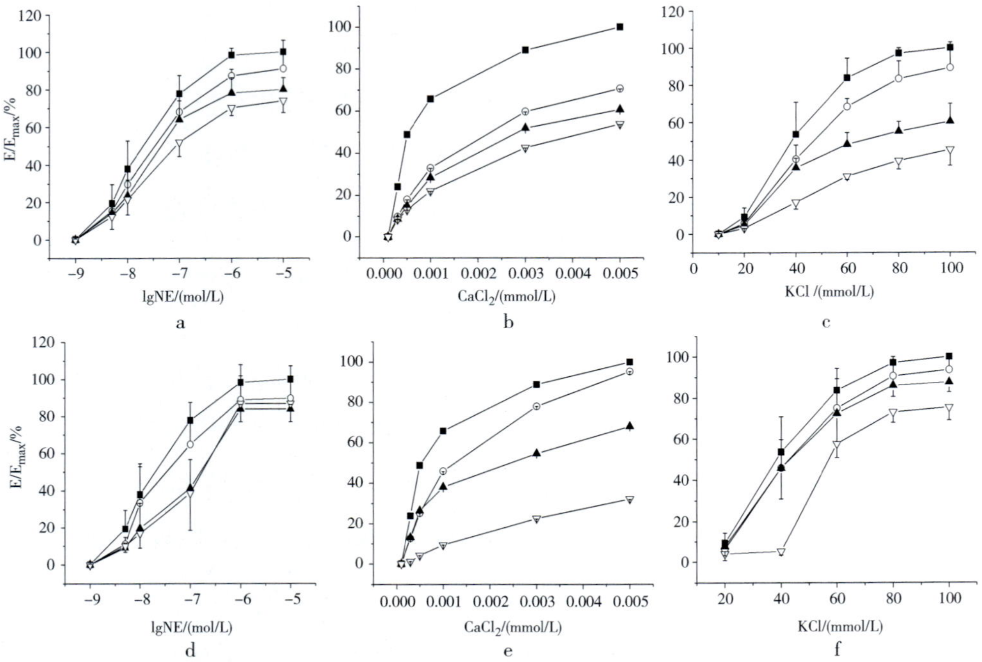

图 6-3　Ver 或亚硫酸钠和亚硫酸氢钠中性混合液对 NE、$CaCl_2$ 和 KCl 引起的血管收缩曲线的影响

注：○、▲、▽分别代表药物的 3 种浓度：a：Ver 分别为 30 nmol/L、100 nmol/L、300 nmol/L；b 和 c：Ver 分别为 3 nmol/L、10 nmol/L、30 nmol/L；d、e 和 f：亚硫酸钠和亚硫酸氢钠中性混合液分别为 1 mmol/L、2 mmol/L、4 mmol/L。

2. 外钙内流与内钙释放

该研究还发现，SO_2 衍生物的浓度不同对血管的作用机制也不同。低浓度（1 mmol/L）的亚硫酸钠和亚硫酸氢钠中性混合液抑制细胞内钙释放而不能抑制外钙内流，而高浓度（2～4 mmol/L）的亚硫酸钠和亚硫酸氢钠中性混合液既能抑制内钙释放，又能抑制细胞外钙内流。结果显示，1 mmol/L 亚硫酸钠和亚硫酸氢钠中性混合液对 NE 所致的血管快速收缩（依赖细胞内钙释放）便能产生显著抑制效应，而亚硫酸钠和亚硫酸氢钠中性混合液浓度增加，此效应并不相应增强；相反，血管的后续收缩（依赖细胞外钙内流）不被 1 mmol/L 的亚硫酸钠和亚硫酸氢钠中性混合液抑制，而分别被 2 mmol/L、4 mmol/L 亚硫酸钠和亚硫酸氢钠中性混合液显著抑制，呈量效关系。这说明低浓度亚硫酸钠和亚硫酸氢钠中性混合液是通过抑制细胞内钙释放而致血管舒张的，而较高浓度的亚硫酸钠和亚硫酸氢钠中性混合液是通过对细胞外钙内流和内钙释放共同抑制而致血管舒张的（表 6-2）。

表 6-2　亚硫酸钠和亚硫酸氢钠中性混合液对 NE 引起的依内钙和依外钙血管收缩的影响

药物	收缩比 /%	
	依赖内钙释放而收缩	依赖外钙内流而收缩
对照组	26.85 ± 5.15	73.15 ± 11.00
Ver（25 μmol/L）	13.55 ± 4.15***	26.16 ± 7.78**
对照组	27.31 ± 4.93	72.69 ± 4.93
$Na_2SO_3/NaHSO_3$（1 mmol/L）	21.28 ± 6.57**	72.29 ± 5.04
对照组	30.08 ± 6.30	69.92 ± 6.30
$Na_2SO_3/NaHSO_3$（2 mmol/L）	24.61 ± 4.35**	61.65 ± 9.42*, #
对照组	27.83 ± 4.45	72.17 ± 4.45
$Na_2SO_3/NaHSO_3$（4 mmol/L）	20.21 ± 3.27**	56.06 ± 10.78**, #

注：Ver——维拉帕米；NE——去甲肾上腺素。表内数据为$\bar{x} \pm s$，n=6。与对照组相比，$^{*}P<0.05$，$^{**}P<0.01$，$^{***}P<0.001$；与上一较低剂量组相比，$^{\#}P<0.05$。

这些研究首次证明，亚硫酸钠和亚硫酸氢钠中性混合液对血管平滑肌细胞膜电压依赖性钙通道（PDC）及受体操纵性钙通道（ROC）这两种钙离子通道及内钙释放均有抑制作用，从而使血管平滑肌胞质钙离子浓度减小而引起血管舒张或抑制血管收缩（孟紫强等，2005b）。值得注意的是，L- 型钙离子通道只是电压依赖性钙通道（PDC）之一。

我们进一步研究发现，亚硫酸钠、亚硫酸氢钠和焦亚硫酸钠三者虽然都是 SO_2 衍生物，但它们对大鼠血管环张力的作用完全相反：亚硫酸钠在低浓度下对血管环张力没有明显作用，随着浓度增加出现对血管环的收缩作用，只有浓度达到 1 mmol/L 以上才出现对血管环的舒张作用，这似乎是一种病理性血管舒张损伤作用；而亚硫酸氢钠或焦亚硫酸钠由于可以释放一定数量的 SO_2 分子，所以在更低浓度（<0.5 mmol/L）下即可对大鼠胸主动脉血管环产生明显的舒张作用，且其机理

与血管内皮有关，也与NO/cGMP信号途径有关，而其高浓度（>1 mmol/L）下引起的血管环舒张不但与L-型钙离子通道有关，也与总钾离子通道、K_{ATP}离子通道等有关。

6.4 SO_2衍生物对心脏功能的影响及其机理

为了研究SO_2衍生物对大鼠离体心脏功能的影响，本研究分别用不同浓度（0～2 000 μmol/L）的亚硫酸钠和亚硫酸氢钠中性混合液作用于离体心脏而观察心脏功能的变化（Zhang et al., 2012；张全喜等，2012）。

6.4.1 SO_2衍生物对大鼠离体心脏的负性肌力作用

本书首次对SO_2衍生物——亚硫酸钠和亚硫酸氢钠中性混合液致大鼠离体心脏左心室内压最大上升和下降速率（$\pm dP/dt_{max}$）、左心室发展压（LVDP）、心率和冠脉流量的影响进行研究。研究发现，SO_2衍生物对离体心脏有负性肌力作用，并呈明显的剂量-效应关系。10 μmol/L SO_2灌流心脏10 min就能引起LVDP的明显降低，在最高浓度2 000 μmol/L下，SO_2衍生物能使LVDP降低约25%。在所试浓度范围内，SO_2衍生物没有引起大鼠心率的改变。SO_2衍生物在较高浓度（>1 000 μmol/L）下，可使冠脉流量明显增加（表6-3）。此外，SO_2衍生物可使心脏的$\pm dP/dt_{max}$明显下降，并呈明显的剂量-效应关系（图6-3）。

表6-3　SO_2衍生物灌注大鼠离体心脏后心脏功能指标的变化　　单位：μmol/L

	对照组	1	10	100	300	1 000	2 000
HR	246.73 ± 16.73	242.62 ± 17.21	249.35 ± 15.27	254.86 ± 19.21	239.89 ± 11.87	243.72 ± 13.88	245.27 ± 19.34
CF	11.97 ± 1.43	12.42 ± 1.07	12.21 ± 1.37	11.86 ± 1.42	12.21 ± 0.97	13.57 ± 1.57*	14.17 ± 1.29*
LVDP	101.03 ± 4.97	99.23 ± 4.19	95.39 ± 2.97*	92.56 ± 3.69*	89.21 ± 2.99**	83.24 ± 3.77**	72.75 ± 3.59***

注：表内数值为平均数 ± 标准差（n=6），与对照组相比，$^{*}P<0.05$，$^{**}P<0.01$，$^{***}P<0.001$。HR——心率；CF——冠脉流量；LVDP——左心室发展压。

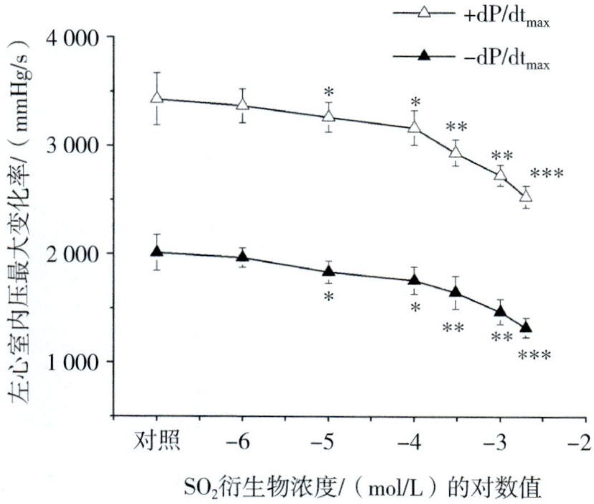

图 6-4 SO_2 衍生物对大鼠离体心脏左心室内压最大上升或下降速率（$\pm dP/dt_{max}$）的影响

注：与对照组相比，$^{*}P<0.05$，$^{**}P<0.01$，$^{***}P<0.001$。

6.4.2 SO_2 衍生物对心脏功能的影响与离子通道或信号通路的关系

为了研究钙离子通道、钾离子通道以及多种信号通路在 SO_2 衍生物对大鼠离体心脏功能影响中的作用，用不同离子通道或不同信号通路阻断剂分别处理离体心脏后，再用 SO_2 衍生物作用于心脏，观察心脏功能的变化（Zhang et al., 2010）。

1. L- 型钙离子通道与 ATP 敏感的钾通道

为了探讨 L- 型钙离子通道或 ATP 敏感的钾通道（K_{ATP}）离子通道在 SO_2 衍生物对心脏功能影响中的作用，在用 SO_2 衍生物灌流心脏前 10 min 以及 SO_2 衍生物灌流心脏过程中，同时用 L- 型钙离子通道阻断剂硝苯地平（nifedipine，100 nmol/L）或 K_{ATP} 通道阻断剂格列本脲（10 μmol/L）灌流心脏。研究发现，硝苯地平单独作用于心脏时，与对照组相比，能使 LVDP 下降约 30%，使冠脉流量明显上升约 60%，而对心率没有影响（图 6-5）。从图 6-5 的数据计算可知，300 μmol/L、1 000 μmol/L SO_2 衍生物对心脏的负性肌力作用可被硝苯地平部分地抑制，表明 SO_2 衍生物对心脏功能的影响与其引起 L- 型钙离子通道的开放有关。钙离子的内流在调节心肌细胞的收缩过程中有重要的生理作用，在肌纤维膜去极化过程中，L- 型钙离子通道的打开使钙离子内流并引起细胞内钙激活的钙离子释放，最终可导致细胞收缩。

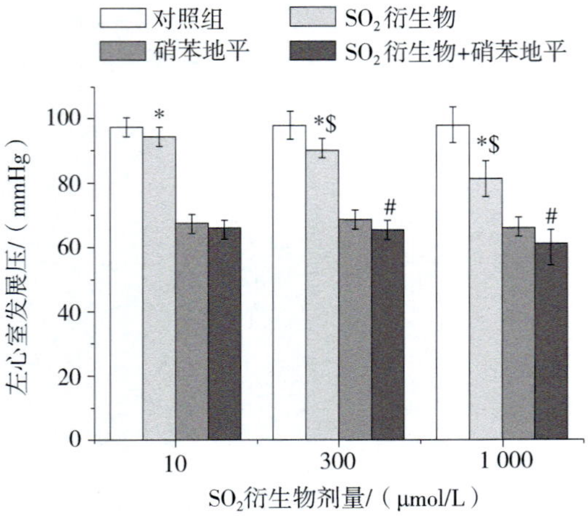

图 6-5　硝苯地平对 SO_2 衍生物致大鼠离体心脏 LVDP 下降的抑制作用

注：与对照组相比，$^*P<0.05$；与单独的硝苯地平组相比，$^\#P<0.05$；与 SO_2 衍生物 + 硝苯地平组相比，$^\$P<0.05$。

K_{ATP} 通道的开放与钾离子外流、细胞膜超极化和动作电位缩短有关。这些作用使流入细胞内的钙离子减少，导致细胞收缩力的下降，最终引起对心脏的负性肌力作用。格列本脲单独作用于心脏时，与对照组相比，能使冠脉流量明显下降约 15%，而对心率和 LVDP 没有显著影响。300 μmol/L、1 000 μmol/L SO_2 衍生物对心脏的负性肌力作用可被格列本脲部分地抑制，而格列本脲对 10 μmol/L SO_2 衍生物对心脏的负性肌力作用无显著影响，说明较高浓度的 SO_2 衍生物对心脏功能的影响可能部分地是由于 K_{ATP} 通道的开放而引起的。

2. cGMP

在 SO_2 衍生物灌流心脏前 10 min 以及 SO_2 衍生物灌流心脏过程中，用可溶性鸟苷酸环化酶抑制剂 NS-2028（10 μmol/L）灌流心脏，来研究 cGMP 在 SO_2 衍生物对心脏功能影响中的作用。NS-2028 单独作用于心脏时，与对照组相比，可使 LVDP 和冠脉流量下降约 18%，但对心率无显著影响。1 000 μmol/L SO_2 衍生物对心脏的负性肌力作用可被 NS-2028 部分地抑制，说明不同浓度 SO_2 衍生物可以通过激活可溶性鸟苷酸环化酶发挥其对心脏活动的抑制效应。

心脏组织中 cGMP 含量的增高导致心脏功能紊乱的确切机制还不清楚。一些研究认为，少量增加的 cGMP 能够通过一条 cAMP 依赖的途径而引起心脏的正性肌力作用，大量增加的 cGMP 能够通过激活 cGMP 依赖的蛋白激酶而抑制心脏的收缩，引起负性肌力作用。

3. 蛋白激酶 C 与环氧化酶

为了研究蛋白激酶 C（PKC）和环氧化酶在 SO_2 衍生物对心脏功能影响中的作用，在 SO_2 衍生物灌流心脏前 10 min 以及 SO_2 衍生物灌流心脏过程中，使用 PKC 抑制剂十字孢碱（30 nmol/L）或环氧化酶抑制剂吲哚美辛（10 μmol/L）灌流心脏。结果显示，1 000 μmol/L SO_2 衍生物对心脏的负性肌力作用可被十字孢碱或吲哚美辛部分地抑制，而对 10 μmol/L、300 μmol/L SO_2 衍生物的负性肌力作用无显著影响，表明高浓度 SO_2 衍生物对心脏功能的影响与激活 PKC、环氧化酶活性有关。环氧化酶又是 PGI_2 合成的关键酶之一，所以高浓度 SO_2 衍生物对心脏功能的影响可能与 PGI_2 信号途径有关。

4. NOS、BK_{Ca}、K_V、β- 受体

为了研究 NOS、BK_{Ca}、K_V 和 β- 受体在 SO_2 衍生物对心脏功能影响中的作用，在 SO_2 衍生物灌流心脏前 10 min 以及 SO_2 衍生物灌流心脏过程中，分别使用 NOS 抑制剂 L-NAME（100 μmol/L）、BK_{Ca} 通道阻断剂 IbTx（100 nmol/L）、K_V 通道阻断剂 4-AP（2.5 mmol/L）和 β- 受体抑制剂普萘洛尔（10 μmol/L）灌流心脏。结果表明，这 4 种阻断剂对不同浓度的 SO_2 衍生物对心脏的负性肌力作用均无显著影响。

总之，SO_2 衍生物对心脏有明显的负性肌力作用。在低浓度下，SO_2 衍生物对心脏的负性肌力作用与 L- 型钙离子通道和 K_{ATP} 通道有关；在高浓度下，SO_2 衍生物对心脏的负性肌力作用的机制与 L- 型钙离子通道、K_{ATP} 通道、cGMP、PKC 和环氧化酶活性的改变有关。

6.4.3 SO_2 衍生物对大鼠离体心脏的生物化学影响

为了探讨 SO_2 衍生物对心脏功能影响的机理，我们研究了研究亚硫酸钠和亚硫酸氢钠中性混合液对大鼠离体心脏生物化学影响（Zhang et al.，2011）。

1. 蛋白激酶 C

蛋白激酶 C（PKC）参与的生理过程极为广泛，既涉及许多细胞的“短期生理效应”，如细胞的分泌作用、肌肉的收缩等，也参与细胞的蛋白质合成、DNA 合成以及细胞的生长分化等“长期的生理过程”。我们采用十字孢碱灌流心脏来研究 PKC 在 SO_2 衍生物对大鼠离体心脏功能影响中的作用，同时采用 Western blot 法测定了

SO_2 衍生物对大鼠离体心脏中 PKC 蛋白水平的影响。结果发现，1 000 μmol/L SO_2 衍生物对心脏的负性肌力作用可被十字孢碱部分地抑制，同时 1 000 μmol/L SO_2 衍生物可使心脏组织 PKC 蛋白表达量显著上升，而 10 μmol/L、300 μmol/L SO_2 衍生物的作用不显著。这表明较高浓度 SO_2 衍生物对心脏的负性肌力作用可能部分地是由于激活 PKC 而引起的。

2. NOS、NO 和 cGMP

我们研究发现，SO_2 衍生物在 10 μmol/L、300 μmol/L、1 000 μmol/L 浓度下均可使心脏组织中总一氧化氮合酶（tNOS）、诱导型一氧化氮合酶（iNOS）活性、NO 及 cGMP 含量明显增加。这表明 SO_2 衍生物对心脏的负性肌力作用至少部分地是通过 NO/cGMP 信号通路所介导的。

3. 氧化应激

生物体在有氧代谢过程中不可避免地会产生各种氧自由基，如超氧阴离子自由基（$O_2\cdot^-$）、羟自由基（·OH）、一氧化氮自由基（·NO）、脂氧自由基（LO·）、脂过氧自由基（LOO·）等。它们的共同特点均是从氧演变而来的，或由氧和其他分子结合而成的，由于含有一个或多个不配对电子，其化学反应性明显增高，并参与生物分子的氧化过程，故与 H_2O_2 等被称为活性氧种类（ROS）。正常情况下，生物体通过抗氧化酶和非酶类物质，如 SOD、GSH 等组成的抗氧化防御系统抵抗 ROS 的侵袭，使机体氧化和抗氧化维持动态的平衡。近年来的研究表明，ROS 能够调节某些具有调节功能的蛋白质的氧化还原状态，从而起到调节细胞功能的重要作用。这些蛋白可能是第二信使如丝氨酸/苏氨酸、酪氨酸、促分裂素原活化蛋白激酶（MAP kinases）、生长因子以及转录因子如 NF-kB。此外，ROS 还有调节心肌细胞离子通道的功能。H_2O_2 本身并不是自由基，但由于它在氧自由基的形成和生物分子的氧化过程中起着重要的作用，故通常把它归为 ROS。适宜浓度的 H_2O_2 是维持正常血管系统功能（如血管的紧张性、介导膜受体的信号转导等）的一种重要的信息分子。我们用不同浓度 SO_2 衍生物灌流大鼠心脏后，分别测定心脏组织中还原型谷胱甘肽（glutathione，GSH）、超氧化物歧化酶（superoxide dismutase，SOD）、丙二醛（malondialdehyde，MDA）、H_2O_2、· OH 和 $O_2\cdot^-$ 含量的变化。结果表明，与对照组相比，10 μmol/L、300 μmol/L、1 000 μmol/L 浓度的 SO_2 衍生物均可使心脏组织中 GSH 和 SOD 的含量明显下降，而使 MDA 的含量明显增加。较高浓度（300 μmol/L、

1 000 μmol/L）的 SO_2 衍生物使心脏组织中 H_2O_2 和 · OH 的含量明显增加，而使心脏组织抗 $O_2\cdot^-$ 的能力明显下降。这些结果表明，SO_2 衍生物对心脏功能的影响可能是通过改变心肌细胞的氧化还原状态而引起的，氧化还原状态的改变可进一步调节心肌细胞的离子通道功能以及心脏功能。

4. ATP 酶

ATP 酶存在于组织细胞膜及细胞器膜上，是生物膜上的一种蛋白酶，它在物质运送、能量转换以及信息传递方面具有重要的作用。质膜 Na^+K^+-ATP 酶和 $Ca^{2+}Mg^{2+}$-ATP 酶活性降低，可能导致细胞外钾离子浓度的上升以及细胞内钙离子浓度的异常变化。此外，Na^+K^+-ATP 酶活性的下降，会使细胞膜两侧的离子失衡，导致心肌兴奋性增加、传导性及窦房结自律性下降等一系列电生理特性的改变。本研究表明，在浓度为 1 000 μmol/L 时，SO_2 衍生物均可使大鼠心脏组织中 Na^+K^+-ATP 酶和 $Ca^{2+}Mg^{2+}$-ATP 酶含量明显降低，说明 SO_2 衍生物对心脏功能的影响可能是通过增加细胞外钾离子的浓度而引起的。

5. 肌酸激酶与乳酸脱氢酶

与对照组相比，SO_2 衍生物在 10 μmol/L、300 μmol/L、1 000 μmol/L 浓度下均可使心脏灌流液中肌酸激酶（CK）和乳酸脱氢酶（LDH）水平明显增加，并呈明显的剂量 - 效应关系。

CK 通常存在于动物的心脏、肌肉以及脑等组织的细胞浆和线粒体中，是一个与细胞内能量运转、肌肉收缩、ATP 再生有直接关系的重要激酶，它可逆地催化肌酸与 ATP 之间的转磷酰基反应。在各种病变包括肌肉萎缩和心肌梗塞发生时，人的血清中 CK 水平迅速提高。CK 因其具有重要的生理功能和临床应用价值已引起人们广泛的重视和深入的研究。

LDH 存在于人体各种组织器官中，是机体能量代谢中的一种重要酶。本研究发现，不同浓度的 SO_2 衍生物均可使心脏灌流液中 LDH 水平明显增加，说明 SO_2 衍生物对大鼠心脏造成了一定的损伤。

综上所述，SO_2 衍生物对大鼠离体心脏功能的影响可能是通过改变心肌细胞的氧化还原状态以及增加细胞外钾离子浓度而引起的。此外，SO_2 衍生物对心脏的负性肌力作用与 PKC 水平的变化以及 NO/cGMP 信号通路有关。

7 二氧化硫及其衍生物对神经系统的生物学作用

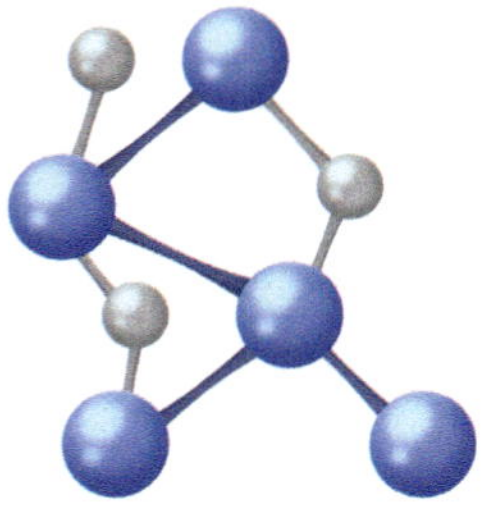

7.1 概述

20 世纪 90 年代初期，依据对 SO_2 毒性作用的研究，孟紫强提出了大气 SO_2 污染不仅会引起居民呼吸系统疾病发生率增高，而且对大脑皮质机能也将产生不良影响，能降低脑力劳动效率，不利于儿童智力发育（孟紫强，1994）。1998 年应用全细胞膜片钳技术首次研究 SO_2 及其衍生物对大鼠海马神经元 Na^+、K^+ 离子通道的生物学作用（孟紫强等，2002）。在多年研究的基础上，孟紫强于 2003 年提出 SO_2 及其衍生物是全身性毒物的观点（Meng，2003；Meng et al.，2003d；孟紫强，2003）。此后，便开始了对 SO_2 及其衍生物引起全身不同系统毒理学作用的系统研究，其中包括对神经系统毒理学作用的一系列研究。

随着在内源性 SO_2 及其衍生物对心血管系统生理学和病理生理学作用研究的深入，尤其随着对内源性 SO_2 是一种新型信号分子的发现（Meng et al.，2009），提出内源性 SO_2 在生理浓度下可作为信号分子调节神经元的生理功能，而在浓度过高时可产生病理生理学作用而诱发疾病如炎症等（孟紫强等，2011；孟紫强等，2012）。基于此，对于 SO_2 及其衍生物的生物学作用包括对神经系统的生物学作用，不仅要从毒理学作用的角度而且也要从生理学和病理生理学作用的角度进行研究，并且从这一新的角度分析了我们过去在 SO_2 及其衍生物方面所取得的研究结果，从而得出了一些新的、与毒性作用不同的结论（孟紫强等，2012）。

7.2 SO_2 及其衍生物对脑组织的生化和分子生物学效应

7.2.1 SO_2 吸入对脑组织的生物化学效应

采用 SO_2 动式吸入染毒法，将实验动物（昆明小鼠或 Wistar 大鼠）置于 1 m^3 玻璃染毒箱中，把高压 SO_2 气体（纯度为 99.9%）按一定流量与新鲜空气混合制成试验所需浓度的混合气体，再不断输入染毒箱内。每天吸入染毒 6 h（8：00—14：00），连续 7 d。对照组则在另一同样大小的染毒箱中接受过滤的新鲜空气。染毒期间动物均自由进食和饮水，并且每天称体重。染毒中间或最后一次染毒后 18 h，测定 SO_2 吸入对受试动物脑细胞 DNA 损伤、脂质过氧化以及抗氧化酶活性等生物化学指标的影响。由于吸入染毒的 SO_2 浓度较高，远高于正常生理浓度，所以这些试验结果显示的是 SO_2 毒理学作用或病理生理学作用。

研究结果表明，高浓度的 SO_2 吸入可引起小鼠脑组织亚硫酸盐水平升高，表明 SO_2 或其衍生物可以通过血脑屏障（孟紫强等，2005a；Meng et al.，2005a），引起脑细胞 DNA 损伤（孟紫强等，2002b；孟紫强等，2005b，2005c；Meng et al.，2005c）、脑组织脂质过氧化增高、抗氧化物质（如还原性谷胱甘肽）水平减少、抗氧化酶类（SOD，GPx，CAT）活性改变以及脑组织抗氧化能力降低（孟紫强等，2001b；孟紫强等，2001b；张波等，2002；Meng，2003；Meng et al.，2003；Meng et al.，2003d）。此外，我们的研究也发现，如同肺、心、肝一样，高浓度 SO_2 吸入也可引起脑组织蛋白质氧化损伤和 DNA- 蛋白质交联。这些生物化学改变是外源性和内源性 SO_2 在高浓度下诱发脑组织各种病理学改变和疾病的生物化学基础和早期生物标志物。总之，外源性的高浓度 SO_2 吸入可以引起脑组织生物化学损伤，最终将诱发或加重脑病变。由此推测，内源性高浓度 SO_2 也将对脑组织引起一系列病理生理学改变，进而诱发或加重脑部病变。

值得注意的是，通过 SO_2 吸入的方法研究实验动物内脏包括脑的生物化学和分子毒理学变化，所获得的试验结果可能是 SO_2 间接作用的反映。这是因为：①吸入的 SO_2 在血液（pH 为 7.4）循环中可与碱性物质转化为其衍生物——亚硫酸钠和亚硫酸氢钠，然后才能到达所研究的靶组织，因此实际上是这些衍生物对靶组织产生作用而不是 SO_2 自己；② SO_2 被吸入体内以后，呼吸道立即对 SO_2 的刺激产生反应，呼吸道发生痉挛，使其逐变狭窄，呼吸不畅，甚至阻塞，最后导致机体多种器官组织缺氧，使器官组织发生缺血缺氧性改变。因此，为了阐明 SO_2 对实验动物内脏的生物学作用，还需要进行大量的研究进行深入探讨和验证。

7.2.2　SO_2 衍生物对脑细胞 DNA 的损伤效应

为了阐明 SO_2 衍生物对神经元 DNA 的损伤，我们将 SO_2 衍生物－亚硫酸钠和亚硫酸氢钠中性混合液（摩尔质量之比为 3：1）对小鼠腹腔注射，剂量分别为 0 g/kg、0.125 g/kg、0.250 g/kg、0.500 g/kg、1.000 g/kg 体重，并运用单细胞凝胶电泳技术（又称彗星试验）检测对海马神经元细胞 DNA 的损伤。结果显示，雄性和雌性小鼠海马神经元细胞 DNA 迁移长度均随染毒剂量的增加而增加，表明 SO_2 衍生物可以引起小鼠海马神经元 DNA 损伤。从此推测 SO_2 衍生物可能是一种潜在的神经毒物（孟紫强等，2003c）。研究也发现，对小鼠腹腔注射 SO_2 衍生物可对其多种器官包括脑细胞 DNA 引起损伤效应（Meng et al.，2004b；孟紫强等，2005c）。

7.3　SO_2 吸入对脑细胞超微结构的影响

一般认为 SO_2 及其体内衍生物—SO_3^{2-} 和 HSO_3^- 对人和动物的呼吸系统有毒性作用，可引起不同呼吸道疾患，甚至与肺癌的发生有关（孟紫强，2000c）。研究表明，SO_2 吸入可引起雌小鼠和雄小鼠所有检测脏器（9 种脏器）包括大脑细胞 DNA 损伤、氧化应激及抗氧化能力下降等发生显著改变。这些结果表明，SO_2 是一种全身性毒物（孟紫强，2003；Meng，2003；Meng et al.，2003d）。为了从形态学方面为这一观点提出证据，采用透射电镜技术，我们观察了连续 7 d 每天吸入 4 h 不同浓度 SO_2（0 mg/m^3、28 mg/m^3、56 mg/m^3）的小鼠其多种器官超微结构的变化，其中包括脑组织细胞超微结构的变化（孟紫强等，2006）。

研究结果显示，吸入 SO_2 后小鼠脑胶质细胞和其他神经元的超微结构发生了明显的病理改变。其中，细胞膜、核膜、线粒体、粗面内质网、高尔基复合体等均发生病理学改变，血脑屏障也受到损伤（孟紫强等，2006；Meng et al.，2007）。

脑组织细胞超微结构的病理学改变结论性地证明了 SO_2 吸入对中枢神经系统的毒理学作用。

7.4 SO_2 衍生物对神经元离子通道的生物学作用

7.4.1 从 SO_2 对通道的毒性探讨转向生理或病理生理研究的历程

自 1998 年以来，我们应用全细胞膜片钳技术分别研究 SO_2 衍生物——亚硫酸钠和亚硫酸氢钠中性混合液或焦亚硫酸钠对大鼠海马 CA1 区神经元、背根神经元和心肌细胞不同离子通道的影响，试图通过探讨 SO_2 衍生物对离子通道的作用来揭示 SO_2 的生物学作用及其本质。应当指出的是，在我们的早期论文中，对 SO_2 及其衍生物的离子通道效应多从毒理学作用的角度去分析和判断（孟紫强等，2002；桑楠等，2003；孟紫强等，2006c）；随着我们研究发现 SO_2 是一种血管活性物质和新型气体信号分子，对心血管功能具有生理调节作用（Meng et al.，2009；Zhang et al.，2009；Li et al.，2009），我们认识到对于 SO_2 衍生物的离子通道效应也应从生理学和病理生理学作用的角度去分析和判断，对过去已经发表的有关数据开始从新的观点进一步探讨 SO_2 对离子通道可能的生理调节作用（魏彩玲等，2010，2011；孟紫强等，2011；孟紫强等，2012）。

7.4.2 SO_2 衍生物对神经元离子通道的生物学作用

1. 对海马 CA1 区神经元钾离子、钠离子通道的作用

SO_2 衍生物（1～100 μmol/L）可浓度依赖性地增大大鼠海马 CA1 区神经元钠电流，不影响钠通道的激活过程，但可使钠电流的失活曲线向去极化方向移动，延迟钠通道的失活过程。此外，SO_2 衍生物可显著增大瞬间外向钾电流（I_A）和延迟整流钾电流（I_K），不影响 I_A 的激活过程，而使 I_A 的失活曲线向正电压方向移动，从而延迟 I_A 的失活过程；同时，SO_2 衍生物使 I_K 的激活过程向负电压方向移动，促进 I_K 的激活过程（孟紫强等，2006c）。

2. 对背根节神经元钾离子、钠离子、钙离子通道的作用

SO_2 衍生物（1～100 μmol/L）可浓度依赖性地增大大鼠背根神经节（dorsal root ganglion，DRG）神经元 TTX-S 钠电流和 TTX-R 钠电流，使这两种钠电流的激活和失活曲线均向去极化方向移动，但对失活的影响大于对激活的影响，即延迟钠通道的失活过程。同时，SO_2 衍生物可增大背根节神经元瞬间外向钾电流（TOCs）和延迟整流钾电流（I_K），不影响 TOCs 的激活过程，但可使 I_K 的激活曲线向超极化方向移动，促进 I_K 的激活。另外，还可使 TOCs 的失活曲线向去极化方向移动，即延迟 TOCs 的失活（孟紫强等，2006c）。

此外，SO_2 衍生物（1～100 μmol/L）也可浓度依赖性地使大鼠背根节神经元钙电流增加（魏彩玲等，2010，2011）。

总合这些研究结果我们提出，内源性 SO_2 及其衍生物在极低浓度（≤10 μmol/L）下便可以引起海马神经元和背根神经元钾离子、钠或钙离子通道电流增大和兴奋性提高，从而对神经元的生理功能起调节作用；而内源性 SO_2 及其衍生物在高浓度（＞100 μmol/L）下，当对离子通道电流的增大和兴奋性的提高超过细胞生理活动所能承受的强度时，就可能对神经元产生负面作用，引起病理生理学作用；当外源性 SO_2 及其衍生物在更高浓度下，则可能对神经元产生毒性作用，导致病理生理学改变，甚至毒理学损伤。因此，SO_2 及其衍生物对神经系统的作用是一把“双刃剑”，是生理作用还是毒理学作用主要取决于该化学物在组织细胞中的浓度或剂量。

7.5 SO_2 衍生物对背根神经元的作用及其与痛觉的关系

背根神经节（dorsal root ganglion，DRG）神经元是感觉传入的第一级神经元或初级神经元，其内富含许多初级感觉神经元胞体和痛觉神经纤维，其中 C 纤维和 A δ 纤维将感受到的伤害性信息传送到脊髓背角浅层，而 Aβ 纤维将感受到的非伤害性信息传送到脊髓背角深层。脊髓背角将传入的信息进行整合加工后再上传到高位中枢，并接受后者的下行调控信息。由此可见，背根神经元是处于感受器和中枢神经之间的中转站，其在传导外周刺激、产生疼痛感觉方面具有重要作用。外周神

经性损伤因子可以引起 DRG 神经元产生自发放电（异位冲动）和脊髓背角突触传递效率的持续性增强，导致神经性疼痛。由此可见，疼痛不仅是伤害性外源化合物对机体引起的一种损伤性的或毒理学的反应，而且也是机体受到外源化合物损害时的一种自我保护性生理反应。

7.5.1 SO_2 与热痛觉生理反应

热痛觉过敏是指皮肤对冷热刺激的疼痛阈值降低或对正常疼痛刺激过度敏感的一种现象，是神经损伤的典型特征之一。我们采用动式 SO_2 吸入染毒法，让实验大鼠每天吸入 112 mg/m^3 SO_2 6 h，连续 7 d，按照 Hargreaves 等的方法，应用 BME-410AC 型热痛刺激仪记录大鼠后肢足底中部热刺激缩爪阈值。连续测定 5 次，每次间隔 5 min，取其后 3 次的平均值作为热缩足阈值。结果显示，对照组和试验组热缩足阈值分别为 20.02 ± 1.91 s 和 14.76 ± 1.36 s，二者统计学差异显著（$P<0.05$），表明 SO_2 可引起大鼠热痛觉过敏，从而使大鼠对痛觉的敏感性提高。

7.5.2 SO_2 衍生物对背根神经元胞内钙水平和细胞凋亡的影响

在生理条件下，细胞质中的 Ca^{2+} 浓度维持在 10～100 nmol/L 范围内，细胞外和胞内钙池 Ca^{2+} 浓度则高达 1 000 μmol/L。Ca^{2+} 是细胞内重要的阳离子和第二信使，与神经递质的释放、多种信号途径的激活和多种酶系统的功能密切相关。胞内［Ca^{2+}］i 过载将引起某些自由基的产生、胞膜衰竭及线粒体呼吸链中断等病理学变化，进而引起膜内外信息传递和细胞生理功能紊乱，导致多种基因表达和神经递质释放的异常，造成神经元凋亡和死亡。我们用不同浓度的 SO_2 衍生物（1 μmol/L、10 μmol/L、100 μmol/L）体外孵育急性分离的大鼠背根神经元 96 h，用 flou-3/Am 荧光染色后，在激光共聚焦显微镜下检测。结果显示，与对照组相比，SO_2 衍生物浓度依赖性地引起背根神经元胞内 Ca^{2+} 浓度显著升高和聚集。这一研究结果与我们在心肌细胞方面研究的结果一致（Nie et al., 2007）。

对急性分离的大鼠背根神经元，用上述不同浓度的 SO_2 衍生物体外孵育 96 h，采用 Annexin V/PI 双染色法，通过流式细胞仪检测背根神经元细胞凋亡率。研究发现，与对照组相比，SO_2 衍生物浓度依赖性地引起背根神经元细胞凋亡率增高，其中 SO_2 衍生物 100 μmol/L 组凋亡率增高在统计学上差异显著（$P<0.05$）。

7.5.3 SO_2 衍生物对背根神经元疼痛相关性离子通道的作用

背根神经元膜上有多种离子通道，它们可以调节神经元的兴奋性、不应性和传导性，也能调节细胞内 Ca^+、cAMP、cGMP 等细胞第二信使的浓度，从而调节细胞的多种功能。一般认为，背根神经元的异位放电是神经病理性疼痛的重要机制，且这种异位放电与背根神经元的离子通道变化密切相关。由于各种离子可以通过离子通道流入和流出神经元，从而影响细胞内离子浓度的变化，转而影响背根神经元的兴奋性和对伤害性感受信号的传导性，所以我们特别关注 SO_2 及其衍生物是如何通过对离子通道的作用而对痛觉产生影响的。为此，我们研究了与痛觉关系密切的背根神经元钠、钙离子通道在 SO_2 衍生物（包括焦亚硫酸钠）作用下发生改变的情况。由于焦亚硫酸钠（sodium metabisulfite，SMB）在水溶液中可以产生 SO_2 和亚硫酸氢钠，后者是 SO_2 衍生物之一，而且我们的最新研究发现亚硫酸氢钠对血管环张力的作用机制与 SO_2 类似，所以我们除了研究 SO_2 衍生物中性混合液的作用外，也研究了焦亚硫酸钠对背根神经元离子通道的作用。

1. SO_2 衍生物对背根神经元钠通道的作用

电压门控性钠通道是神经元产生和传导电信号的重要枢纽，也是电压门控性通道中最先被外界电压刺激激活的通道，所以钠通道是化学物作用细胞的第一靶点，也可能是 SO_2 及其衍生物作用细胞的第一靶点。研究发现，神经元离断或坐骨神经慢性结扎所造成的神经病理性痛觉模型或炎症痛模型，均可引起初级感觉神经元钠通道表达和分布的改变。神经元的异常兴奋是神经性疼痛产生的主要原因之一，而细胞钠离子浓度增加可以提高神经元的兴奋性和传导性。由此可见，背根神经元钠离子通道与疼痛关系密切。

关于 SO_2 衍生物（包括 SMB）对背根神经元 TTX-S 和 TTX-R 钠通道的多年研究结果（Du et al.，2004a，2006；魏彩玲等，2010，2011）可归纳为以下几个方面：

（1）SO_2 衍生物（包括 SMB）可使这两种钠通道的激活时间曲线右移，延长激活时间，从而使其电流到达峰值的时程延长，导致该通道长时间打开，神经元持续发放冲动，长期处于去极化状态，使神经元的兴奋性增加，耗能增加。

（2）SO_2 衍生物（包括 SMB）可使这两种钠通道的失活时间曲线右移，即向去极化方向移动，使失活时间延长，导致神经元的放电频率增加、传导兴奋的时间延长，加速能量消耗。

（3）SO_2 衍生物（包括 SMB）对钠通道失活过程的抑制，使钠通道关闭延迟，使背根神经元 TTX-S 和 TTX-R 钠电流明显增大，钠内流的增加引起细胞内 Na^+ 超载，从而诱导电压门控性钙通道持续开放，使 Ca^{2+} 内流，造成细胞内 Ca^{2+} 超载。

（4）细胞能量消耗的加速，可以引起能量耗竭，抑制 Na^+、Ca^{2+}-ATP 酶的活性，使细胞内 Ca^{2+} 外流减少，导致细胞内 Ca^{2+} 增加。

（5）细胞内 Ca^{2+} 超载可减少神经元对谷氨酸的再摄取，使大量谷氨酸释放到膜外。膜外的谷氨酸可激活膜 NMDA 受体和 AMPA 受体，打开的受体通道可使钠、钙离子进入细胞内，进一步增大细胞内钠和钙离子的浓度，造成一种恶性循环。

（6）细胞内 Ca^{2+} 超载可激活细胞凋亡过程，导致细胞凋亡率增加。

研究结果还表明，SO_2 衍生物（包括 SMB）可引起背根神经元 TTX-S 和 TTX-R 钠电流明显增大，且呈浓度依赖和电压依赖性。1 μmol/L SO_2 衍生物可使 TTX-R 钠通道激活过程延长、使 TTX-R 钠电流增大 89.2%，10 μmol/L SO_2 衍生物对 TTX-S 钠通道激活过程没有影响、使 TTX-S 钠电流增大仅 48.3%（Du et al., 2004a，2006）；SMB 使 TTX-S 和 TTX-R 钠电流增大 50% 的剂量分别为 10 mol/L 和 5 mol/L（魏彩玲等，2011）。从此可知，TTX-R 钠通道对 SO_2 及其衍生物的敏感性远高于 TTX-S 钠通道，这也说明 SO_2 及其衍生物的作用对于离子通道有一定的选择性。然而，这种选择性与痛觉的关系及其机理，尚待进一步研究。

2. SO_2 衍生物对背根神经元钙通道的作用

背根神经元存在多种电压依赖性钙离子通道，根据其电生理特点可以分为 N、L、T、P/Q 及 R 等类型。研究发现，SO_2 衍生物（HSO_3^-）可浓度依赖性地增大背根神经元钙电流，使钙通道的激活和失活曲线向去极化方向移动，延长该通道的激活和失活时间，使钙通道长时间打开，持续发放冲动而传导兴奋，耗能增大（魏彩玲等，2010）。

如上所述，钙电流增加使神经元钙内流增大，细胞内钙超载可引起细胞凋亡和谷氨酸大量释放到膜外。后者使膜 NMDA 和 AMPA 受体通道打开而引起钙离子大量内流，细胞内钙进一步增加，形成恶性循环。

研究也表明，不同钙通道对 SO_2 衍生物的敏感性不同，1 μmol/L SO_2 衍生物可使 N- 型钙通道电流增大 95.3%、L- 型钙通道电流增大 82.2%、R- 型钙通道电流增大仅 9.4%。L- 型钙通道和 N- 型钙通道均可以传导痛觉信号。L- 型钙通道是细胞兴奋时外钙内流的最主要途径。当组织受损时，神经元持续去极化，L- 型钙通道可以形成较强的离子流，传导痛觉。N- 型钙通道在背根神经元和脊髓背角神经元中的比例高达 60%～70%，且主要分布在疼痛传递和调控通路的神经元突触末梢。疼痛发生时，N- 型钙通道被激活，引起钙离子内流增加、神经元去极化，从而导致突触受体和神经元的兴奋性提高，第二、第三信使浓度和基因表达改变，神经递质如谷氨酸、P 物质释放，介导痛觉通路的兴奋性突触传递，将外周伤害性信号传入高位中枢，产生痛觉。由此设想，SO_2 及其衍生物可能通过其对神经元 L- 型和 N- 型钙离子通道的作用而影响痛觉的产生或其他外周伤害性信号的传递。

3. 结论与展望

从关于 SO_2 衍生物对背根神经元离子通道影响的研究结果中可以得出结论：

（1）生理浓度的内源性 SO_2 及其衍生物（HSO_3^-）可通过对神经元钠、钙通道的生理作用而调节神经元的生理功能，例如引起钠、钙离子内流的生理性增加，进而导致神经细胞兴奋，使对痛觉的敏感性生理性提高。

（2）较高浓度的内源性 SO_2 及其衍生物（HSO_3^-）可通过对钠、钙通道的过度作用而对神经元产生病理生理学作用，例如引起钠、钙离子内流增加过大，进而导致神经细胞过度兴奋使对痛觉的敏感性病理性提高。

（3）更高浓度的外源性 SO_2 及其衍生物（HSO_3^-）则可通过对钠、钙离子通道的毒性作用而对神经元产生毒理学损伤效应。

由于上述对离子通道的研究均是采用急性分离的神经元细胞在体外进行的，与体内条件相比，体外条件对细胞的生存非常不利，可以说这些分离的细胞在体外是生活在一种很难适应的环境中，受到多种外界伤害性因素的胁迫。因此，这些细胞的生命力远不能和体内正常状态相比，在这种情况下，这些细胞对试验加于它们的因素（如 SO_2 及其衍生物）的反应就可能完全不同于正常生理状态下的反应。因此，对于离子通道研究的结果尚需与细胞水平、生化分子水平的生物标志物改变相比较，与动物整体水平、器官水平的试验结果相比较，进行客观分析，才能得出正确的结论。由于痛觉的产生是一个非常复杂的生理学或病理生理学过程，所以为了正确理解 SO_2 及其衍生物对痛觉的作用及其机理，尚需进行大量的研究和验证。

7.6 SO_2 与学习记忆功能

经多年的研究发现，SO_2 吸入可引起大鼠或小鼠脑组织氧化损伤、DNA 和蛋白质损伤以及超微结构损伤，SO_2 衍生物可引起大鼠海马 CAI 区神经元钠、钾离子通道兴奋性增强、电流增大，导致膜内外离子分布平衡状态的改变。由此推想，SO_2 及其衍生物可能与学习记忆功能有关。为此，我们采用玻璃微电极技术，观察 SO_2 动式吸入染毒对大鼠海马 CAI 区神经元自发放电活动的影响，并通过建立被动回避行为条件反射的方法对大鼠学习记忆能力进行测试，试图从神经电生理学的角度揭示 SO_2 对海马神经元的生物学作用。该试验对大鼠的染毒浓度为 SO_2 28 mg/m^3，每天染毒 6 h，连续 7 d。从染毒大鼠体重增加显著低于对照组大鼠的试验结果可知，本次试验是属于外源性高浓度 SO_2 染毒的毒理学研究（刘晓莉等，2010）。

7.6.1 SO_2 对大鼠海马 CAI 区神经元电活动的影响

神经元的电活动是神经系统传输和编码内外环境信息的基本方式之一，其主要特征之一是放电频率。神经元的放电频率被认为是评价神经功能活动的重要指标。试验结果发现，SO_2 染毒引起大鼠海马 CAI 区神经元自发放电频率降低且时程延长，其主要特点为中频放电神经元百分比降低，而低频放电神经元比例升高。我们设想，其机制可能是由于 SO_2 及其衍生物引起大鼠海马 CAI 区神经元钠、钾电流增大，由此引起神经元反复持续去极化而延长了兴奋过程中的不应期和动作电位的复极过程，从而改变了神经元的兴奋性，导致 CAI 区神经元电活动改变。如上所述，电压依赖性钠电流增加可造成神经元 Na^+ 内流增大，使细胞内 Na^+ 浓度超载，抑制 Na^+、K^+-ATP 酶活性，加速能量消耗；逆转细胞膜上的 Na^+/Ca^{2+} 交换，使得神经元细胞内 Ca^{2+} 浓度增加、细胞内钙超载，使蛋白酶、磷脂酶和核酸内切酶活化，引发蛋白质、磷脂和 DNA 损伤等病理生理学改变。一般认为，缺氧或低氧环境条件以及多种神经毒物都是通过类似这种机制而发挥其毒性作用的，我们设想 SO_2 的神经毒作用可能也是通过这一机制达到的。

7.6.2 氧化应激对中枢神经系统功能的影响

海马组织是大脑边缘系统的重要组成部分，其神经元作为感觉整合中枢可以接收和处理大量的信息，并通过与其他脑区已有的储存信息核对后形成记忆。脑神经细胞中含有的大量磷脂富含对自由基过氧化作用非常敏感的不饱和脂肪酸，加之脑细胞中能清除过氧自由基的 SOD、GPx 和 CAT 的活性较低，能促进自由基产生的二价铁离子含量丰富，这就使中枢神经系统很容易受到过氧自由基的攻击而产生氧化应激反应。近年来的研究显示，应激所导致的神经元损害，与抑郁症、创伤后应激障碍等许多神经精神疾病的发病机制有关。我们的研究发现，SO_2 进入动物体内后可通过血脑屏障进入脑组织，引起脑组织脂质过氧化损伤和蛋白质氧化损伤，导致糖皮质激素分泌增加。海马含有丰富的糖皮质激素受体，是糖皮质激素作用的靶器官和机体调节内分泌活动的重要中枢。高浓度 SO_2 及其衍生物可以通过氧化应激作用改变神经细胞通道蛋白的构型和功能来发挥其对中枢神经系统的损伤作用，这可能也是 SO_2 大气污染容易引起中枢神经系统疾病和诱发衰老的原因之一。

7.6.3 SO_2 对大鼠学习记忆能力的影响

学习记忆是大脑的重要功能活动，海马突触长时程增强效应（long-term potentiation，LTP）被认为是海马参与学习记忆的电生理学基础。试验采用建立被动回避行为条件反射的方法对大鼠回避反应行为能力进行测试，证实 SO_2 可显著降低大鼠的学习记忆能力。研究表明，大鼠的学习记忆能力与海马神经元自发放电频率之间存在一定的关系，放电频率高的大鼠学习记忆能力好于放电频率低的大鼠。值得注意的是，学习和记忆是中枢神经系统多种神经元活动的总和，所涉及的脑区十分复杂。因此，揭示 SO_2 对学习记忆能力影响的神经生物学效应及其机制，尚需进行大量的试验验证。

总之，研究结果证实，高浓度 SO_2 具有类似神经毒物的作用，可显著抑制海马神经细胞的兴奋性，从而干扰和影响大鼠的学习记忆功能。对此必须说明的是，本研究只是表明高浓度外源性 SO_2 对学习记忆功能的影响，不能排除内源性 SO_2 及其衍生物在生理浓度下对中枢神经系统的功能包括学习记忆功能，可能存在生理调节作用或信号分子作用。

7.7 展望：SO_2 是新型的神经细胞信号分子

从新的视觉对本研究团队 20 余年来有关 SO_2 及其衍生物生物学作用的研究进行总结，发现极低浓度（≤10 μmol/L）SO_2 及其衍生物就可以引起多种基因表达发生改变和神经元多种离子通道功能发生变化，这种作用应当属于生理学调节作用，而不可能属于毒性作用。在此研究的基础上，我们首次提出内源性 SO_2 及其衍生物可能是对神经系统功能具有生理调节作用的神经递质或神经细胞信号分子（孟紫强等，2012），其依据如下：

（1）SO_2 衍生物在极低浓度下便可以引起海马神经元和背根神经元多种离子通道（K^+、Na^+、Ca^{2+}）功能发生显著变化，表明 SO_2 及其衍生物可以通过调节离子通道的功能而调节神经元的生理功能；

（2）SO_2 衍生物在极低浓度下便可以引起海马神经元和背根神经元多种离子通道（K^+、Na^+、Ca^{2+}）电流显著增加，提高神经元离子通道的兴奋性，表明 SO_2 及其衍生物可以通过改变神经元的电生理学特性而调节神经元的生理功能；

（3）SO_2 衍生物在极低浓度下便可以增大海马神经元和背根神经元 Na^+ 和 Ca^{2+} 电流而使细胞内 Ca^{2+} 浓度增加，而 Ca^{2+} 是重要的细胞内第二信使，表明 SO_2 及其衍生物可以通过提高神经元细胞内 Ca^{2+} 浓度来激活细胞内多种钙依赖性酶、钙依赖性活性蛋白以及钙依赖性生命过程或生理生化反应，从而调节神经元的生理功能；

（4）SO_2 衍生物在极低浓度下便可以引起神经元 NOS 活性提高、NO 合成增加，表明 SO_2 及其衍生物可以通过上调 NO/cGMP 信号途径而调节神经元的生理功能；

（5）低浓度 SO_2 吸入便可以引起脑组织即早基因 *c-jun*、*c-fos* 等多种信号途径中重要基因的表达上调，表明 SO_2 及其衍生物可以通过上调多种信号途径而调节神经系统的生理功能；

（6）低浓度 SO_2 吸入便可以引起脑组织多种细胞因子水平增加，表明 SO_2 及其衍生物可以通过调节多种细胞因子的水平而调节神经系统的生理功能；

（7）低浓度 SO_2 吸入便可以引起脑组织 COX-2 表达上调，COX-2/ 前列环素途径对血管张力包括对脑血管张力有重要调节作用，表明 SO_2 及其衍生物可以通过上调 COX-2/ 前列环素信号途径来调节神经系统的生理功能。

由此可知，SO_2 及其衍生物可以通过多种信号途径参与或进行神经元生理功能的调节作用。然而，关于内源性 SO_2 及其衍生物是一种新的神经递质和神经细胞信号分子的研究尚属起步阶段，目前仅在我们研究室进行，为了深入理解 SO_2 及其衍生物对神经系统的生物学作用，还需要进行大量的研究和验证工作（孟紫强等，2012）。

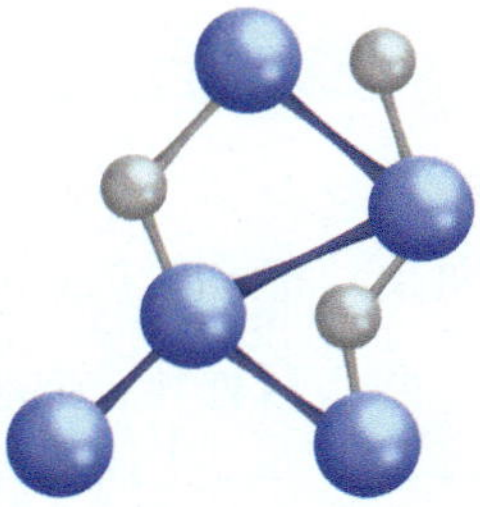

8 二氧化硫对基因表达的调节及其信号转导作用的研究

长期以来，人们只是把 SO_2 作为有毒气体进行研究和评价。我们经过 20 多年的研究，发现 SO_2 是一种具有多种毒性作用的全身性毒物（Meng，2003；Meng et al.，2007），丰富甚至改变了人们对 SO_2 毒理学作用的认识。同时研究发现，SO_2 是哺乳动物和人体全身性各个器官或组织细胞合成的一种内源性化学物；SO_2 不仅是调节心血管功能的信号分子，也是调节多种生理功能的信号分子。

本章从不同基因的生理功能、信号转导作用，以及 SO_2 对这些基因表达的调节效应角度等出发，论述 SO_2 及其衍生物的生理与信号转导作用，进一步证明 SO_2 是一种可以调节多种生理功能的信号分子。

8.1 SO_2 对基因组表达谱的调节及其生理或信号分子作用

为了研究 SO_2 对生物体的各类基因的表达影响，我们从 2005 年起采用基因表达谱芯片技术研究 SO_2 动态吸入对大鼠肺基因组表达的影响（孟紫强等，2006；Meng et al.，2007b；孟紫强等，2006b，2006e），研究发现 SO_2 可引起多种基因的表达发生改变。

8.1.1 SO_2 引起多种基因表达发生改变

1. 短期高浓度 SO_2 吸入对大鼠肺基因组表达谱的影响

将 180～200 g 的雄性 Wistar 大鼠随机分为对照组和短期 SO_2 高浓度（56 mg/m^3）吸入组，每天吸入 6 h，连续 7 d，最后吸入处理之后 18 h，将大鼠处死，取出肺组织，采用大鼠全基因组芯片（RAE230A）对大鼠肺组织基因组表达谱的变化进行检测。在对检测数据分析中，将基因表达增大 1.5 倍或以上者作为上调，而将减小 1.5 倍或更减小者作为下调。结果发现，与对照组相比，吸入 SO_2 致 31 个基因表达上调（最大上调 5.9 倍），其中包括 18 个已知基因和 13 个表达序列标签（expressed sequence tags，ESTs）；表达下调的基因有 30 个（最大下调 9.1 倍），其中包括 19 个已知基因和 11 个新基因，新基因中有 1 个功能未知基因和 10 个 ESTs（孟紫强等，2006；Meng et al.，2007b；孟紫强等，2012）。

2. 长期低浓度吸入 SO_2 对大鼠肺基因表达谱的影响

将大鼠随机分为对照组和长期 SO_2 低浓度（14 mg/m^3）吸入组，每天吸入 1 h，连续 30 d，最后吸入处理之后 18 h，将大鼠处死，取出肺组织，采用大鼠全基因组芯片（RAE230A）对大鼠肺组织基因组表达谱的变化进行检测。在对检测数据分析中，将基因表达增大 1.5 倍或以上者作为上调，而将减小 1.5 倍或更减小者作为下调。结果发现，与对照组相比，SO_2 长期吸入后表达上调的基因有 173 个（最大上调 5.8 倍），其中包括 79 个已知基因和 94 个新基因，新基因中有 20 个功能未知基因和 74 个 ESTs；而表达下调的基因有 85 个（最大下调 2.5 倍），其中包括 46 个已知基因和 39 个新基因，新基因中有 5 个功能未知基因和 34 个 ESTs（孟紫强等，2006b；Meng et al.，2007b；孟紫强等，2012）。

8.1.2 SO_2 涉及多种生理功能或信号途径调节

无论 SO_2 高浓度（56 mg/m^3）短期（7 d）吸入，还是低浓度（14 mg/m^3）长期（30 d）吸入均引起多种基因表达发生改变，且这些基因涉及多种生理功能或信号途径。这些基因包括脂肪酸代谢相关基因、转录调节相关基因、免疫功能相关基因、炎症反应相关基因、抗氧化剂相关基因、原癌基因、肿瘤抑制基因、细胞外基质（extracellular matrix，ECM）相关基因、甲状腺激素反应蛋白等激素相关基因、肌蛋白相关基因、钙离子结合蛋白相关基因、多种信号转导元件相关基因，以及多种膜转运相关基因等。这些结果表明，多种基因对 SO_2 的调节很敏感，SO_2 可以调节多种基因表达及其涉及的多种生理或病理生理信号途径。

8.2 SO_2 对细胞色素 P450 基因表达的调节及其生理或信号分子作用

8.2.1 细胞色素 P450 的多种生理作用

细胞色素 P450 具有多种生理作用，且与多种信号转导途径相关，举例如下：

1. 物质代谢转化

人类是需氧生物，人体各个组织细胞富含有氧，故在体内的物质代谢转化中酶促氧化反应占据绝对优势。微粒体混合功能氧化酶系是体内氧化酶系中最重要的酶系，而细胞色素 P450 酶系（cytochromeP450，CYP450）是微粒体混合功能氧化酶系的主要成分，它代表着一个很大的可自身氧化的亚铁血红素蛋白家族，对许多内源、外源性化合物在体内的生物转化有重要作用，在生理学和毒理学研究中有着重要意义。

2. 维护细胞膜稳定性

细胞色素 P450 酶在花生四烯酸代谢中起着重要作用，在细胞色素 P450 酶（1A1、1A2、2B1、2B2、2C11）调节路径的花生四烯酸代谢物，在膜的离子通透性、酶的活性以及膜的更新方面具有重要作用。

3. 对肾脏功能的影响

肾细胞色素 P450 酶产生的花生四烯酸代谢产物可增强 Na^+ K^+-ATP 酶活性及 Na^+ K^+ $2Cl^-$ 的共同转运，从而产生利尿、利钠作用。这些花生四烯酸代谢物均显示有血管收缩及舒张作用。从这些作用推论，细胞色素 P450 系统在整合体液容量及成分以及血压的调节中起着重要作用。

4. 对脑功能的影响

细胞色素 P450 酶在脑中催化产生的花生四烯酸代谢物可以调节脑血管张力，调节脑内的孕酮及皮质类固醇水平，参与下丘脑及垂体释放肽类激素等生理活动。

因此，研究 SO_2 对细胞色素 P450 的效应对于探讨 SO_2 的生理调节和信号分子作用具有重要意义。

8.2.2　SO_2 对肝微粒体细胞色素 P450 含量的影响

研究选用体重 180～200 g 的雄性 Wistar 大鼠，采用动式 SO_2 吸入法，对大鼠进行不同浓度 SO_2（0 mg/m^3、14 mg/m^3、28 mg/m^3、56 mg/m^3）吸入试验，每天吸入 6 h，连续 7 d，最后一次吸入处理之后 18h，取出肝或肺组织，检测 SO_2 对细胞色素 P450 含量、酶活、基因表达的作用（Qin et al., 2005，2006b）。研究结果发现，SO_2 吸入可剂量依赖性地降低大鼠肝微粒体细胞色素 P450 含量，在浓度较高时（28 mg/m^3、56 mg/m^3）差异显著。如前所述，由于 SO_2 吸入后必须通过血液循环才能到达肝脏，所以对肝脏细胞色素 P450 起作用的实际是 SO_2 失活的中间产物——亚硫酸钠和亚硫酸氢钠。因此推测，SO_2 可能对 P450 含量的降低作用更大。

8.2.3　SO_2 对 CYP450 酶活性和基因表达的抑制作用

采用上述动式 SO_2 吸入法，研究 SO_2 对大鼠肝、肺组织中 CYP1A1/2 和 CYP2B1/2 酶活性和基因表达的效应。CYP1A1/2 是属于细胞色素 P450 大家族中 CYP1A 亚家族的两个基因或两个同工酶，主要参与多环芳香族化合物及芳香胺的氧化代谢。CYP2B1/2 是属于 CYP2B 亚家族的两种酶，其在物质氧化代谢中具有重要作用。CYP2E1 是属于 CYP2E 亚家族的一种酶，它是毒理学中一种重要的酶。

研究发现，随着 SO_2 浓度的增加，大鼠肝、肺组织中 CYP1A1/2 和 CYP2B1/2 mRNA 表达与相应的酶活性以及肺组织中 CYP2E1 的 mRNA 表达与相应的酶活性均降低，且存在剂量 - 效应关系（图 8-1）；而肝微粒体 CYP2E1 mRNA 表达与相应的酶活性在各浓度组均未见显著改变，表明 SO_2 对肺 CYP2E1 酶活性的抑制作用比对肝的作用更大，这可能是因为对肺酶活的抑制作用是由吸入的 SO_2 直接作用所引起，而对肝则是 SO_2 衍生物作用引起的缘故（Qin et al., 2005，2006b）。

我们设想内源性 SO_2 对体内酶数量或活性的调节无论正或负都是其生理作用或信号传导作用的重要方面。

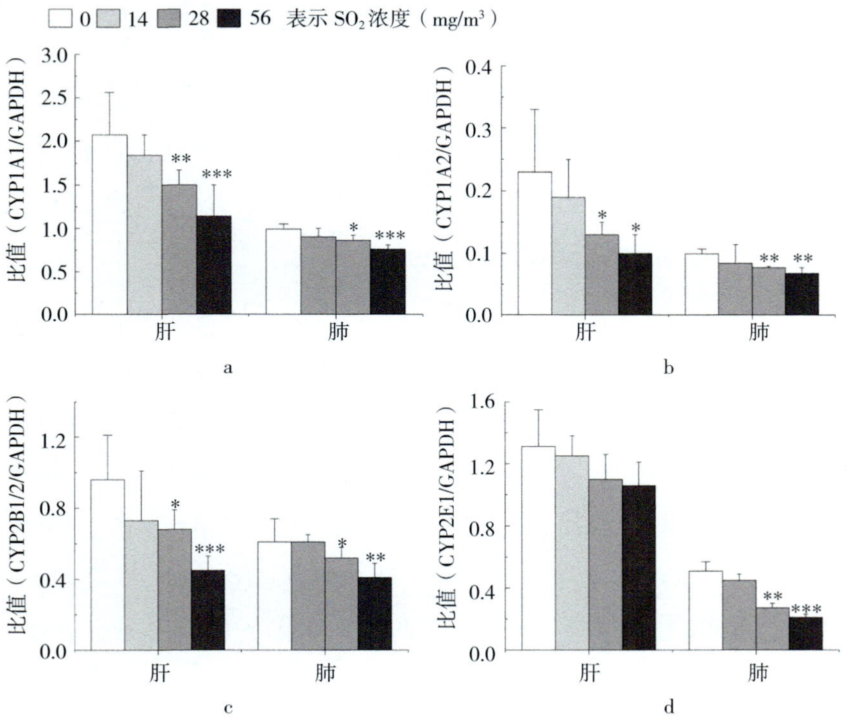

图 8-1 SO_2 对大鼠肝和肺组织中几种 P450 酶 mRNA 水平的影响

注：图 8-1a. CYP1A1 基因表达；图 8-1b. CYP1A2 基因表达；图 8-1c. CYP2B1/2 基因表达；图 8-1d. CYP2E1 基因表达。*t* 检验，SO_2 吸入组与对照组相比，*n*=6，$^{*}p<0.05$，$^{**}p<0.01$，$^{***}p<0.001$。

8.3 SO_2 及其衍生物对原癌基因和抑癌基因表达的调节及其生理或信号分子作用

8.3.1 SO_2 对原癌基因和抑癌基因表达的调节

本研究采用雄性 Wistar 大鼠，体重 180～200 g，每组 6 只大鼠。应用动式吸入法，大鼠每天吸入 56 mg/m^3 SO_2 6 h，连续 7 d。最后一次处理后 18 h，将大鼠处死，取出肝、肺组织，立即置于液氮保存。采用荧光定量 RT-PCR 及 Western blot 技术检测各组动物肝、肺组织中几种原癌基因和抑癌基因的 mRNA 及蛋白表达水平。

研究结果发现，SO_2 使大鼠肝、肺组织中的原癌基因 *c-jun*、*c-fos*、*c-myc*、*K-ras* 和抑癌基因 *p*53 的 mRNA 及蛋白表达均显著增加，而使抑癌基因 *p*16 和 *Rb* 的 mRNA 及蛋白表达均显著降低（Qin G et al.，2009，2006b；孟紫强等，2012）。

8.3.2 SO_2衍生物对原癌基因和抑癌基因表达的调节

为了精确定量研究，特别是在低浓度或生理浓度下 SO_2 及其衍生物对原癌基因和抑癌基因表达的影响，我们采用培养的人支气管上皮细胞 BEP2D 细胞株（human bronchial epithelial cell BEP2D line，BEP2D）进行体外试验。研究结果如下（Qin G et al.，2009，2006b；孟紫强等，2012）。

1. 研究方法

本研究采用荧光定量 RT-PCR 和 Western blot 技术研究了 SO_2 衍生物对培养的人支气管上皮细胞 BEP2D 细胞株原癌基因（*K-ras*、*c-fos*、*c-jun*、*c-myc*）和抑癌基因（*Rb*、*p53*、*p16*）在转录水平和翻译水平上的影响（Qin et al.，2009）。对指数生长期细胞，分别用 0 μmol/L、1 μmol/L、10 μmol/L、100 μmol/L、1 000 μmol/L、2 000 μmol/L 的 Na_2SO_3 和 $NaHSO_3$ 混合液（摩尔质量之比为 3：1）处理 4 h（n=3），收集细胞提取 RNA 及蛋白质，并进行荧光定量 PCR 及 Western blot 试验，测定基因表达情况。

2. SO_2 衍生物对 BEP2D 细胞 *c-fos*、*c-jun* 和 *c-myc* 基因表达的调节

SO_2 衍生物在所有试验浓度（1～2 000 μmol/L）下，特别是在极低或生理浓度（1～100 μmol/L）下，均使 BEP2D 细胞原癌基因 *c-fos*、*c-jun* 和 *c-myc* 的 mRNA 表达及蛋白表达水平的显著上升，且具有剂量－效应关系。特别值得注意的是，SO_2 衍生物浓度在 1 μmol/L 对 *c-fos*、*c-jun* 和 *c-myc* mRNA 表达及蛋白表达引起的上升即具有统计学显著水平。

3. SO_2 衍生物对 BEP2D 细胞 *K-ras* 和 *p53* 基因表达的调节

SO_2 衍生物在所有试验浓度（1～2 000 μmol/L）下，均引起 BEP2D 细胞原癌基因 *K-ras* 和抑癌基因 *p53* 的 mRNA 表达及蛋白表达水平上升，且具有剂量－效应关系。值得注意的是，SO_2 衍生物浓度在较低或生理浓度（100 μmol/L）下对 *K-ras* 和 *p53* 引起 mRNA 表达及蛋白表达的增加具有统计学显著水平。与原癌基因 *c-fos*、*c-jun* 和 *c-myc* 相比，*K-ras* 和 *p53* 对 SO_2 衍生物作用的敏感性较低。

4. SO_2 衍生物对 BEP2D 细胞 *p16* 和 *Rb* 基因表达的调节

SO_2 衍生物在所有试验浓度（1～2 000 μmol/L）下，均引起 BEP2D 细胞原癌基因抑癌基因 *p16* 和 *Rb* 的 mRNA 表达及蛋白表达水平下降，且具有剂量－效应

关系。值得注意的是，SO_2 衍生物浓度在较低或生理浓度（100 μmol/L）下对 *p16* 和 *Rb* 引起 mRNA 表达及蛋白表达的减少具有统计学显著水平。与原癌基因 *c-fos*、*c-jun* 和 *c-myc* 相比，*p16* 和 *Rb* 对 SO_2 衍生物作用的敏感性较低。

8.3.3　SO_2 衍生物对基因表达作用的时效研究

为了探讨 SO_2 衍生物对癌基因表达作用的性质，用 100 μmol/L Na_2SO_3 和 $NaHSO_3$ 混合液处理该细胞 4 h，再用无钙镁平衡盐溶液（D-hanks）洗 3 次细胞，更换新鲜 LHC-8（laboratory of human carcinogenesis-8）无血清培养液继续培养，分别在培养 0 h、0.5 h、1 h、4 h、24 h 后收获细胞（*n*=3），如上测定基因表达水平，以不含衍生物的生理盐水处理细胞 4 h 为对照组。研究结果（孟紫强等，2012；Qin G et al.，2009，2006b）如下：

1. 原癌基因 *c-fos*、*c-jun* 和 *c-myc* mRNA 及蛋白表达的恢复曲线

100 μmol/L SO_2 衍生物处理 BEP2D 细胞 4 h 后，马上收集细胞，此时 *c-jun* 的 mRNA 及蛋白表达量最高，换上新鲜的 LHC-8 无血清培养基，恢复培养 0.5 h 后，*c-fos* 和 *c-myc* mRNA 及蛋白表达水平上升至最高，随后其表达水平逐渐降低，直到 4 h 这 3 个基因的 mRNA 和蛋白表达仍显著高于对照组。但恢复培养 24 h *c-fos* mRNA 和蛋白水平及 *c-jun* 的蛋白水平仍然比对照组显著升高（图 8-2）。

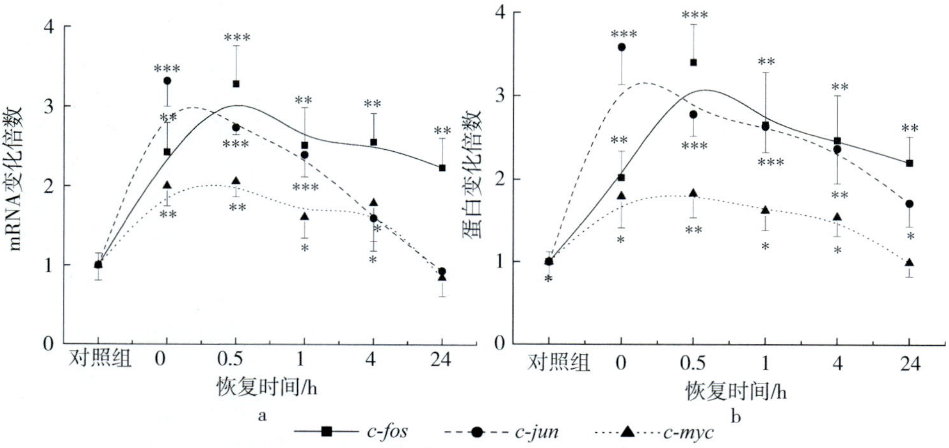

图 8-2　SO_2 衍生物处理后恢复培养不同时间对 *c-fos*、*c-jun* 和 *c-myc* 基因表达（a）和蛋白质表达（b）的影响

注：*n*=3，SO_2 组与对照组比较，*t* 检验，$^{*}p<0.05$，$^{**}p<0.01$，$^{***}p<0.001$。

2. 原癌基因 *K-ras* mRNA 及蛋白表达的恢复曲线

100 μmol/L SO_2 衍生物处理 BEP2D 细胞 4 h 后，换上新鲜的 LHC-8 无血清培养基，再培养 0.5 h 后，*K-ras* 的 mRNA 及蛋白水平上升至最高，之后随着恢复培养时间的延长，其表达量逐渐降低，但在 1 h、4 h、24 h 时仍高于对照组，且在恢复培养 1 h 时 *K-ras* 的表达仍然在统计学上显著升高（图 8-3a，蛋白表达未图示）。

3. 抑癌基因 *p*53、*p*16 和 *Rb* mRNA 及蛋白表达的恢复曲线

100 μmol/L SO_2 衍生物处理 BEP2D 细胞 4 h 时，*p*53 的 mRNA 及蛋白表达均显著上升。换上新鲜的 LHC-8 无血清培养基，恢复培养 0.5 h、1 h、4 h、24 h，*p*53 的 mRNA 及蛋白表达水平均随恢复培养时间的延长而下降加剧，在 1 h 即低于对照组，在 24 h 达到显著低于对照组（图 8-3a，蛋白表达未图示）。

与 *p*53 基因不同，100 μmol/L SO_2 衍生物处理 BEP2D 细胞 4 h 时，*p*16 和 *Rb* mRNA 及蛋白表达均显著低于对照组，表明该基因表达受到显著抑制。换上新鲜的 LHC-8 无血清培养基，恢复培养 0.5 h、1 h、4 h、24 h，*p*16 和 *Rb* mRNA 及蛋白表达均未见恢复，其表达水平一直显著低于未经 SO_2 衍生物处理的对照组（图 8-3b，蛋白表达未图示）。

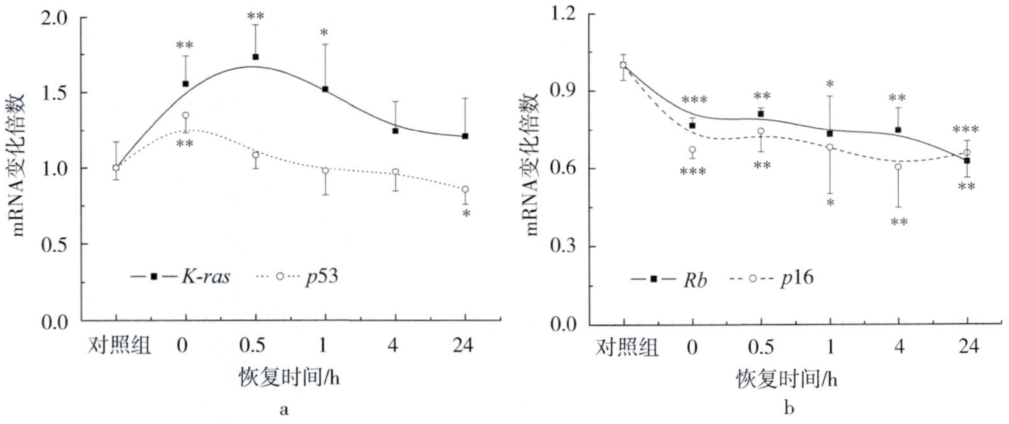

图 8-3　SO_2 衍生物处理后恢复培养不同时间对 *K-ras*、*p*53（a）和 *Rb*、*p*16（b）基因表达的影响

注：n=3，SO_2 组与对照组比较，t 检验，$^{*}p<0.05$，$^{**}p<0.01$，$^{***}p<0.001$。

8.4 SO_2 对细胞增殖信号途径的调控作用

8.4.1 SO_2 通过原癌基因信号途径调控细胞增殖

1. 原癌基因和抑癌基因与细胞增殖

细胞增殖、生长因子与原癌基因的信号转导调控密切相关。原癌基因（*H-ras*、*c-fos*、*c-jun* 和 *c-myc*）是细胞中固有的基因，其表达蛋白定位于细胞核内，能与靶基因的调控元件结合并直接调节其转录活性。这些原癌基因的产物也称为核转录因子，能调控某些基因的表达。当这些原癌基因一旦被细胞内源性或外源性物质激活，就会通过信号途径调控细胞增殖与分化，特别是在某些因素（如放射线、某些化学物质等）作用下，原癌基因会发生数量上或结构上的变化，形成癌性的细胞转化基因，这样的基因被称为癌基因。癌基因是控制细胞生长和分裂的正常基因的一种突变形式，能引起正常细胞癌变。原癌基因一旦被激活，其编码的蛋白发生量和质的改变而称为癌蛋白，其作用于细胞，引起癌变，具有生物学作用。目前对已经分离的多种原癌基因，据其产物的功能将它们分为六大类：细胞生长因子、具有酪氨酸激酶活性的生长因子受体、非受体型的酪氨酸激酶、G 蛋白、丝氨酸 / 苏氨酸激酶以及核内的蛋白质（包括各种转录因子和转录调节因子）。细胞信号转导是细胞增殖分化的基本调节方式，而信号转导通路中蛋白质的突变往往是细胞癌变的主要原因。另外，细胞中存在抑癌基因（如 *p53*、*p16*、*Rb*），是正常细胞增殖过程中的重要调控因子，其编码的蛋白往往在细胞周期的检验点上起阻遏周期进程的作用，如果抑癌基因突变后丧失了细胞增殖的负调控作用，则导致细胞周期失控而过度增殖。

当生长因子刺激正处于 G0 期的细胞时，能促使细胞开始增殖。该现象是通过细胞内信号转导通路实现的。生长因子是一种配体，可由不同的细胞合成并分泌，其与靶细胞上的相应受体结合，会引发相应的生物学或毒理学效应。这些受体有的位于细胞膜上，有的位于细胞内部。位于膜表面的受体是跨膜的受体蛋白，包含具有酪氨酸激酶活性的细胞内结构域。当生长因子与这类受体结合后，受体所包含的酪氨酸激酶被活化，使相关蛋白磷酸化。如表皮生长因子（epidermal growth factor，EGF）与靶细胞表面表皮生长因子受体（epithelial growth factor receptor，EGFR）结合，引起受体变构、二聚化，并激活受体细胞内区酪氨酸蛋白激酶，进而激活下游的信号分子，能刺激表皮细胞和上皮细胞生长。EGF 及其受体还可激活胞浆的有丝分裂原活化蛋白激酶（mitogen-activated protein kinase，MAPK）系统进入细胞核，使 *c-fos*、*c-jun*、*c-myc* 蛋白迅速表达，促进细胞的生长与分裂过程。生长因子和细胞因子是细胞分泌的蛋白质、多肽类信号分子，能诱导 *c-fos*、*c-jun*、*c-myc* 等核转录因子的合成，通过转录调控促进与细胞分裂周期、DNA 复制等相关酶的表达，从而调节细胞生长和增殖。

近年研究发现，生长因子、细胞因子、癌基因产物等的信号转导途径的调节与细胞的分化与增殖密切相关，而这种调节的异常可否导致肿瘤的发生是现代生物医学研究的热点之一。

MAPK 是一类细胞内广泛分布的丝氨酸 / 苏氨酸残基的蛋白激酶，是一种连接细胞膜表面受体与决定性基因表达之间的重要信号调节酶。其作用过程涉及多层次的细胞调节，对生理性刺激（如丝裂原、生长因子、激素等）和病理性刺激［如细胞因子白细胞介素 -1（IL-1）、肿瘤坏死因子 α（TNF-α）等］可做出不同反应，控制细胞存活、增殖、分化和凋亡等生理功能和过程。在细胞增殖调控方面，EGF 与其受体 EGFR 能激活 MAPK 信号，促进 *c-fos* 和 *c-jun* 的表达。Ras 蛋白也能调节其下游 MAPK 效应信号途径发挥作用，MAPK 效应又可活化激活蛋白（AP-1）。AP-1 能激活核转录因子（如原癌基因 *c-fos*、*c-jun* 和 *c-myc*），进一步完成细胞增殖的生物学功能。

2. SO_2 通过原癌基因信号途径调控细胞增殖

本研究表明，低剂量 SO_2（10～100 μmol/L）即可诱导人支气管上皮细胞 BEP2D 细胞株原癌基因（*H-ras*、*c-fos*、*c-jun*、*c-myc*）、表皮生长因子基因（EGF）及 EGF 受体（epithelial growth factor receptor，EGFR）基因表达的增加，而在更低浓度（0.1～1 μmol/L）下，仍可引起 *c-fos*、*c-jun* 和 *c-myc* 基因表达的增加（李瑞金等，2011）。这些研究表明，生理相关浓度 SO_2 不仅诱导 BEP2D 细胞 *H-ras*、EGF、EGFR 基因的表达，而且还可通过 EGF 及其受体（EGFR）激活胞浆中的 MAPK 系统进入细胞核，使 *c-fos*、*c-jun*、*c-myc* 基因迅速表达，促进细胞的生长与分裂过程，即促进细胞的增殖（图 8-4、图 8-5）。

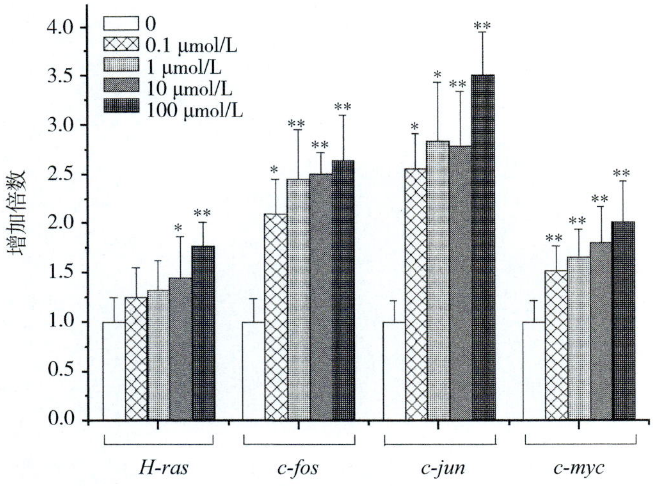

图 8-4　SO_2 对 BEP2D 细胞原癌基因 mRNA 表达的影响

注：n=3，one-way ANOVA 检验，处理组与对照组比较，$^{*}P<0.05$，$^{**}P<0.01$。

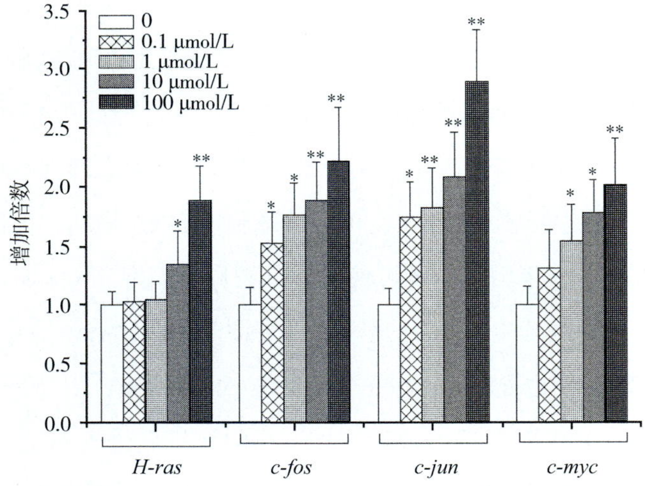

图 8-5　SO_2 对 BEP2D 细胞原癌基因蛋白表达的影响

注：n=3，one-way ANOVA 检验，处理组与对照组比较，$^{*}P<0.05$，$^{**}P<0.01$。

综上所述，*H-ras/c-fos/c-jun/c-myc* 信号通路可介导 SO_2 对 BEP2D 细胞的增殖作用。特别是，生理浓度的 SO_2 可上调 *c-fos*、*c-jun* 和 *c-myc* 基因表达，从而对细胞增殖进行生理调控。此外，研究发现 SO_2 引起 MAPK 信号转导途径上的 EGFR 表达增加，表明 SO_2 还可通过 MAPK 信号转导途径调控细胞增殖过程（图 8-6）。

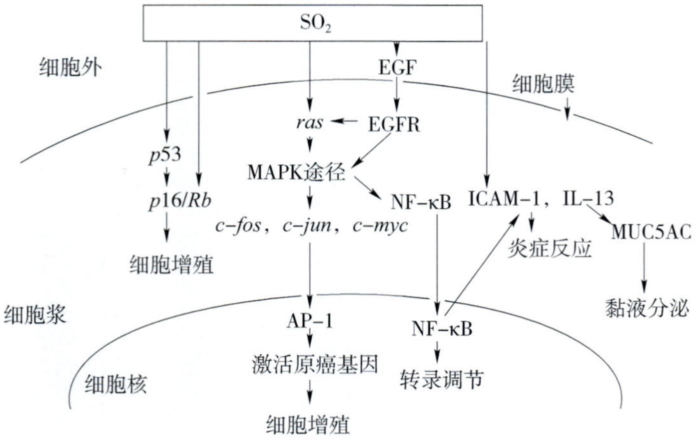

图 8-6　SO_2 引起细胞增殖、炎症和黏液分泌的信号通路

8.4.2　SO_2 通过抑癌基因信号途径调控细胞增殖

1. 抑癌基因与细胞增殖

在正常情况下，抑癌基因 *p53*、*p16* 和 *Rb* 在细胞生长、增殖和分化过程中起着十分重要的负调节作用，并对肿瘤的发生有抑制作用。例如，*p53* 基因分为野生型和突变型两种，其产物也有野生型和突变型。研究早已证实细胞一旦受到外界紫外线和 γ 线的照射或化学药物的攻击，可导致细胞内 DNA 损伤，促使野生型 *p53* 蛋白的积聚；野生型 *p53* 蛋白的积聚可使细胞分裂周期阻滞于 G1 期，而不向 S 期过渡，继而抑制了细胞继续生长。*Rb* 是一种肿瘤抑制基因，有磷酸化 *Rb* 和非磷酸化 *Rb* 两种形式。非磷酸化 *Rb* 蛋白存在于 G0 和 G1 期细胞，*Rb* 与转录因子 E2F 结合成复合物，抑制 E2F 对细胞的增殖作用，可阻止细胞进入 G1/S 以及 G2 期细胞进入 M 期，并阻止细胞增殖，从而防止肿瘤发生。而细胞受到生长信号的刺激后，细胞周期蛋白 D（cyclinD1）/CDK4 或 cyclinD1/CDK6 复合物对 *Rb* 蛋白具有磷酸化作用，导致 E2F 释放，促使细胞通过 G1/S 控制点，引起细胞分裂增殖。*p16* 与 cyclinD1 竞争 CDK4、CDK6，抑制 cyclinD1/CDK4 或 cyclinD1/CDK6 复合物形成，使 *Rb* 持续非磷酸化的高活性，控制细胞从 G1 期向 S 期演进。此途径形成一个反馈调节，被称为 *Rb* 途径，*p16* 和 *Rb* 形成的反馈调节通路保证细胞周期由 G1 期进入 S 期，对正常细胞的增殖具有积极作用。*p16*、cyclinD1/CDK4 或 cyclinD1/CDK6 和 *Rb* 在功能上环环相扣，其中任何一个分子的紊乱都会导致相同的结果。当 *Rb*

和 *p*16 基因均受到抑制，蛋白功能出现异常时，则 *p*16/*Rb* 正常的反馈调节出现异常，细胞便会无限制地通过 G1 期，最终引起细胞增殖甚至恶性增殖。

此外，突变型 *p*53 蛋白能通过显性抑制效应抑制野生型 *p*53 基因的激活或使其失活，进而引起细胞的转化、细胞增殖甚至癌变。*Rb* 功能受 *p*21 和 *p*53 的调节。*p*21 蛋白是 CDK2、CDK4 的抑制因子，其与 CDK2、CDK4 结合，可阻止 cyclin E/CDK2、cyclin D1/CDK4 复合物形成，使 *Rb* 不能被磷酸化，从而阻止转录因子 E2F 从复合物 *Rb*/E2F 中解离。*p*53 和 *p*21 的异常均可通过 cyclin D/CDK4（或 CDK6）及 cyclin E/CDK2 影响 *Rb*，故 *p*53-*p*21/*Rb* 途径的异常导致细胞周期紊乱，并引起细胞增殖。细胞增殖特别是肿瘤发生时，*p*53 与 *p*21 呈负相关，*p*53 表达上调，而 *p*21 表达下调，促进 cyclin E/CDK2、cyclin D1/CDK4 复合物形成，使 *Rb* 磷酸化，同时使细胞周期通过 G1/S 期，促进细胞增殖。由此可见，*p*53/*p*16/*Rb* 信号通路包括 *p*53-*p*21/*Rb* 途径和 *Rb*/*p*16 反馈调节途径。

2. SO_2 通过抑癌基因信号途径调控细胞增殖

研究结果表明，SO_2 在生理相关浓度（10～100 μmol/L）下即可显著增加 BEP2D 细胞 *p*53 基因的表达，明显抑制 *p*16 和 *Rb* 的表达（图 8-7、图 8-8）（李瑞金等，2011）。这些结果证明内源性 SO_2 在较低浓度下，可上调 *p*53 的表达，通过影响 *p*21 的表达，促进 *Rb* 磷酸化，并导致非磷酸化 *Rb* 表达下降，促进细胞增殖；同时也证明内源性 SO_2 引起 *p*16 表达下降的情况下，就不能与 cyclinD1 竞争 CDK4、CDK6，

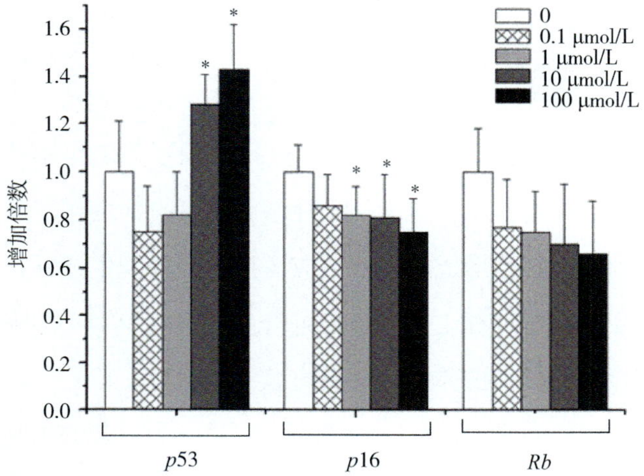

图 8-7　SO_2 对 BEP2D 细胞抑癌基因 mRNA 表达的影响

注：*n*=3，one-way ANOVA 检验，处理组与对照组比较，$^*P<0.05$。

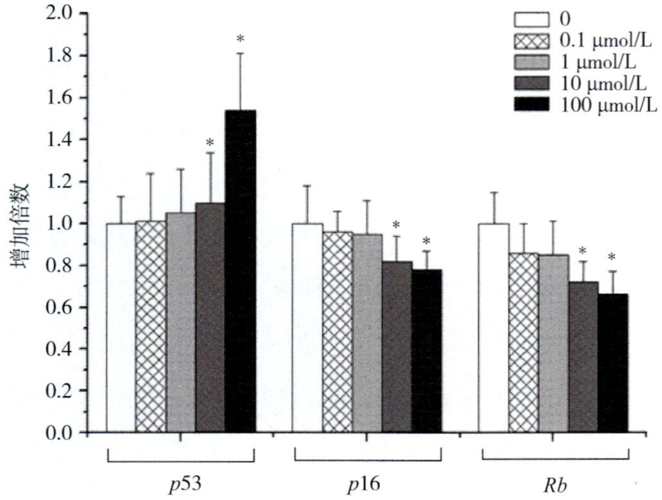

图 8-8　SO_2 对 BEP2D 细胞抑癌基因蛋白表达的影响

注：*n*=3，one-way ANOVA 检验，处理组与对照组比较，$^{*}P<0.05$。

有利于 cyclinD1/CDK4 或 cyclinD1/CDK6 复合物形成，使磷酸化的 *Rb* 活性增高，非磷酸化 *Rb* 表达下降，并使细胞从 G1 期向 S 期演进，实现对细胞增殖的调控（图 8-6）。

8.5 SO_2 在不同病理生理中的信号转导作用

8.5.1 SO_2 对炎症反应信号途径的调控作用

1. 炎症反应及其信号途径

炎症反应的发生与各种炎症细胞、促炎 / 抗炎因子等的作用有关，并通过不同的信号转导机制发生相互作用，包括从炎症细胞识别炎症信号与其他细胞或细胞外基质发生黏附，到炎症细胞形成极性并响应炎症信号而发生迁移，直至最终炎症细胞发挥生物学效应的整个过程。这一过程可分为细胞的识别、黏附、炎性细胞迁移和效应等不同步骤，而每一步都受到精细的信号调控。

炎症是机体抵御外来物入侵的一种机制，它是一个复杂的生物过程。促炎细胞因子主要有 TNF-α、白细胞介素 -1β（IL-1β）、白细胞介素 -6（IL-6）和白细胞介素 -8（IL-8）等；抗炎细胞因子主要有白细胞介素 -4（IL-4）、白细胞介素 -10

(IL-10)、白细胞介素-13(IL-13)、TGF-β、IL-1受体等。细胞间黏附因子1(intercellular adhesion molecule 1，ICAM-1)作为一种细胞因子，能促进炎性细胞浸润，增加炎症反应。

IL-13是一种具有多效能的免疫调节细胞因子，其与其相应受体结合，激活STAT6途径，引起黏液分泌、杯状细胞增生、炎性细胞浸润、IgE合成等效应。黏蛋白5AC亚型(mucin 5 Subtype AC，MUC5AC)是气道黏蛋白的主要成分，其高表达与黏液高分泌及哮喘发病有关。作为配体，生长因子EGF与细胞膜上的受体EGFR结合，启动信号转导系统。EGFR的高度表达可促进细胞增殖、血管生成、黏附、侵袭和转移及气道重塑，并与炎症因子的生成有关。EGF和EGFR的结合能激活MAPK途径，导致核转录因子-κB(nuclear factor kappa-B，NF-κB)的激活，后者又可通过核转录调节，合成和释放一些细胞因子(如IL-6、IL-8、IL-13、ICAM-1、TNF-α等)。NF-κB作为一种转录调节因子，在与炎症反应有关的基因转录表达的调控中起关键作用。

2. SO_2 对炎症反应信号途径的调节作用

本研究表明，生理相关浓度的 SO_2 即可上调BEP2D细胞EGF和EGFR的表达，同时也可上调IL-13、ICAM-1和MUC5AC的表达(图8-9、图8-10)。这些研究结果证明内源性 SO_2 对EGF/EGFR/MARK/NF-κB/IL-13/ICAM-1炎症相关信号通路有调节作用(图8-6)。

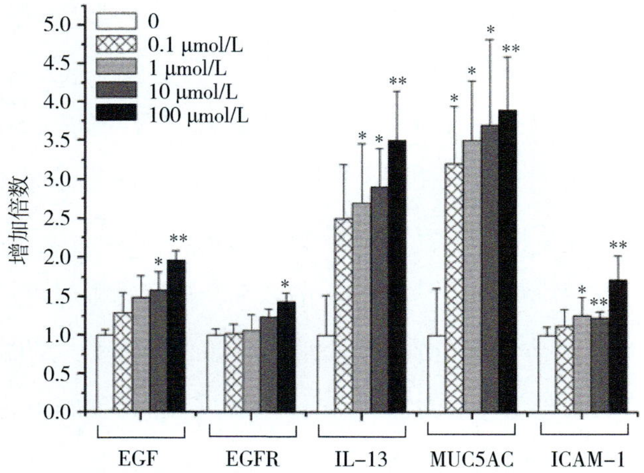

图8-9 SO_2 对BEP2D细胞EGF、EGFR、IL-13、MUC5AC和ICAM-1 mRNA表达的影响

注：n=3，one-way ANOVA检验，处理组与对照组比较，$^{*}P<0.05$，$^{**}P<0.01$。

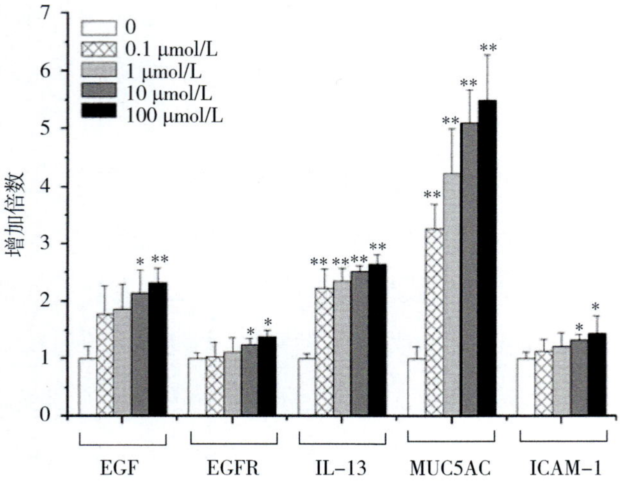

图 8-10　SO_2 对 BEP2D 细胞 EGF、EGFR、IL-13、MUC5AC 和 ICAM-1 蛋白表达的影响

注：n=3，one-way ANOVA 检验，处理组与对照组比较，$^{*}P<0.05$，$^{**}P<0.01$。

8.5.2　SO_2 对哮喘相关信号途径的调控作用

1. 哮喘的发生与信号途径

哮喘的发生与遗传因素和环境因素有关，哮喘的发生和加重是通过调控多种哮喘相关基因的表达来实现的。这些基因表达的产物构成了一个诱发哮喘的信号转导系统或途径。这些基因的表达与气道高反应性（airway hyperresponsiveness，AHR）、慢性炎症反应、黏液过度分泌、气道平滑肌收缩、气道重塑等症状有关。

2. SO_2 通过信号途径影响哮喘的发生或症状

本研究表明，SO_2（0.1～100 μmol/L）显著增加了 EGF、EGFR、MUC5AC、ICAM-1 和 IL-13 基因的 mRNA 和蛋白表达，且具有剂量依赖性关系（图 8-6、图 8-7）。同时，SO_2 显著增加了 *H-ras*、*c-fos*、*c-jun*、*c-myc*、*p*53 基因表达（图 8-1、图 8-2），抑制了 *p*16 和 *Rb* 表达（图 8-4、图 8-5）。研究结果表明，低浓度的 SO_2 即可通过不同信号途径调节细胞的增殖、炎症反应和黏液分泌，从而增强机体对某些致哮喘因素的敏感性而导致哮喘的发生，或者加重哮喘患者的症状（图 8-3）。

3. SO_2 调控哮喘发生的信号途径

根据对 SO_2 调控哮喘相关基因表达的研究，可将 SO_2 调控哮喘发生的信号总结为以下 4 条途径（图 8-3）：

（1）*p53/p16/Rb* 细胞增殖途径：SO_2 作用于人支气管上皮细胞后，引起 *p53* 表达增加，*Rb* 和 *p16* 表达下降，导致 *p53/Rb* 途径和 *Rb/p16* 途径的正常反馈调节异常，促使 *Rb* 磷酸化，引起细胞增殖。

（2）*H-ras*/MAPK/*c-fos*/*c-jun*/*c-myc* 细胞增殖途径：SO_2 上调 *H-ras* 的表达，激活 MAPK 信号通路，继而上调 *c-fos*/*c-jun*/*c-myc* 的表达，引起细胞增殖。上述两条途径均促进上皮细胞增生和炎性细胞增殖。

（3）EGF/EGFR/MARK/NF-κB/IL-13/ICAM-1 炎症途径：SO_2 引起信号分子 EGF 的表达，EGF 与其受体 EGFR 特异性结合，引起该受体发生构象变化，从而激活酪氨酸激酶活性，导致受体发生磷酸化。磷酸化的受体可以活化更多的细胞信号转导分子，激活 MAPK 信号通路，并通过激活 NF-κB，促进 IL-13 和 ICAM-1 转录，进而导致气道损伤、炎性细胞迁移和慢性炎症反应。

（4）EGF/EGFR/MARK/IL-13/MUC5AC 黏液分泌和气道重塑途径：当气道上皮受到刺激或损伤时，上皮细胞的增殖加快，通过生长因子或细胞因子对受损细胞进行修复，当细胞损伤持续且不能恢复时，气道组织结构便发生改变，导致气道重塑。气道上皮细胞产生的 EGF 及其受体在细胞损伤修复和重建中具有重要作用。我们的研究表明，SO_2 上调 EGF 的表达，EGF 与其受体 EGFR 结合，参与了气道重塑；同时，EGFR 活化能激活下游信号分子转录，引起 IL-13 表达增加，并介导杯状细胞增生和 MUC5AC 高表达，引起黏液高分泌与气道阻塞。

8.5.3　SO_2 促癌作用的信号途径研究

多数研究报道，低浓度的 SO_2 或其衍生物不能引起基因突变，不是致癌物，但是 SO_2 可以促进致癌物的致癌作用，是促癌物，或称“辅癌物”。在众多致癌物中以 SO_2 对致癌物苯并［*a*］芘（B*a*P）的促癌作用研究最多，但是其促癌作用的机理或途径却未阐明。

本研究采用雄性 Wistar 大鼠，随机分为对照、SO_2、B*α*P 和 SO_2+B*α*P 4 组，每组 6 只大鼠。SO_2 组与 SO_2+B*α*P 组每天吸入 56 mg/m^3 SO_2 6 h，连续 7 d；在第 6 天，给 B*α*P 和 SO_2+B*α*P 组每只大鼠气管注入含 3 mg B*α*P 的生理盐水（200 μL，0.9%NaCl，0.5% gelatin），而对照和 SO_2 两组每只大鼠仅注入生理盐水（200 μL，0.9%NaCl，0.5% gelatin）。采用荧光定量 RT-PCR 及 Western blot 技术检测各组动

物肝、肺组织中原癌基因（*c-fos*、*c-jun*、*c-myc* 和 *K-ras*）和抑癌基因（*p53*、*p16* 和 *Rb*）mRNA 及蛋白表达水平。研究结果如下（Qin G et al.，2010a，2010b）：

1. SO_2 或 B*a*P 单独作用于大鼠，引起肝或肺组织原癌基因（*c-fos*、*c-jun*、*c-myc* 和 *K-ras*）和抑癌基因（*p53*）的 mRNA 及蛋白表达均显著增加，且呈明确的剂量 - 效应关系。

2. SO_2 或 B*a*P 单独作用于大鼠，引起肝或肺组织抑癌基因 *p16* 和 *Rb* mRNA 及蛋白表达水平剂量依赖性显著降低。

3. SO_2+B*a*P 联合作用，大鼠肝或肺组织原癌基因（*c-fos*、*c-jun*、*c-myc*）和抑癌基因（*p53*）的 mRNA 及蛋白表达均极显著高于生理盐水对照组，同时也显著高于 SO_2 或 B*a*P 单独作用组，表明 SO_2 与 B*a*P 具有明显的协同作用。

这里需要指出的是，*c-myc* 的 mRNA 及蛋白表达虽然均高于 SO_2 或 B*a*P 单独作用组，但在 mRNA 表达升高上未达到统计学显著水平，这可能与样本数量小有关。

4. SO_2+B*a*P 联合作用，大鼠肝或肺组织原癌基因 *K-ras* 的 mRNA 及蛋白表达均极显著高于生理盐水对照组，但与 SO_2 或 B*a*P 单独作用组相比差异不显著，表明在对 *K-ras* 基因表达方面，SO_2 与 B*a*P 缺乏明显的协同作用。

5. SO_2+B*a*P 联合作用，大鼠肝或肺组织抑癌基因（*p16*、*Rb*）的 mRNA 及蛋白表达均极显著低于生理盐水对照组，同时也显著低于 SO_2 或 B*a*P 单独作用组，表明 SO_2 与 B*a*P 在对这两个抑癌基因的调控上也具有明显的协同作用。

6. SO_2、B*a*P 单独作用或联合作用，对于大鼠原癌基因或抑癌基因表达的调控作用，在不同器官（肝、肺）之间几乎未见差异，表明 SO_2 或 B*a*P 对原癌基因或抑癌基因的作用具有全身普遍性。

综上所述，SO_2 可能是通过上调原癌基因表达而促进细胞增殖，又通过下调抑癌基因的表达而使其无法发挥其负调控细胞生长的作用，从而达成对 B*a*P 致癌的促进作用。如前所述，SO_2 能够抑制细胞色素 P450 酶活性和基因表达，因此它不可能通过促进 B*a*P 转化为终致癌物途径而成为促癌物；低浓度 SO_2 及其衍生物不能引起 DNA 损伤，因此它在基因突变上很难发挥作用。于是，SO_2 可能并不能影响 B*a*P 与 DNA 形成加合物，但是它可以通过上调原癌基因 *c-fos*、*c-jun*、*c-myc* 和 *K-ras* 的转录或蛋白翻译，促进发生 DNA 损伤的细胞增殖，这不仅使细胞没有足够的时间对损伤的DNA（如B*a*P与DNA形成的加合物）进行修复，而且可通过细胞增殖把DNA的损伤（或突变）固定在子代细胞的基因组中，从而促进了突变细胞的形成，加快突变细胞的繁殖，从而对B*a*P的致癌效应起到促进作用。至于SO_2对抑癌基因*p53*表达的上调效应可否起到抑制细胞突变的作用，这主要取决于SO_2对原癌基因和抑癌基因（包括*p53*）的综合效益，也取决于致癌物（如B*a*P）对DNA损伤的程度，可能是由多种因素决定的。

此外，值得注意的是，人体外环境和内环境都存在多种致癌因素，体内不仅存在从外环境进入的外源性致癌物，同时也存在多种内源性产生的致突变、致癌物，长期暴露在SO_2严重污染环境中，进入体内的SO_2可随时成为这些致突变或致癌物的促进剂。由此可知，虽然SO_2不是致癌物，但它仍然可以增加暴露人群癌症的发生率。因此，防治SO_2对大气环境的污染一刻也不能松懈。

8.6 从SO_2对基因表达的效应分析其生理或信号分子作用

8.6.1 低浓度或生理浓度SO_2及其衍生物对基因表达具有显著效应

综上所述，无论是SO_2或其衍生物，还是整体试验（大鼠肺和肝器官）或培养细胞（BEP2D细胞），均可以在低浓度或生理浓度下，对原癌基因*c-jun*、*c-fos*、*c-myc*、*K-ras*、抑癌基因*p53*、*p16*、*Rb*以及其他基因的mRNA及蛋白表达产生显著效应；表明内源性SO_2及其衍生物虽然在体内的浓度很低，但足以对这些基因的表达产生强效应，从而对这些基因的相关生理功能或信号转导作用起调控作用。

依据文献报道，由于SO_2易溶于水和脂质的性质而使其吸入的95%以上被大鼠上呼吸道所吸收，实际到达肺组织的浓度很低，所以本研究采用56 mg/m^3 SO_2试验浓度，作为与内源性SO_2相接近的生理性浓度。

此外，我们的研究已经反复证明，无论在毒理学、病理生理学，还是在生理学上，SO_2衍生物——亚硫酸钠和亚硫酸氢钠是SO_2在体内失活过程中的中间产物，其生物学效应远低于SO_2的生物学作用。从此推论，SO_2对于原癌基因、抑癌基因以及其他基因表达的作用可能远大于上述SO_2衍生物中性溶液的效应。因此，再次表明人体和动物体内生物合成的内源性 SO_2 及其衍生物虽然浓度很低，但仍然会对这些基因相关的生理功能和信号转导作用发挥调控作用。

值得注意的是，体内存在丰富的含硫氨基酸和含硫蛋白质，人和动物体内生物合成的内源性 SO_2 及其衍生物的数量可能远高于我们现在估计的微克级水平。

8.6.2 SO_2 及其衍生物对基因表达效应的长效性和可恢复性

将 SO_2 衍生物处理后的 BEP2D 细胞，置于无 SO_2 衍生物的培养液中进行恢复培养，发现 SO_2 衍生物对 BEP2D 细胞原癌基因或抑癌基因表达的作用可以维持一定时间。对于所试全部原癌基因 *c-fos*、*c-jun*、*c-myc* 和 *K-ras* mRNA 及蛋白表达水平，在 SO_2 衍生物作用 4 h，与对照组相比均显著增加（图 8-2、图 8-3a）；其中，*c-jun* 在无 SO_2 衍生物的恢复培养中基因表达下降，且随恢复培养时间的延长而下降加剧，但其表达水平虽然低于恢复培养之前，但一直高于对照组，直到 24 h 只有 mRNA 水平低于对照组（图 8-2）。

c-fos、*c-myc* 和 *K-ras* 3 种基因的表达在无 SO_2 衍生物的恢复培养的第一个 30 min（0.5 h）继续增加而达到最大，而后则随恢复培养时间的延长而下降加剧，但其表达水平虽然低于恢复培养之前，但一直高于对照组，直到 24 h 才有 *c-myc* mRNA 表达低于对照组（图 8-2、图 8-3a）。

抑癌基因 *p53* mRNA 及蛋白表达水平，在 SO_2 衍生物作用 4 h，与对照组相比均有显著增加，在无 SO_2 衍生物的恢复培养中基因表达急剧下降，在恢复培养 1 h 其表达水平降低到对照组之下（图 8-3a）。

抑癌基因 *p16* 和 *Rb* mRNA 及蛋白表达水平，在 SO_2 衍生物作用 4 h，与对照组相比均显著降低，在无 SO_2 衍生物的恢复培养中基因表达变化不大，在恢复培养 0.5～24 h 其表达水平一直比对照组显著下调（图 8-3b）。

总之，虽然不同基因的表达在无 SO_2 衍生物的恢复培养中表现各异，但是除了 *p53* 基因表达能够快速恢复之外，所有原癌基因和其他抑癌基因的基因表达均恢复较慢，表现为：SO_2 衍生物对基因表达的效应均能够维持一定时间，甚至恢复培养 24 h 之后有些基因的表达仍然与对照组差异显著，表明 SO_2 衍生物对基因表达的调控作用有一定的长效性。另外，*p53* 基因表达的快恢复与其他基因表达的慢恢复，均表明 SO_2 衍生物对这些基因的调控作用可能是通过其与这些基因发生可逆的结合或可逆的反应生理途径，而非使这些基因发生结构性的毒理学损伤。

8.6.3 SO_2 通过对基因的调控而发挥生理或信号分子作用

试验表明，SO_2 或其衍生物可以通过对多种基因的调控而发挥生理或信号分子作用。

以原癌基因和抑癌基因为例，从原癌基因或抑癌基因在细胞生命活动中的生理作用，从 SO_2 衍生物可调控这些基因的表达，再从 SO_2 远比其衍生物有更强的生物学效应等方面分析，可以发现 SO_2 在生理活动或信号转导中的重要作用。

1. SO_2 衍生物对原癌基因表达的调控及其生理或信号转导作用

原癌基因和抑癌基因存在于人和动物的正常细胞基因组中，对细胞的生长、增殖具有重要的调控作用，并发挥许多重要的生理功能。原癌基因 *c-fos*、*c-jun* 是即刻早期基因，是细胞受外部刺激后最先表达的基因，不仅参与细胞的正常生长、分化过程，而且也参与细胞内信息传递过程和细胞的能量代谢过程。*c-fos* 基因的表达产物 Fos 蛋白与靶基因的特异序列结合，调节其转录水平发挥信使作用。NMDA、NO、Ca^{2+} 和 GABA 及其相关因素可以诱导 *c-fos* 基因的表达。*c-jun* 是一种核内原癌基因，促性腺激素、生长因子、佛波酯和神经递质等可以诱导该基因的表达。*c-myc* 基因是一种可易位基因，与细胞生长、分化、增殖或凋亡均有密切关系，与多种肿瘤发生发展有关，体内多种物质可以调节该基因的表达，是一种可调节基因。原癌基因 *K-ras* 在很多信号通路中具有重要作用，具有分子开关作用，其翻译产物 ras 蛋白是表皮生长因子受体功能信号的下游分子。正常 *K-ras* 能控制调控细胞生长的信号途径，当 *K-ras* 基因发生突变，不能产生正常的 ras 蛋白，使细胞内信号传导紊乱，细胞增殖失控而癌变。

研究发现，SO_2 及其衍生物可以诱导 *c-fos*、*c-jun*、*c-myc* 和 *K-ras* 基因的表达，且这种诱导作用具有一定的长效性。由此可见，SO_2 及其衍生物的生理或信号转导作用是很重要的，也是多种多样的。

2. SO_2 衍生物对抑癌基因表达的调控及其生理或信号转导作用

抑癌基因 *p53*、*p16* 和 *Rb* 是存在于正常细胞内可抑制细胞生长并具有潜在抑癌作用的基因。抑癌基因在控制细胞生长、增殖及分化过程中起着十分重要的负调节作用，它与原癌基因相互制约，维持正负调节信号的相对稳定。其中 *p53* 是研究最多的抑癌基因，正常 *p*53 能够监视基因组的完整性，DNA 如有损伤，*p*53 蛋白则阻止 DNA 复制，阻滞细胞分裂以使细胞有足够的时间修复 DNA 损伤；如果修复失败，*p*53 蛋白则引发细胞凋亡。如果 *p*53 基因发生突变，则其控制细胞增殖的功能丧失，会导致细胞癌变。*p*53 介导的细胞信号转导途径在调节细胞正常生命活动中起重要作用，它与其他信号转导通路相互联系形成复杂的基因网络。*p*53 蛋白的活性受磷酸化、乙酰化等翻译后修饰调控。研究发现，SO_2 衍生物可使 *p*53 基因表达增加，当从培养液去除 SO_2 衍生物时，则 *p*53 基因表达快速下调至对照组之下，表明 SO_2 衍生物对 *p*53 基因表达的调控较弱，且持续时间很短。

总之，SO_2 及其衍生物可以上调原癌基因表达，下调抑癌基因 *p*16 和 *Rb* mRNA 及蛋白表达，而使 *p*53 基因表达上调，从而对细胞增殖和细胞内信号传导具有正负调控作用。

综上所述，由于 SO_2 比其衍生物具有更强的生物效应，所以 SO_2 可以通过对原癌基因、抑癌基因以及其他基因表达的调控作用而发挥它的生理功能或信号分子作用。SO_2 不但是常见的大气环境污染物，也是一种重要的生物内源性化学物，可能对多种细胞信号转导途径有调控作用，是一种新型生物气体信号分子。

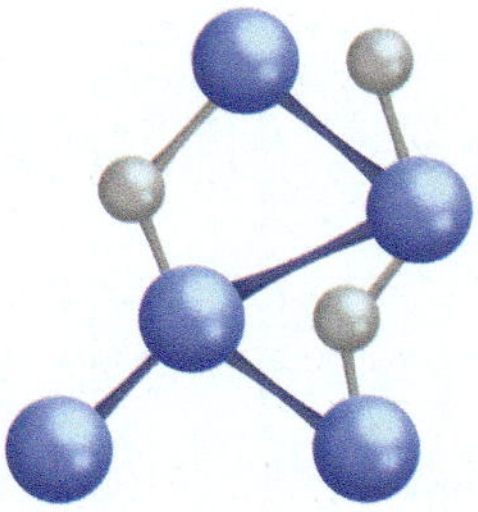

9 二氧化硫及其衍生物对细胞离子通道的作用

为了研究 SO_2 对神经系统和心血管系统生理学、病理生理学及毒理学作用的机理，1998 年以来，研究团队应用全细胞膜片钳技术分别研究 SO_2 及其衍生物——亚硫酸钠和亚硫酸氢钠混合液（二者摩尔质量之比为 3∶1）或焦亚硫酸钠对大鼠海马 CAI 区神经元、背根神经元和心肌细胞不同离子通道的影响，试图通过探讨 SO_2 及其衍生物对离子通道的作用来揭示该化学物生物学作用的本质。应当指出的是，过去 SO_2 一直被作为有毒气体来理解和评价，所以在早期的论文报告中，对 SO_2 及其衍生物的离子通道效应也多从毒理学作用的角度去分析和判断（孟紫强等，2002；桑楠等，2003）；随着我们研究发现 SO_2 是一种血管活性物质和新型气体信号分子、对心血管功能具有生理调节作用（Meng et al., 2009; Zhang et al., 2009; Li et al., 2009），我们认识到对于 SO_2 及其衍生物的离子通道效应也应从生理学和病理生理学作用的角度去分析和判断（魏彩玲等，2011，2010），对过去已经发表的有关论文从新的观点进一步探讨 SO_2 对离子通道可能的生理调节作用（孟紫强等，2006；魏彩玲等，2011，2010）。因此，根据最近 SO_2 生理学研究新发现（张全喜等，2008；李君灵等，2009；孟紫强等，2009），本章从新的视觉对 10 多年来有关离子通道的研究进行总结，发现极低浓度（≤10 μmol/L）的 SO_2 及其衍生物就可以引起神经元多种离子通道功能发生变化，首次证明内源性 SO_2 及其衍生物是对神经系统功能具有生理调节作用的神经递质或神经细胞信号分子。为了叙述方便，在没有特指的情况下，本章 SO_2 衍生物指亚硫酸钠和亚硫酸氢钠混合液（二者摩尔质量之比为 3∶1）。

9.1 SO_2 及其衍生物对大鼠海马 CAI 区神经元离子通道的影响

海马神经元是种系发生上比较古老而简单的皮质部分，细胞分层排列，形态大小比较一致，是研究中枢神经系统神经元解剖、生理的可塑性模型。用膜片钳技术研究中枢神经元离子通道对于深入了解其生理特性、探讨某些中枢神经系统疾病的发生机理和防治，以及环境毒素对中枢神经系统的损伤机制等均具有十分重要的意义。

9.1.1 焦亚硫酸钠对大鼠海马 CAI 区神经元离子通道的影响

如同亚硫酸钠、亚硫酸氢钠一样，焦亚硫酸钠（SMB）也是 SO_2 的衍生物。所不同的是，SMB 溶于水中可转化为 HSO_3^- 和 SO_2。因此，SMB 对离子通道的生物效应在一定程度上可以反映 SO_2 的效应。SMB 也是常见的食品添加剂，作为漂白剂、防腐剂、疏松剂、抗氧化剂、护色剂及保鲜剂而广泛应用于食品和饮料中。为了探讨内源性气态 SO_2 及其衍生物 $NaHSO_3$ 对大鼠海马 CAI 区神经元的生理作用和毒性效应，本研究团队应用全细胞膜片钳技术首次研究了 SMB 对海马 CAI 区神经元离子通道的影响（孟紫强等，2005a；Meng et al.，2005a）。

1. 钠离子通道

细胞膜离子通道是毒物和药物作用的常见靶点，许多神经毒物对中枢神经系统的损伤都是通过干扰电压门控性通道的活动达到的。电压依赖性钠通道在调节神经元的兴奋性方面具有重要作用，它负责动作电位的产生和传播。在兴奋性细胞中，钠电流是动作电位上升相的重要内向电流，因此对海马神经元钠通道活动或功能的调节将对中枢神经系统的功能产生很重要的影响。

（1）SMB 剂量依赖性地增大钠电流

由图 9-1a 可以看出，给予大鼠海马 CAI 区神经元 SMB 2 μmol/L 就可以引起钠电流增大，且呈剂量依赖性增大。以 SMB 的浓度对应钠电流增大的百分数绘制 SMB 对钠电流作用的剂量 - 效应曲线（图 9-1b）。由此得出 SMB 使钠电流增大 50% 的剂量为 9.67 μmol/L。因此，在后面的研究中均采用 10 μmol/L 这一浓度研究 SMB 对钠电流的影响。

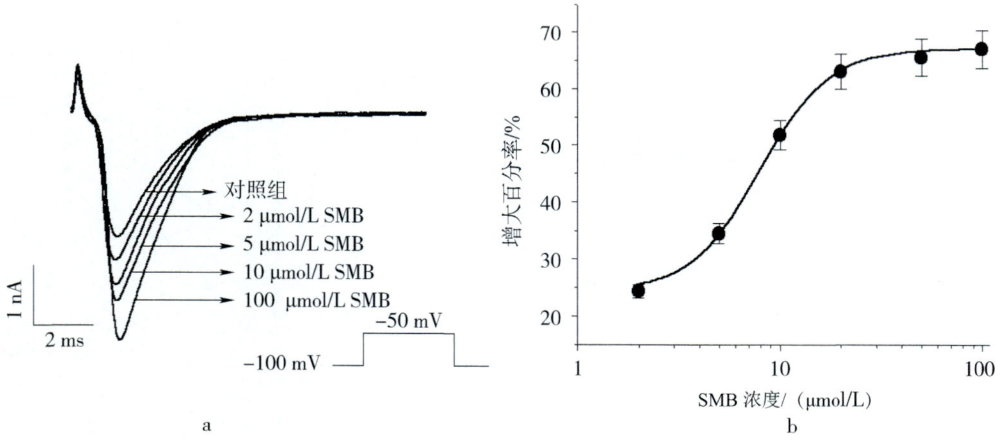

图 9-1　SMB 对大鼠海马 CAI 区神经元钠电流作用的剂量 - 效应关系

a. 不同浓度的 SMB 对钠电流的增大作用；b. SMB 作用钠电流的剂量 - 效应曲线。

（2）SMB 对钠通道激活过程的影响

10 μmol/L 的 SMB 溶液可使大鼠海马 CAI 区神经元钠电流的电流 - 电压（I-V）曲线显著下移，即增大钠电流，但在不同膜电位下的增大幅度不同，这说明 SMB 对钠电流的增大作用具有电压依赖性，但给药前后钠电流的激活电位和到达电流峰值的电位未发生改变（图 9-2a、图 9-2b）。

研究 SMB 对钠电流激活过程的影响时，利用公式 $G=I/(V-V_{Na})$ 将钠电流峰值转换为电导值，其中 G 为电导，V 为膜电位，V_{Na} 为翻转电位。以电导值与最大电导值的比值，对应膜电位绘制出给药前后钠电流的激活曲线，所得曲线用 Boltzmann 方程 $G/G_{max}=1/\{1+\exp[(V_h-V)/k]\}$ 进行拟合，式中 G 为电导，V 为膜电位，V_h 为半数激活电压，k 为曲线的斜率因子。加入 10 μmol/L SMB 前后钠电流的 V_h 分别为 -61.95 ± 2.14 mV 和 -55.32 ± 2.78 mV，k 分别为 -19.40 ± 2.24 mV 和 -20.68 ± 3.55 mV（图 9-2 c）。结果表明，SMB 对钠电流的激活过程未见影响。

此外，研究还发现，SMB 对钠电流激活时间常数有影响。钠电流的激活时间常数（t）是通过测定每个电压下激活的钠电流达到峰值的时间而得到。10 μmol/L SMB 作用前后钠电流的激活时间常数显著增大（图 9-2 d），即推迟了钠电流达到峰值的时间。

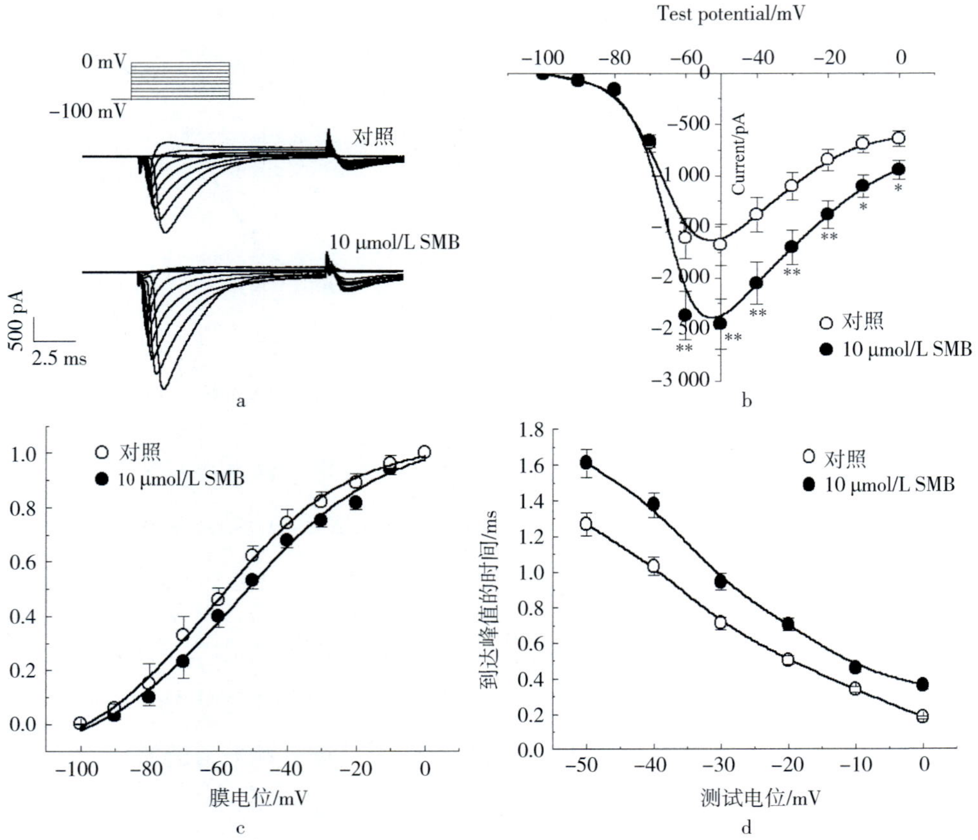

图 9-2　SMB 对大鼠海马 CAI 区神经元钠电流激活过程的影响

a. 给药前后钠电流的激活电流图形；b. SMB 对钠电流 I-V 曲线的影响；c. SMB 对钠电流激活曲线的影响；d. SMB 对钠电流激活时间常数的影响（$^{*}P<0.05$，$^{**}P<0.01$）。

（3）SMB 对钠通道失活过程的影响

根据上述 SMB 对大鼠海马 CAI 区神经元钠电流作用的试验结果，以电流峰值与最大电流值的比值对应脉冲刺激电压绘制给药前后钠电流的失活曲线，所得曲线用 Boltzmann 方程 $I/I_{max}=1/\{1+exp[(V-V_h)/k]\}$ 进行拟合，式中 I 为电流峰值，V 为膜电位，V_h 为半数失活电压，k 为曲线的斜率因子。加入 10 μmol/L SMB 前后钠电流的 V_h 分别为 -81.45 ± 0.81 mV 和 -70.40 ± 0.33 mV，k 分别为 8.03 ± 0.70 mV 和 6.64 ± 0.29 mV（图 9-3a）。结果表明，SMB 可使钠电流的失活曲线显著向去极化方向移动，即延迟其失活过程，但不改变斜率因子。

此外，还研究了 SMB 对钠电流失活时间常数的影响。钠电流的失活时间常数（t）是用一次指数函数拟合钠电流的失活相而得到。10 μmol/L SMB 作用前后钠电流的失活时间常数显著增大（图 9-3b），说明 SMB 减小了钠电流的失活速率，延长了其失活的过程。

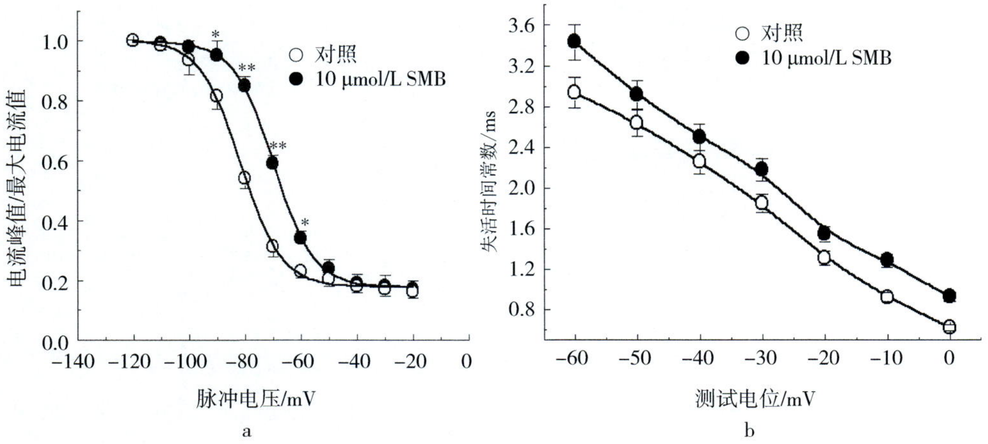

图 9-3　SMB 对大鼠海马 CAI 区神经元钠电流失活动力学的影响

a. SMB 对钠电流失活曲线的影响；b. SMB 对钠电流失活时间常数的影响（$^{*}P<0.05$，$^{**}P<0.01$）。

（4）SMB 对钠通道失活恢复的影响

如图 9-4a 所示，将大鼠海马 CAI 区神经细胞置于保持电位 -80 mV，先给予一个从 -100～-30 mV，波宽为 15 ms 的预刺激，然后回到 -100 mV，间隔 2～20 ms，以 1 ms 递增，再给予第二个相同的刺激，测得钠电流。试验结果表明，SMB 作用后可使钠电流的失活恢复曲线显著上移（图 9-4b）。10 μmol/L SMB 作用前后失活恢复时间常数（t）分别为 3.26 ± 0.08 ms 和 2.24 ± 0.06 ms。SMB 显著地缩短了钠电流的失活恢复时间常数。因此，SMB 加速了钠通道的失活恢复过程。

总之，研究首次证明，SMB 可增大大鼠海马 CAI 区神经元钠电流（Meng et al.，2005a）。Boening 等（1989）报道，电压依赖性钠电流的增大，会造成钠离子内流增加，使得神经元细胞内钠离子浓度增大，抑制 Na^{+} K^{+}-ATP 酶的活性，从而进一步增大了细胞内钠离子浓度，加速了能量消耗。另外，细胞内钠离子浓度的显著增加，又会影响细胞膜上的 Na^{+}/Ca^{2+} 交换，使神经元细胞内钙离子浓度增加；加之能量消耗的加速使之供应不足，有可能使 Ca^{2+}-ATP 酶的活性降低，钙离子向细胞外的转运减少，造成细胞内钙离子水平增高，从而导致蛋白酶、磷脂酶、核酸内

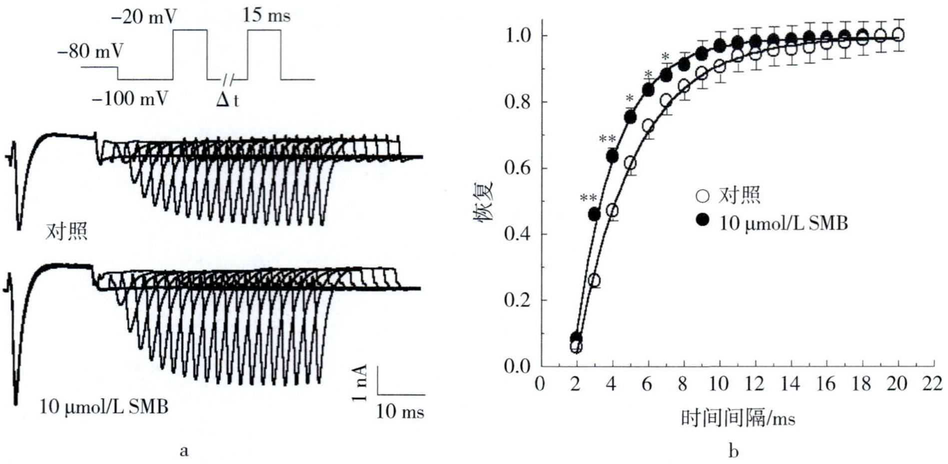

图 9-4 SMB 对大鼠海马 CAI 区神经元钠电流失活恢复的影响

a. SMB 作用前后钠电流失活恢复电流图形；b. SMB 对钠电流失活恢复曲线的影响（$^{*}P<0.05$，$^{**}P<0.01$）。

切酶活化，引起蛋白质、磷脂和 DNA 损伤，进而启动耗能代偿机制，引起与功能有关的系统紊乱，甚至诱导细胞凋亡（Choi，1995）。SMB 可抑制钠电流的失活过程，造成钠通道关闭延迟，因而可能导致该神经细胞过度兴奋，钠离子、钙离子内流增加，引起细胞内钠离子、钙离子浓度升高，可能对膜 Na^{+} K^{+}-ATP 酶和 Ca^{2+}-ATP 酶活性产生影响，从而对该神经细胞功能产生生理调节作用，长期和过量的 SMB 作用可能会引起该神经细胞病理生理学甚至毒理学改变。由于 SMB 溶于水可产生 SO_2 和 $NaHSO_3$，可以设想，内源性 SO_2 对大鼠海马 CAI 区神经元钠通道的功能可能具有生理调节作用，而高浓度 SO_2 对钠通道可能具有病理生理学甚至毒理学作用。

2. 钾离子通道

神经细胞膜电压门控性钾通道在神经元的信号调控过程中具有十分重要的生理作用。同时，钾通道又是某些神经毒素作用的靶位点，这些毒素通过影响钾通道的结构和功能发挥其对中枢神经系统的损伤作用。本研究团队首次研究了 SMB 对大鼠海马 CAI 区神经元钾通道的作用，获得结果如下（Meng et al.，2005b）。

（1）SMB 对瞬间外向钾电流（I_{to}）和延迟整流钾电流（I_K）的作用

SMB 可使记录到的两种外向钾电流，即快速激活与失活的 I_{to}（对 4-AP 敏感）和缓慢激活几乎不失活的 I_K（对 TEA 敏感）均有所增加，且随着剂量的增加，I_{to}、

I_K 增大率逐渐升高，呈剂量－效应关系。对结果中的剂量－效应曲线进行回归分析，计算出使 I_{to} 和 I_K 增大 50% 的剂量分别为 15.8 μmol/L 和 11.5 μmol/L（E_m=+60 mV）。

（2）SMB 对 I_{to} 和 I_K 的 I-V 曲线的影响

10 μmol/L SMB 可使 I_{to} 和 I_K 的 I-V 曲线显著升高，即增大 I_{to} 和 I_K，但在不同膜电位下的增大幅度不同，这说明 SMB 对 I_{to} 和 I_K 的增大作用具有电压依赖性。

（3）SMB 对 I_{to} 和 I_K 激活动力学的影响

给予 10 μmol/L SMB 前后，I_{to} 的半数激活电压（Vh）分别为（–126 ± 1.6）mV 和（–7.0 ± 1.3）mV，曲线的斜率因子（k）分别为（−28.7 ± 2.8）mV 和（–24.0 ± 1.2）mV；给药前后 I_K 的 V_h 分别为（10.8 ± 0.9）mV 和（21.6 ± 0.7）mV，k 分别为（−20.7 ± 0.8）mV 和（−22.8 ± 1.4）mV。这说明 SMB 可使 I_{to} 和 I_K 的激活曲线均显著地右移，但不改变其斜率因子。

（4）SMB 对 I_{to} 失活动力学的影响

给予 10 μmol/L SMB 前后，I_{to} 的 V_h 分别为（−97.0 ± 1.1）mV 和（−84.4 ± 3.3）mV，k 分别为（20.7 ± 0.8）mV 和（22.8 ± 1.4）mV。这说明 SMB 可使 I_{to} 的失活曲线非常显著地右移，但不改变其斜率因子。

总之，这些试验结果表明，SMB 可增大大鼠海马 CAI 区神经元的 I_{to} 和 I_K，抑制 I_{to} 和 I_K 的激活过程以及 I_{to} 的失活过程，但对于 I_{to} 的失活过程的抑制效应大于对 I_{to} 和 I_K 的激活过程。因此 SMB 对 CAI 区神经元钾电流的总效应是 I_{to} 和 I_K 显著增加，导致 K^+ 外流。

有文献报道，神经元钾通道的激活可造成细胞内 K^+ 通过钾通道外流，从而引起细胞内能量消耗加速，继而导致 Na^+ K^+–ATP 酶的活性受到抑制，进一步造成细胞外 K^+ 浓度升高，细胞内 K^+ 浓度降低（Calabresi et al.，1995）。细胞内正常水平的 K^+ 浓度可抑制半胱氨酸天冬氨酸酶的激活和 DNA 断裂，而细胞内 K^+ 浓度的降低可激活半胱氨酸天冬氨酸酶和核酸酶，进而诱导细胞凋亡。另外，也有文献报道，当细胞能量供应不足时，可使 Ca^{2+}–ATP 酶的活性降低，Ca^{2+} 外流减少，造成细胞内 Ca^{2+} 水平的生理性增高，从而对细胞 Ca^{2+} 依赖机制发挥生理调节作用。相反，如果细胞内 Ca^{2+} 水平过度增高，就有可能引起一系列病理生理作用，例如，导致蛋白酶、磷脂酶和核酸内切酶活化，引起蛋白质、磷脂和 DNA 损伤，启动耗能代偿机制，使与能量有关的系统紊乱等（Chio et al.，1995）。这些研究启示，内

源性 SO_2 可使大鼠海马 CAI 区神经元钾通道激活，导致神经元 K^+ 外流增加，细胞内 K^+ 浓度降低，以此发挥对神经元的生理调节作用，而高浓度 SO_2 对钾通道过度或长期作用可能对神经元产生病理生理学甚至毒理学作用。

9.1.2 SO_2 衍生物对大鼠海马 CAI 区神经元离子通道的影响

为了探讨 SO_2 对海马 CAI 区神经元的生理作用和毒性效应，本研究应用全细胞膜片钳技术，研究了 SO_2 衍生物——亚硫酸盐钠和亚硫酸氢钠中性混合液对大鼠海马 CAI 区神经元离子通道的影响（孟紫强等，2002；孟紫强等，2006）。从目前关于 SO_2 生物活性失活途径的新观点分析，这些所得研究结果仅为 SO_2 衍生物的生理或病理生理效应，或说是 SO_2 对离子通道的间接生物效应。从 1998 年始，我们采用原代培养的大鼠海马 CAI 区神经元进行全细胞膜片钳试验，研究 SO_2 衍生物对离子通道的影响。研究结果总结如下。

1. 钠离子通道

（1）SO_2 衍生物对钠电流的作用

在对照组中加入标准细胞外液后 15 min 记录到的钠电流减小了 1.46% ± 1.36%；而 SO_2 衍生物组记录到的钠电流呈剂量依赖性地增加。10 μmol/L 增大钠电流 50.59% ± 19.08%，100 μmol/L 增大 82.06% ± 18.51%。

（2）SO_2 衍生物对钠电流 I–V 曲线的影响

10 μmol/L SO_2 衍生物可使钠电流的 I–V 曲线显著下移，即增大钠电流，但在不同膜电位下的增大幅度不同。这说明 SO_2 衍生物对钠电流的增大作用具有电压依赖性，但给药前后钠电流的激活电位和到达电流峰值的电位未发生变化。

用标准细胞外液冲洗药物后，钠电流有部分恢复。

（3）SO_2 衍生物对钠电流的作用与刺激频率无关

加入 10 μmol/L 的 SO_2 衍生物后，记录到的钠电流较给药前有所增大，但其增大幅度与刺激频率的变化并不明显，说明 SO_2 衍生物对钠电流的作用与刺激频率无关。

（4）SO_2 衍生物对钠电流激活动力学的影响

加入 10 μmol/L 的 SO_2 衍生物后，记录钠电流，结果表明，给药前后钠电流的 V_h 分别为（−55.31 ± 5.98）mV 和（−55.78 ± 6.76）mV；给药前后 k 分别为

（−7.35 ± 3.01）mV 和（−7.18 ± 4.33）mV。

（5）SO_2 衍生物对钠电流失活动力学的影响

加入 10 μmol/L 的 SO_2 衍生物后，记录钠电流，结果表明，给药前后钠电流的 V_h 分别为（−69.71 ± 4.67）mV 和（−53.27 ± 4.95）mV；给药前后 k 分别为（6.09 ± 1.05）mV 和（7.23 ± 1.80）mV。

研究结果表明，SO_2 衍生物可增大大鼠海马 CAI 区神经元钠电流，且这种增大作用是可逆的；同时，SO_2 衍生物可抑制钠通道的失活过程，造成钠通道关闭延迟。这些作用可导致中枢神经细胞过度兴奋，钠离子、钙离子内流增加，引起细胞内钠离子、钙离子浓度增高，导致膜 Na^+，K^+–ATP 酶和 Ca^{2+}–ATP 酶活性和功能受到影响，造成中枢神经系统功能的改变。这些结果表明，SO_2 及其衍生物对中枢神经系统的功能有一定的生理调节作用，高浓度 SO_2 及其衍生物可能具有一定的病理生理甚至毒性作用。

2. 钾离子通道

研究表明，SO_2 衍生物能可逆地增大大鼠海马 CAI 区神经元的 I_{to} 和 I_K，且具有浓度依赖性和电压依赖性关系。低浓度（10 μmol/L）的 SO_2 衍生物虽不能改变 I_{to} 的激活过程，但却使 I_K 的激活曲线非常显著地左移，同时使 I_{to} 的失活曲线非常显著地右移，这说明 SO_2 衍生物可促进 I_K 的激活过程，并部分抑制 I_{to} 的失活过程（桑楠等，2003）。

（1）SO_2 衍生物对 I_{to} 和 I_K 的作用

在对照组中加入标准细胞外液 15 min 时，记录到的电流有轻微的减小，I_{to} 减小了 7.51% ± 13.0%，I_K 减小了 7.08% ± 10.37%；而在 SO_2 衍生物组中，记录到的 I_{to} 和 I_K 均有所增加，且随着剂量的增加，增大率逐渐增加，呈剂量–效应关系。对试验结果的剂量–效应曲线进行回归分析，计算出使 I_{to} 和 I_K 增大 50% 的剂量分别为 26.19 μmol/L 和 14.50 μmol/L。10 μmol/L SO_2 衍生物可显著增大 I_{to} 和 I_K，去极化至 90 mV 时，增大率分别为 41.95% ± 11.67% 和 48.46% ± 11.31%。用标准细胞外液洗脱药物后电流可部分恢复，表明这种增大作用是可逆的。

（2）SO_2 衍生物对 I_{to} 和 I_K 的 I–V 曲线的影响

10 μmol/L SO_2 衍生物可使 I_{to} 和 I_K 的 I–V 曲线显著升高，即增大 I_{to} 和 I_K，但在不同膜电位下的增大幅度不同。这说明 SO_2 衍生物对 I_{to} 和 I_K 的增大作用具有电压依赖性。

（3）SO_2 衍生物对 I_{to} 和 I_K 的作用与刺激频率无关

给药后给予同样的去极化刺激，这时记录到的 I_{to} 和 I_K 较给药前有所增大，但其增大幅度并不随刺激频率的增加而增大。由此说明，SO_2 衍生物对 I_{to} 和 I_K 的作用与刺激频率无关。

（4）SO_2 衍生物对 I_{to} 和 I_K 激活动力学的影响

10 μmol/L SO_2 衍生物作用细胞后，分别绘制出给药前后 I_{to} 和 I_K 的激活曲线。试验结果指出，二者的激活曲线均呈 S 形，并由此计算出给药前后 I_{to} 的 V_h 分别为（7.18 ± 6.19）mV 和（5.93 ± 12.96）mV，k 分别为（−24.20 ± 3.48）mV 和（−23.87 ± 2.66）mV；给药前后 I_K 的 V_h 分别为（17.64 ± 7.31）mV 和（13.43 ± 2.00）mV，k 分别为（−18.66 ± 2.12）mV 和（−22.26 ± 7.55）mV。这说明 10 μmol/L SO_2 衍生物不影响 I_{to} 的激活曲线，却可使 I_K 的激活曲线非常显著地左移，但不改变其斜率因子。

（5）SO_2 衍生物对 I_{to} 失活动力学的影响

10 μmol/L SO_2 衍生物作用细胞后，分别绘制出给药前后 I_{to} 和 I_K 的失活曲线。结果指出，二者的失活曲线均呈 S 形，并由此计算出给药前后 I_{to} 的 V_h 分别为（−65.93 ± 1.97）mV 和（−59.22 ± 3.83）mV，k 分别为（15.67 ± 3.13）mV 和（16.37 ± 0.98）mV。这说明 10 μmol/L SO_2 衍生物可使 I_{to} 的失活曲线非常显著地右移，但不改变其斜率因子。

3. 结论

综上所述，极低浓度（10 μmol/L）的 SO_2 衍生物就可以引起大鼠海马 CAI 区神经元钠离子、钾离子通道功能变化，证明 SO_2 及其衍生物是对中枢神经系统功能具有生理调节作用的神经递质或信号分子。

一般认为，离子通道蛋白的性质与其氧化还原状态有关。我们设想，SO_2 及其衍生物可能通过改变离子通道蛋白质氨基酸残基的氧化还原状态，使其构象发生变化，引起离子通道的开放频率和开放时间增加，对神经元的功能发挥生理调节作用。

9.2 SO_2 及其衍生物对大鼠背根神经元离子通道的影响

背根（DRG）神经元是躯体和内脏器官的第一节传入神经元，位于脊神经的后根，其内富含许多初级感觉神经元胞体和痛觉神经纤维，负责传送伤害感受信号，其膜上有多种离子通道，表现出不同的离子电流。神经细胞膜上的离子通道也是许多毒素和药物作用的靶点，很多药物是通过影响离子通道而引起神经系统的功能变化甚至损伤。

9.2.1 焦亚硫酸钠对大鼠背根神经元离子通道的影响

由于焦亚硫酸钠（SMB）溶于水可产生 SO_2 和 $NaHSO_3$，所以为了探讨 SO_2 及其体内衍生物 $NaHSO_3$ 对大鼠背根神经元的生理作用和毒性效应，我们应用全细胞膜片钳技术研究了 SMB 对原代培养的大鼠背根神经元的钠、钾、钙 3 种离子通道的影响（孟紫强等，2006；魏彩玲等，2011，2010）。

1. 钠离子通道

钠离子通道是细胞膜上的一种跨膜糖蛋白，通常由三个亚基组成，因其在电刺激条件下能被激活开放，故又称为电压门控性钠离子通道。其分布范围非常广泛，它的开放主要引起细胞外钠离子内流，改变细胞膜两侧电位的极性，引起细胞膜的去极化。因此，钠通道是神经元产生和传导电信号的重要枢纽。根据对河豚毒素（tetrodotoxin，TTX）的反应性，背根神经元的钠通道主要可分为两种：TTX 敏感型（TTX-S）和 TTX 不敏感型（TTX-R）。TTX-S 钠电流是一种快激活、快失活的电流。TTX-R 钠电流是一种缓慢激活和失活的钠电流，其激活的去极化阈值比其他钠通道高。

（1）SMB 对 TTX-S 和 TTX-R 钠电流的作用

SMB 可增大背根神经元 TTX-S 和 TTX-R 钠电流，且随着剂量的增加，增大率逐渐升高，呈剂量 - 效应关系（图 9-5）。

（2）SMB 对背根神经元 TTX-S 和 TTX-R 钠电流 I-V 曲线的影响

10 μmol/L 和 5 μmol/L SMB 可分别使 TTX-S 和 TTX-R 钠电流的 I-V 曲线

显著降低，即增大 TTX-S 和 TTX-R 钠电流，但在不同膜电位下的增大幅度不同（图 9-6），这说明 SMB 对 TTX-S 和 TTX-R 钠电流的增大作用具有电压依赖性。

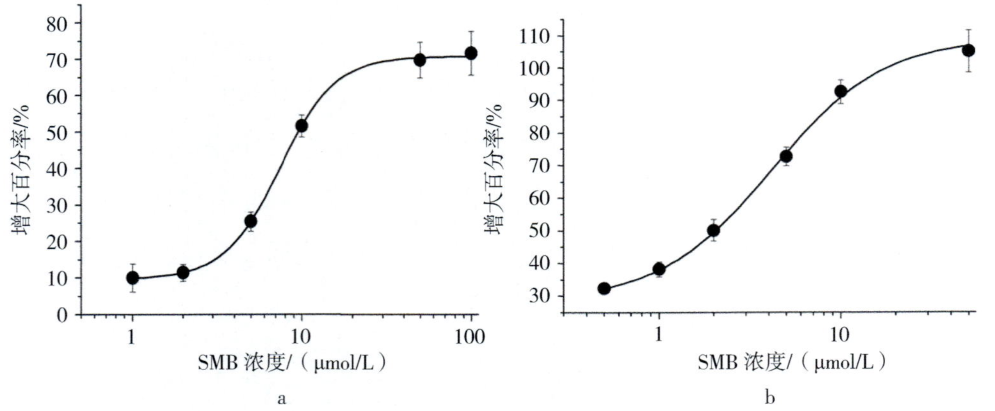

图 9-5　SMB 对大鼠 DRG 神经元 TTX-S（a）和 TTX-R（b）钠电流作用的剂量 - 效应曲线

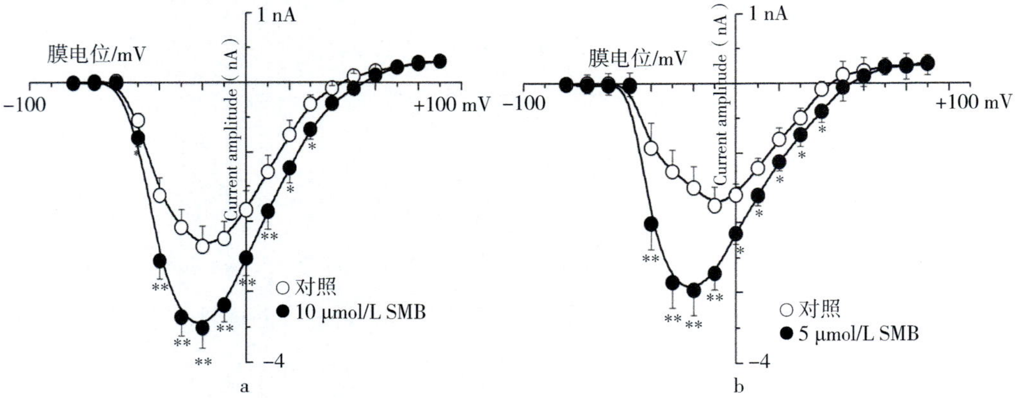

图 9-6　SMB 对大鼠 DRG 神经元 TTX-S（a）和 TTX-R（b）钠电流 I-V 曲线的影响（$^{*}P<0.05$，$^{**}P<0.01$）

（3）SMB 对背根神经元 TTX-S 和 TTX-R 钠电流的激活效应

对 TTX-S 钠电流的动力学分析发现，10 μmol/L 的 SMB 作用前后，基本不影响 TTX-S 钠通道的激活过程（图 9-7a）。对慢激活的 TTX-R 钠电流动力学分析的结果是，5 μmol/L 的 SMB 作用前后，TTX-R 钠电流激活曲线的 V_h 分别为（−10.44 ± 0.62）mV 和（−16.62 ± 0.82）mV，k 分别为（10.25 ± 0.59）mV 和（11.42 ± 0.83）mV，这种改变具有显著性差异，说明 5 μmol/L SMB 便改变了 TTX-R 钠通道的激活过程（图 9-7b）。

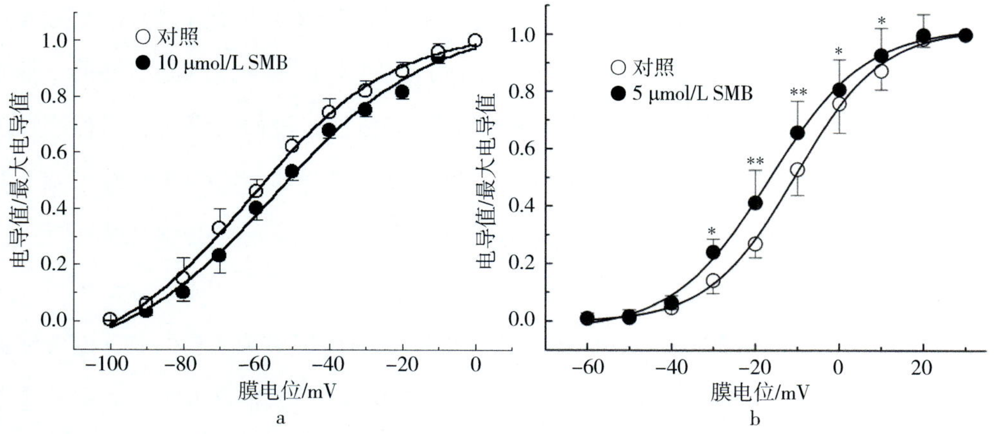

图 9-7 SMB 对大鼠 DRG 神经元 TTX-S（a）和 TTX-R（b）钠电流激活动力学的影响（*P<0.05，**P<0.01）

（4）SMB 对背根神经元 TTX-S 和 TTX-R 钠电流的失活效应

给药前后 TTX-S 钠电流的 V_h 分别为（−71.33 ± 0.87）mV 和（−57.88 ± 0.98）mV，k 分别为（10.72 ± 0.87）mV 和（11.51 ± 0.91）mV，这种改变具有显著性差异，说明 10 μmol/L 的 SMB 改变了 TTX-S 钠通道的失活过程（图 9-8a）。用同样的分析方法研究了 TTX-R 钠电流的失活，结果表明 5 μmol/L 的 SMB 便改变了 TTX-R 钠通道的失活过程（图 9-8b）。

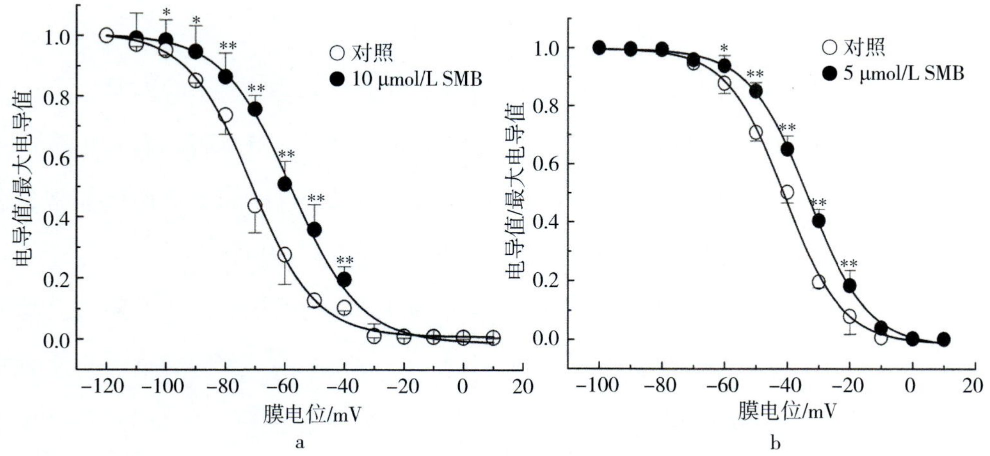

图 9-8 SMB 对大鼠 DRG 神经元 TTX-S（a）和 TTX-R（b）钠电流失活动力学的影响（*P<0.05，**P<0.01）

综上所述，SMB 增大背根神经元 TTX-S 和 TTX-R 钠电流，TTX-R 钠通道对 SMB 的敏感性大于 TTX-S 钠通道；SMB 可使 TTX-R 钠通道的激活提前，抑制 TTX-S 和 TTX-R 钠通道的失活，提高神经元的兴奋性，进而增强机体对神经性疼痛的敏感性。由此得出结论：SO_2 及其衍生物可以通过增加细胞的兴奋性来调节背根神经元的生理功能，当其兴奋性过高时可能会引起该神经元的病理生理改变。

2. 钾离子通道

背根神经元表现出两种不同的钾电流，即瞬间外向钾电流（I_{to}）和延迟整流钾电流（I_K）。I_{to} 广泛存在于多种神经元上，是动作电位复极化早期外向电流的主要成分，在调节神经元的放电频率、动作电位的产生以及复极化方面具有重要的作用。I_K 的功能主要是加速极化状态的恢复，缩短动作电位的时程，从而保持细胞膜对兴奋的反应性，保障动作电位在神经轴突上的高速传导。

（1）SMB 对大鼠背根神经元 I_{to} 和 I_K 的增大作用

SMB 可使大鼠背根神经元 I_{to} 和 I_K 增加，且随着剂量的增加，增大率逐渐升高，呈现出明显的剂量 - 效应关系。

（2）SMB 对大鼠背根神经元 I_{to} 和 I_K 的 I-V 曲线的影响

10 μmol/L SMB 可使大鼠背根神经元 I_{to} 和 I_K 的 I-V 曲线显著升高，即增大 I_{to} 和 I_K，但在不同膜电位下的增大幅度不同，这说明 SMB 对 I_{to} 和 I_K 的增大作用具有电压依赖性。

（3）SMB 对大鼠背根神经元 I_{to} 和 I_K 激活动力学和失活动力学的影响

10 μmol/LSMB 不影响大鼠背根神经元 I_{to} 的激活过程，但显著影响 I_K 的激活过程，但不改变其斜率因子。此外，10 μmol/L 的 SMB 可使 I_{to} 的失活曲线非常显著地右移，但不改变其斜率因子（Nie et al., 2009；孟紫强等, 2006）。

综上所述，SMB 增大大鼠背根神经元 I_{to} 和 I_K，使 I_K 的激活过程提前且抑制 I_{to} 的失活，增大外向钾电流，造成 K^+ 外流增加，细胞内 K^+ 浓度降低。有文献报道，膜蛋白及其构成的离子通道的性质与其氧化还原状态有关，上述效应的产生可能是由于 SMB 进入体内可溶于水转化为 $NaHSO_3$ 和 SO_2，进一步氧化生成 SO_3^{2-} 和 SO_4^{2-}，这一氧化过程可产生大量的自由基如 $O_2\cdot^-$、$HSO_3\cdot^-$、$SO_3\cdot^-$、$SO_4\cdot^-$ 及 $SO_5\cdot^-$，这些自由基可引起脂质过氧化，也可改变通道蛋白质氨基酸残基的氧化还原状态，导致其构象发生改变，从而增加钾通道的开放频率和开放时间，造成通道关闭延迟，电流增大，加速能量消耗。研究表明，抗氧化酶如 SOD、CAT 及 GPx 可使 SMB（10 μmol/L）增大的大鼠海马 CA1 区神经元钾电流部分恢复。

3. 钙离子通道

钙离子作为细胞内第二信使参与了神经细胞许多重要生理功能。例如，钙通道参与轴突末梢神经递质的释放，影响动作电位的产生过程和后超极化过程。Ca^{2+} 通道在神经和肌肉活动中发挥着重要作用，因此是许多治疗药物、神经毒素和神经毒物的潜在作用靶位。我们应用全细胞膜片钳技术，研究了 SMB 对大鼠背根神经元 L- 型钙通道电流（$I_{Ca, L}$）激活与失活曲线的影响。结果表明，SMB 可增大 $I_{Ca, L}$，且具有剂量依赖性和电压依赖性的特征。SMB 可使 $I_{Ca, L}$ 的激活和失活过程均向去极化方向移动，但对失活的影响要大于对激活的影响，从而可导致背根节神经元钙离子内流增大，引起细胞内钙离子浓度增加。这说明 SO_2 及其衍生物对背根神经元的生理功能有调节作用，当其浓度过高时也可能引起该神经元的病理生理改变（魏彩玲等，2010）。

（1）SMB 对大鼠背根神经元 $I_{Ca, L}$ 的作用

一定浓度的 SMB 可剂量依赖性地增大背根神经元 $I_{Ca, L}$，不同浓度的 SMB 对不同刺激电压下引发的 $I_{Ca, L}$ 均有增大作用（图 9-9）。SMB 使 $I_{Ca, L}$ 增大的半数有效浓度为 1.07 ± 0.31 μmol/L。

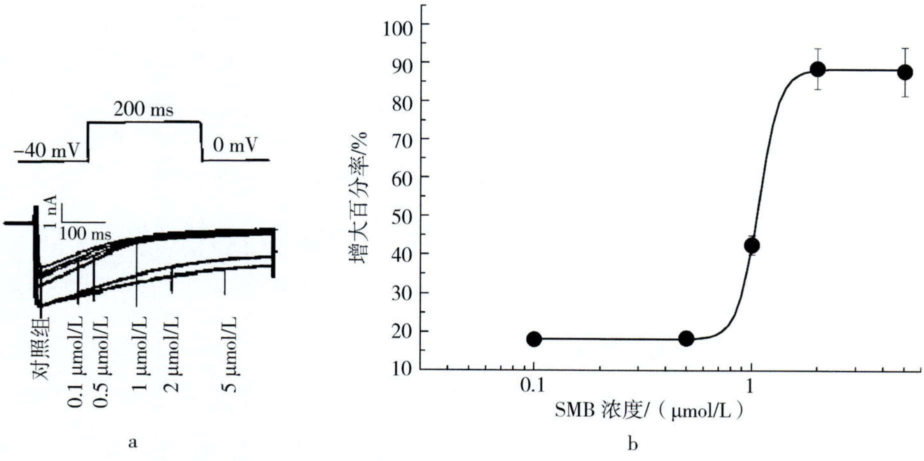

图 9-9　SMB 对大鼠背根神经元 $I_{Ca, L}$ 的增大效应

a. SMB 作用前后 $I_{Ca, L}$ 图形；b. SMB 作用于 $I_{Ca, L}$ 的剂量 - 效应曲线。

（2）SMB 对大鼠背根神经元 $I_{Ca, L}$ 的 I–V 曲线的影响

1 μmol/L SMB 使大鼠背根神经元 $I_{Ca, L}$ 的 I–V 曲线显著降低，即增大 $I_{Ca, L}$，但在不同膜电位下的增大幅度不同，这说明 SMB 对 $I_{Ca, L}$ 的增大作用具有电压依赖性，并且增大了 $I_{Ca, L}$ 的翻转电位，改变了通道选择离子的敏感程度。

（3）SMB 对大鼠背根神经元 $I_{Ca, L}$ 的激活和失活效应的影响

1 μmol/L 的 SMB 使大鼠背根神经元 L– 型钙通道的激活过程改变，使它的激活曲线向去极化方向移动，但不改变其斜率因子（图 9–10a）。对 $I_{Ca, L}$ 的失活动力学分析发现 1 μmol/L SMB 作用前，$I_{Ca, L}$ 的半数失活电压为（–39.98 ± 0.76）mV，曲线的斜率因子为（11.98 ± 0.77）mV，1 μmol/L 的 SMB 作用后，$I_{Ca, L}$ 的半数失活电压为（–21.07 ± 1.50）mV，曲线的斜率因子为（13.33 ± 0.98）mV（图 9–10b）。

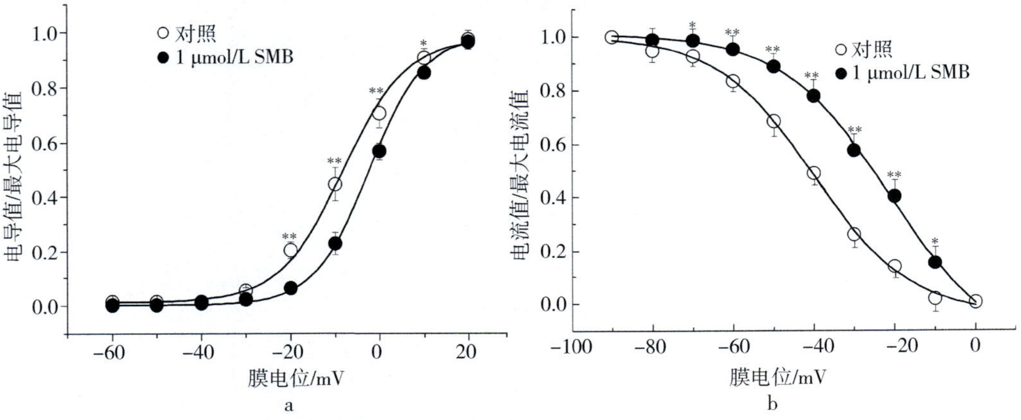

图 9–10　1 μmol/L SMB 对大鼠背根神经元 $I_{Ca, L}$ 激活动力学（a）和失活动力学（b）的影响（$^{*}P<0.05$，$^{**}P<0.01$）

综上所述，SMB 在极低浓度下使剂量依赖性地增大了背根神经元 $I_{Ca, L}$，其半数有效浓度为 1.07 ± 0.31 μM。而且 SMB 使 $I_{Ca, L}$ 的电压门控特性发生了改变，使其激活和失活过程均向去极化方向移动，但对失活的影响要大于对激活的影响。这可能是 SMB 增大 $I_{Ca, L}$ 的直接原因。

Ca^{2+} 广泛参与体内多种生理效应的调节，是细胞第二信使，尤其是在 IP_3/Ca^{2+}、DG/PKC 第二信使系统中具有重要地位。一方面，有些受体激活后，通过 G 蛋白的偶联直接打开钙通道（受体敏感钙通道），导致细胞内 Ca^{2+} 升高而产生效应；另一方面，细胞外 Ca^{2+} 内流所诱发的细胞内钙库 Ca^{2+} 释放机制，在传递和

放大外来刺激信号中也起着非常重要的作用。钙超载可造成神经细胞处于一种持续过度收缩状态即痉挛而引起神经系统损伤，也可激活一些凋亡相关的酶，如核酸内切酶、钙蛋白酶，从而介导细胞凋亡发生。试验表明，SMB 对 L- 型钙通道的影响非常显著，能有效地增加 $I_{Ca, L}$，导致细胞内 Ca^{2+} 浓度升高，从而调节背根神经元生理功能，当细胞内 Ca^{2+} 浓度过高时，也可能会引发该神经元病理生理效应。

9.2.2 SO_2 衍生物对大鼠背根神经元离子通道的影响

为了探讨 SO_2 及其衍生物对大鼠背根神经元的生理作用和毒性效应，本研究应用全细胞膜片钳技术研究了 SO_2 衍生物——亚硫酸盐和亚硫酸氢盐中性混合液（二者摩尔质量之比为 3∶1）对背根神经元离子通道的影响（孟紫强等，2006）。从目前关于 SO_2 生物活性失活途径为 SO_2→亚硫酸盐→硫酸盐的新观点来看，试验结果所表现的生物学效应仅为 SO_2 衍生物的生理学、病理生理学效应，或者说是 SO_2 的间接生物学效应，SO_2 的直接生物学效应会比其衍生物更大。

1. 钠离子通道

（1）SO_2 衍生物对钠电流的电压依赖性效应

10 μmol/L 的 SO_2 衍生物使 TTX-S 钠电流减少 36.3%，却使去极化到 -10 mV 下的钠电流增大了 48.3%；1 μmol/L 的 SO_2 衍生物使 TTX-R 钠电流在 -30 mV 下减少 77.9%，而使去极化到 +10 mV 下的钠电流增大 89.2%。这些结果说明 SO_2 衍生物对背根神经元钠电流的作用具有电压依赖性。

（2）SO_2 衍生物对钠通道的激活效应

SO_2 衍生物（10 μmol/L）基本上不影响 TTX-S 钠通道的激活过程，而 1 μmol/L 的 SO_2 衍生物改变了慢激活的 TTX-R 钠通道的激活过程，表明 SO_2 衍生物对钠通道的激活具有选择性。

（3）SO_2 衍生物对钠通道电流的失活影响

10 μmol/L SO_2 衍生物使 TTX-S 和 TTX-R 钠电流的失活延迟，使这两种电流的失活时间曲线右移，且对 TTX-R 通道改变的程度比 TTX-S 通道要大。这表明 SO_2 衍生物改变了两种通道的特性，且对不同钠通道作用强度不同。

综上所述，SO_2 衍生物显著增大了背根神经元 TTX-S 和 TTX-R 钠电流，使

TTX-R 钠通道的激活和失活过程都往去极化方向移动；SO_2 衍生物几乎不影响 TTX-S 钠通道的激活过程，但使其失活往去极化移动。这些动力学方面的改变可能是 SO_2 衍生物增大钠通道电流的直接原因。

有文献报道，TTX-R 钠通道的激活和失活的去极化阈值比 TTX-S 钠通道要高，提示 TTX-R 钠通道可能是伤害性信号的传导通路。TTX-R 钠通道的亚型 Nav1.8 与 Nav1.9 均存在于背根神经元上，低浓度 SO_2 衍生物增大了 Navl.8 亚通道的电导，推迟了其失活过程，增加了伤害性神经元的兴奋性。

总之，SO_2 及其衍生物可以通过增加钠通道电流而提高细胞的兴奋性，以此来调节背根神经元的生理功能，当其兴奋性过高时也可能引起该神经元的病理生理改变。

2. 钾离子通道

（1）SO_2 衍生物对瞬间外向钾电流（I_{to}）和延迟整流钾电流（I_K）的增大作用

一定浓度的 SO_2 衍生物对 I_{to} 的增大作用显著大于 I_K，两者的增大作用都呈剂量 - 效应关系。SO_2 衍生物在 +60 mV 处时，I_{to} 的半数增大浓度（EC_{50}）为 35.8 μmol/L，I_K 的 EC_{50} 为 26.3 μmol/L。

（2）SO_2 衍生物对 I_{to} 和 I_K 激活的影响

10 μmol/L SO_2 衍生物对 I_{to} 的激活过程未见影响。对于 I_K，10 μmol/L SO_2 作用前的半数激活电压和曲线斜率分别为（20.3 ± 2.1）mV 和（11.3 ± 0.6）mV，作用后的值为（15.0 ± 1.5）mV 和（14.6 ± 1.2）mV，激活曲线左移，说明 SO_2 衍生物促进了 I_K 的激活过程。

（3）SO_2 衍生物对 I_{to} 稳态失活的效应

在任何一个给定的膜电位处，10 μmol/L SO_2 衍生物的作用使快速激活、快速失活的瞬时外向钾电流（I_A）和快速激活、慢速失活的瞬时外向钾电流（I_D）的失活减慢。SO_2 衍生物不改变 I_{to} 的激活过程，却使其失活过程推迟，这可能是 SO_2 衍生物增大 I_{to} 的直接原因。

（4）SO_2 衍生物对钾电流激活和失活时间的影响

SO_2 衍生物对瞬间外向钾电流（I_{to}）来说，10 μmol/L SO_2 衍生物作用前或后，电流达到峰值的时间在 60 mV 下，由原来的（4.4 ± 0.25）ms 改变为（3.9 ± 0.23）ms；I_A 在 60 mV 下失活时间常数由原来的（18.4 ± 3.2）ms 改变为（27.4 ± 4.5）ms；I_D

的失活时间常数由原来的（186.7 ± 12.2）ms 改变为（256.61 ± 18.9）ms。对延迟整流钾电流（I_K）的激活来说，10 μmol/L SO_2 衍生物作用前或后，时间常数分别为（36.0 ± 5.01）ms 和（21.7 ± 2.47）ms。结果再一次表明，SO_2 衍生物推迟了 I_{to} 的失活过程，促进了 I_K 的激活。

综上所述，SO_2 衍生物增大背根神经元钾离子通道的电导，虽然 10 μmol/L 的 SO_2 衍生物不影响 I_{to} 的激活过程，却使其失活过程显著右移，推迟了这种通道的失活时间，使通道长时间处于开放状态，导致细胞内钾外流增加（杜正清等，2006；孟紫强等，2006）。该研究将范围限定在中等直径的背根神经元，这类神经元主要负责躯体和内脏的感觉传入。从此表明，SO_2 及其衍生物可使背根神经元的一般感觉生理特性受到影响，产生异常发放特性，引起感觉异常，并将其异常感觉从外周神经传入中枢神经系统。本研究也指出，SO_2 衍生物可延迟对瞬间外向 K^+ 通道的关闭过程，这可能是 SO_2 衍生物增大 I_{to} 的主要原因。一般认为，延迟整流 K^+ 电流是一种几乎不失活的电流，这种电流在细胞的凋亡过程中发挥重要的作用。本研究还表明，SO_2 衍生物可诱导小鼠几种脏器细胞超微结构的改变和细胞凋亡（白剑英等，2004），也初步观察到 SO_2 衍生物对神经元细胞凋亡的诱导作用（Du et al., 2004b）。

在本研究对 I_K 的研究中显示，SO_2 衍生物增大延迟整流 K^+ 电导，使 I_K 的激活曲线往超极化方向移动，半数激活电压减小。I_K 是动作电位复极化过程的主要电流，它的功能是快速有效地终止动作电位，SO_2 衍生物增大延迟整流 K^+ 电导，促进了 I_K 的激活，会导致细胞内的钾离子大量外流，破坏细胞内外 K^+ 的平衡。背根神经元长时间处于发放冲动的状态，使背根神经元长时间兴奋而加速细胞能量的消耗，这可能是 SO_2 衍生物诱导神经元细胞凋亡的一个主要原因。SO_2 衍生物作用延迟整流 K^+ 通道后，有明显的失活样电流，这可能是 SO_2 衍生物改变了钾通道蛋白的活性，使通道开关活性降低之故。

SO_2 衍生物对 K^+ 电流的增大效应，可能是由于 SO_3^{2-} 和 HSO_3^- 与通道蛋白结合所致，也可能是由于改变通道的氧化还原状态所致。SO_2 衍生物增大 I_{to} 的 EC_{50} 为 35.8 μmol/L，增大 I_K 的 EC_{50} 为 26.3 μmol/L，表明 SO_2 衍生物对神经元不同钾通道的作用不同。这些研究进一步证明，SO_2 及其衍生物可以通过对不同离子通道的作用来调节神经元的生理功能。

3. 钙离子通道

（1）SO_2 衍生物对钙电流的快速增大作用

SO_2 衍生物在低浓度（0.01 μmol/L、0.1 μmol/L、0.5 μmol/L、1 μmol/L）下对背根神经元电压依赖性钙电流都有增大作用，且随着浓度的增加而增加。同时，这种快速增大作用基本可以被洗脱，说明 SO_2 衍生物对钙电流的快速增大作用是可逆的。

（2）SO_2 衍生物对钙电流作用的剂量 - 效应曲线和 I-V 曲线关系

SO_2 衍生物使钙电流增大的半数有效浓度大约是 0.4 μmol/L。上述 4 种浓度的 SO_2 衍生物对不同刺激电压下引发的钙电流均有增大作用，尤其在去极化电压为 -30～10 mV 时，SO_2 衍生物的增大作用较大，且这种增大作用随 SO_2 衍生物浓度的增加而增大。此外，0.5 μmol/L 的 SO_2 衍生物几乎不影响背根神经元上电压依赖性钙通道的电流 - 电压关系曲线，只增大钙电流的反转电位。

（3）SO_2 衍生物对钙电流的激活效应的影响

本研究发现，在 0.5 μmol/L SO_2 衍生物作用前，钙电流的半数激活电压为 -17.9 mV，曲线的斜率为 6.7 mV；在 0.5 μmol/L SO_2 衍生物作用 2 min 后，电流的半数激活电压往去极化方向改变了 5.4 mV，曲线斜率改变了 0.2 mV，经 t- 检验分析，半数激活电压具有显著性差异，说明极低浓度（0.5 μmol/L）的 SO_2 衍生物改变了钙通道的激活过程。

（4）SO_2 衍生物对钙通道失活的影响

在 0.5 μmol/L SO_2 衍生物作用前，钙电流的半数失活电压大约为 -39.9 mV，曲线的斜率因子为 9.8 mV；在 0.5 μmol/L SO_2 衍生物作用后，半数失活电压往去极化方向移动了 9.7 mV，曲线的斜率因子改变了 0.6 mV。经统计检验，半数失活电压的差异具有显著性。说明 SO_2 衍生物使钙电流的失活延迟，改变了通道的特性（Du et al., 2006；孟紫强等, 2006）。

综上所述，SO_2 衍生物可增大背根神经元钙电流，使高阈值激活的钙通道的电压门控特性发生改变，使其激活和失活过程都往去极化方向移动。这些动力学方面的改变可能是 SO_2 衍生物增大钙通道电导的直接原因。同时，SO_2 衍生物可以增大钙通道的反转电位，改变通道选择离子的敏感程度。

大量研究表明，神经元的异常凋亡与神经元膜上的钙离子通道的改变有直接的关系。凋亡是有核细胞在一定条件下通过启动其自身内部机制，主要是通过内源性核酸内切酶的激活而发生的自然死亡过程，而内源性核酸内切酶的活性具有钙离子依赖性。在多种不同刺激信号诱导的细胞凋亡中，细胞内钙离子浓度升高，激活内源性核酸内切酶，造成 DNA 断裂是凋亡形成的重要条件。SO_2 及其衍生物可以通过改变神经元钙离子通道特性，使钙电导增大，导致细胞内的钙离子浓度增加，从而诱导神经元凋亡。此外，钙离子作为第二信使，对细胞的代谢和多种功能有着重要的调节作用。由此推测，内源性 SO_2 及其衍生物可能扮演信号分子的角色，作用于细胞离子通道，改变细胞内的钙离子浓度，从而对细胞功能发挥生理调节作用。

9.3 SO_2 衍生物对大鼠心肌细胞离子通道的影响

在心肌细胞膜上，存在 3 种主要的电压门控性离子通道，即 TTX 敏感性钠通道、L- 型钙通道和瞬间外向钾通道。这 3 种通道产生的离子电流精确地控制动作电位的产生、维持及终止。TTX 敏感性钠通道在调节细胞的电兴奋性方面有很重要的作用。钠电流是心肌细胞中的一种重要的离子电流，它引起动作电位 0 期去极化，并影响心肌组织的兴奋性及动作电位的传导。因此，为了从离子通道的角度探讨 SO_2 及其衍生物对心血管系统的生理及病理生理学作用，研究 SO_2 衍生物对大鼠心肌细胞不同离子通道特别是钠通道的影响非常重要。

本研究团队对大鼠离体心脏的研究表明，1 000 μmol/L SO_2 和 300 μmol/L、1 000 μmol/L SO_2 衍生物对心脏的负性肌力作用，可被 L- 型钙离子通道阻断剂硝苯地平部分地抑制；300 μmol/L、1 000 μmol/L SO_2 和 SO_2 衍生物对心脏的负性肌力作用，可被 K_{ATP} 通道阻断剂格列本脲部分地抑制，这些结果说明较高浓度的 SO_2 及其衍生物对心脏功能的影响可能部分地与 L- 型钙离子通道和 K_{ATP} 通道有关（Zhang et al., 2010）。然而，有关 SO_2 及其衍生物对心肌细胞离子通道的研究甚少，迄今，只有本研究团队研究了 SO_2 衍生物对急性分离的大鼠心肌细胞钠离子、钾离子、钙离子通道的影响（Nie et al., 2005a，2005b，2007，2009）。

9.3.1 钠离子通道

钠通道能使心肌细胞去极化、传播动作电位，对维持心肌细胞兴奋性及正常生理功能有重要作用。钠通道的激活导致钠离子快速内流，心肌细胞去极化，形成动作电位的 0 相，它对心肌细胞动作电位的上升支起主要作用，同时也是心脏组织传导速度的一个决定性因素。

1. SO_2 衍生物剂量依赖性地增大钠电流

1～200 μmol/L 的 SO_2 衍生物对大鼠心肌细胞钠电流（I_{Na}）的效应呈剂量依赖性增强（图 9-11）。1 μmol/L 的 SO_2 衍生物增大 I_{Na}（8.3% ± 1.1）%，200 μmol/L 则增大（84.1% ± 5.3）%。以 SO_2 衍生物的浓度对应 I_{Na} 增大的百分数绘制剂量 - 效应曲线，由此得出 SO_2 衍生物对 I_{Na} 作用的 EC_{50} 为（10.97 ± 0.61）μmol/L，Hill 系数 n 为 1.07 ± 0.05。当洗脱 SO_2 衍生物后，电流只有轻微的恢复，表明其作用具有延滞性。

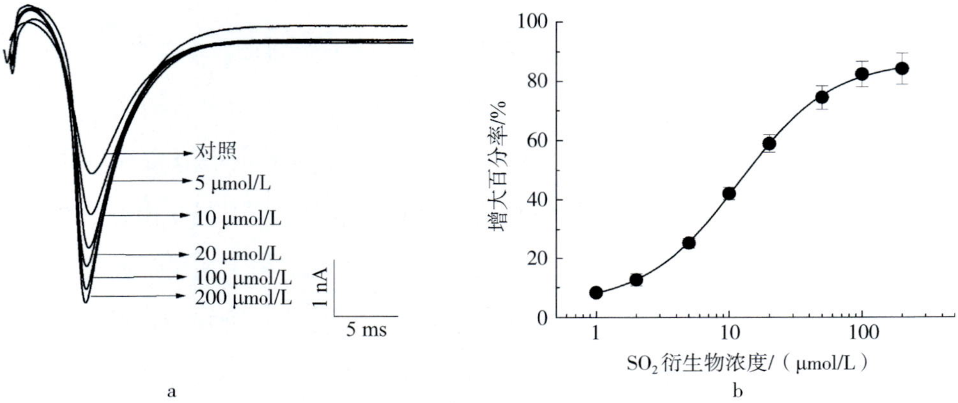

图 9-11　SO_2 衍生物剂量依赖性地增大大鼠心肌细胞钠电流

a. SO_2 衍生物引起钠电流的增大效应；b. SO_2 衍生物增大钠电流的剂量 - 效应曲线。

2. SO_2 衍生物对钠电流电压依赖性激活的影响

10 μmol/L SO_2 衍生物便可使大鼠心肌细胞 I_{Na} 显著增大，并使 I_{Na} 的 I-V 曲线显著下移，即增大 I_{Na}，但在不同膜电位下的增大幅度不同，这说明 SO_2 衍生物对 I_{Na} 的增大作用具有电压依赖性，但给药前后 I_{Na} 的激活电位和到达电流峰值的电位未发生改变（图 9-12a）。

加入 10 μmol/L SO_2 衍生物前后，大鼠心肌细胞 I_{Na} 的 V_h 分别为（-51.72 ± 0.15）mV 和（-54.03 ± 0.21）mV，k 分别为（2.88 ± 0.17）mV 和（3.33 ± 0.15）mV（图 9-12b）。结果表明，SO_2 衍生物虽然可使 I_{Na} 的激活曲线向超极化方向移动，但

差异不显著，故 SO_2 衍生物不影响 I_{Na} 的激活过程。

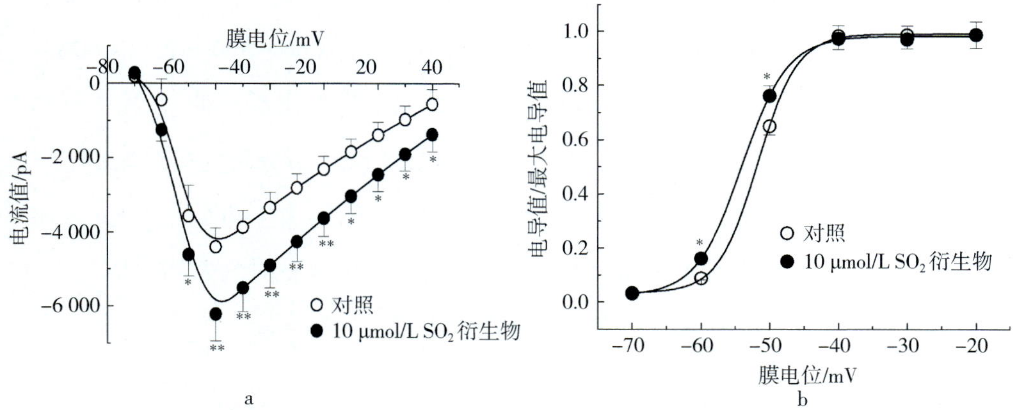

图 9-12　SO_2 衍生物对大鼠心肌细胞钠电流激活过程的影响

a. SO_2 衍生物对钠电流 I-V 曲线的影响；b. SO_2 衍生物对钠电流激活曲线的影响（$^{*}P<0.05$，$^{**}P<0.01$）。

3. SO_2 衍生物对钠电流失活的影响

SO_2 衍生物可使大鼠心肌细胞 I_{Na} 的失活曲线显著地向去极化方向移动，但并不改变其斜率。10 μmol/L SO_2 衍生物作用前后 I_{Na} 的 V_h 分别为（-76.04 ± 0.49）mV 和（-69.63 ± 0.49）mV，k 分别为（6.83 ± 0.44）mV 和（6.21 ± 0.44）mV（图 9-13）。

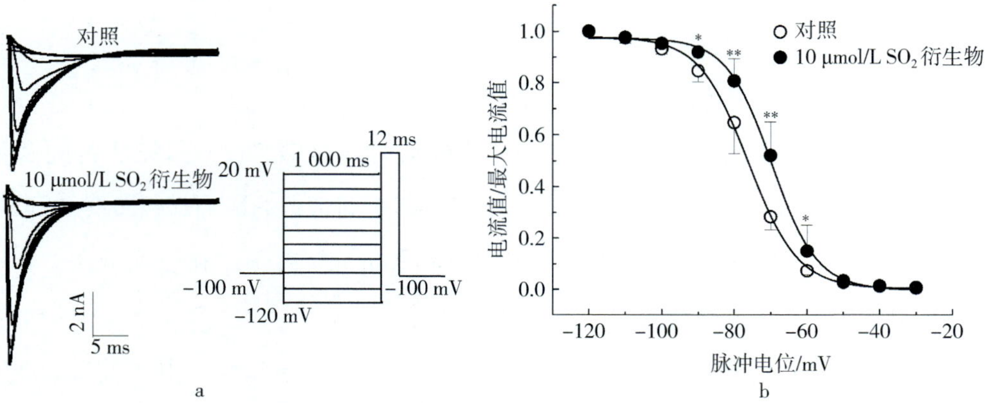

图 9-13　SO_2 衍生物对大鼠心肌细胞钠电流失活的影响

a. SO_2 衍生物作用前后钠电流的失活电流图形；b. SO_2 衍生物对钠电流失活曲线的影响（$^{*}P<0.05$，$^{**}P<0.01$）。

4. SO_2 衍生物对钠电流失活恢复的影响

如图 9-14a 所示，将大鼠心肌细胞置保持电位于 -80 mV，先给予 -80～-30 mV、波宽为 100 ms 的预刺激，然后回到保持电位，间隔 60～600 ms，以 60 ms 递增，再给予第二个相同的刺激，测得 I_{Na}。SO_2 衍生物作用后可使 I_{Na} 的失活恢复曲线显著上移。给药前快、慢失活恢复时间常数（τ_f、τ_s）分别为（54.8 ± 4.3）ms 和（144.3 ± 6.3）ms；10 μmol/L SO_2 衍生物作用后 τ_f 为（49.6 ± 3.6）ms，τ_s 为（109.2 ± 5.2）ms。SO_2 衍生物显著缩短了 I_{Na} 的慢失活恢复时间常数（图 9-14b）。因此，SO_2 衍生物加速了钠通道的失活恢复过程。

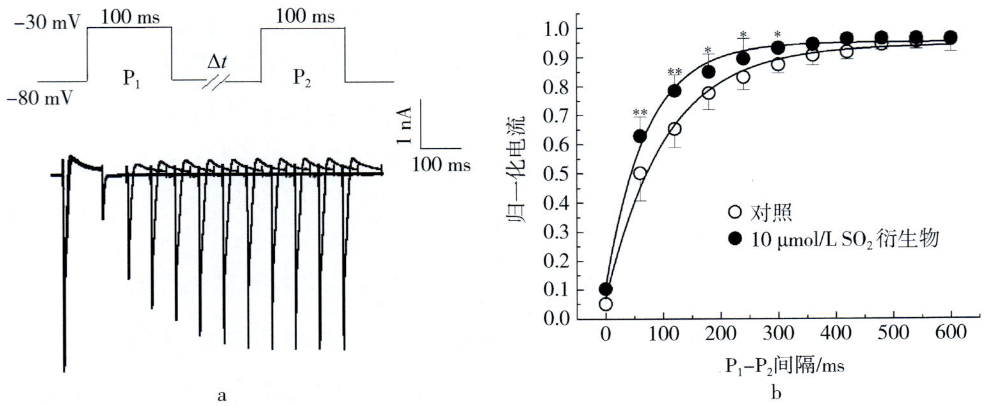

图 9-14　SO_2 衍生物对大鼠心肌细胞钠电流失活恢复的影响

a. 钠电流失活恢复电流图形；b. SO_2 衍生物对钠电流失活恢复曲线的影响（$^{*}P<0.05$，$^{**}P<0.01$）。

5. SO_2 衍生物对钠电流激活和失活时间动力学的影响

SO_2 衍生物可减小大鼠心肌细胞 I_{Na} 的激活时间常数（τ_m）和失活时间常数（τ_h），但只对失活时间常数有显著影响，而对激活时间常数的影响却很微弱。例如，10 μmol/L SO_2 衍生物作用后，在膜电位为 -40～40 mV 时，τ_m 和 τ_h 均减小，但 τ_h 的减小幅度更大（图 9-15）。

综上所述，SO_2 衍生物可剂量依赖性地增大大鼠心肌细胞 I_{Na}，其半数有效浓度约为 10 μmol/L。SO_2 衍生物可使 I_{Na} 的电压依赖性激活曲线左移，但并不显著；而失活曲线却显著向正电压方向移动，延迟失活过程。失活曲线的右移也导致了 I_{Na} 的增大（Nie et al.，2005a）。此外，SO_2 衍生物还可使 I_{Na} 的失活恢复曲线左移，缩短了快、慢失活恢复时间常数，加速了钠通道的失活恢复。在时间动力学方面，SO_2 衍生物使 I_{Na} 的激活和失活时间常数均减小，但对后者的影响较为显著。上述结果表明，SO_2 衍生物主要作用于心肌细胞钠通道的失活态。本团队关于 SO_2 衍生物对大鼠背根节神经元钠通道的研究也表明，SO_2 衍生物主要影响钠通道的失活过程（Du et al., 2004a）。因此，对于不同的细胞和通道亚型，SO_2 衍生物对钠通道的调节作用是非特异性的。

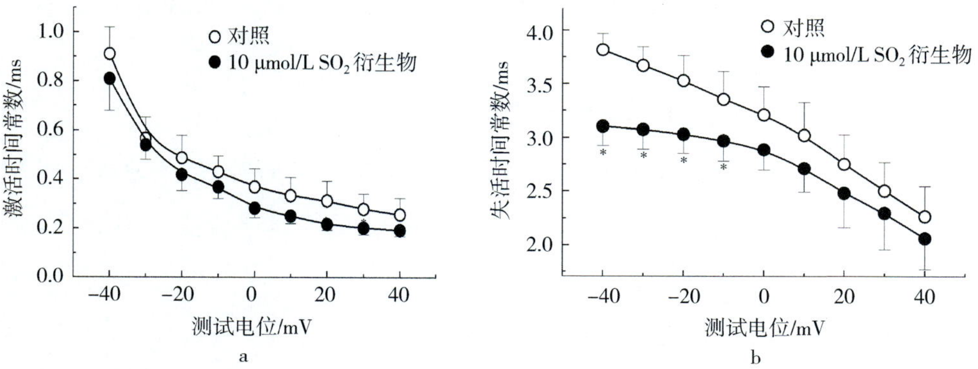

图 9-15　SO_2 衍生物对大鼠心肌细胞钠电流激活和失活时间常数的影响

a. SO_2 衍生物对钠电流激活时间常数的影响；b. SO_2 衍生物对钠电流失活时间常数的影响（$^*P<0.05$）。

总之，SO_2 及其衍生物能够影响大鼠心肌细胞电压门控性钠通道，引起 I_{Na} 增大，加速失活和失活恢复过程，从而对心肌细胞的功能发挥生理调节作用。SO_2 或 SO_2 衍生物浓度过高可能会引起心肌细胞生理功能的改变，甚至导致病理生理学损伤。

9.3.2　钾离子通道

在离子通道中，钾通道的种类最多，作为一大类，其通过调节膜电位而降低组织兴奋性，通过阻抗去极化而影响动作电位的频率及时程，因而能够在不同的时程和电位水平精确调控细胞静息膜电位和动作电位。目前已经能够根据不同的通道敏感阻断药物和各自不同的激活 / 失活电位对不同类型的钾通道进行鉴别和区分。钾通道主要有以下 4 种：①内向整流钾电流（I_{K1}），因其内向整流特性而得名，又称背景钾电流；②延迟整流钾电流或持续性外向钾电流（I_K），是心肌细胞去极化时激活的外向钾电流，其激活有电压和时间依赖性，是 3 期复极的主要离子流；③瞬间外向钾电流（I_{to}），在去极化早期出现，为动作电位的早期复极化电流；④ ATP 敏感钾通道（K_{ATP}），自从 Noma 1983 年首次用膜片钳技术在心肌细胞上发现 ATP 敏感钾通道的存在以来，大量的试验证实了其生理和病理生理作用。

1. SO_2 衍生物对 I_{to} 的影响

SO_2 衍生物在低浓度（10 μmol/L）下即可使大鼠心肌细胞 I_{to} 显著增大。以各脉冲下的电流幅值对应相应的膜电位作图得到 I_{to} 的 I–V 曲线，10 μmol/L SO_2 衍生物即可使 I–V 曲线显著上移，即增大 I_{to}，且呈一定的电压依赖性。在膜电位为 +60 mV 时，I_{to} 增加了 37.3%。

2. SO_2 衍生物对 I_{K1} 和 I_K 的影响

SO_2 衍生物对大鼠心肌细胞 I_{K1} 的内向成分和外向成分均有增大效应，但并不改变其反转电位。10 μmol/L SO_2 衍生物即可使 I_{K1} 的峰值电流增大约 26.2%。但 SO_2 衍生物不影响 I_K 的电流幅度。

3. SO_2 衍生物对 I_{to} 激活和失活过程的影响

SO_2 衍生物可使大鼠心肌细胞 I_{to} 的激活曲线显著向超极化方向移动，但并不影响其斜率因子。例如，加入 10 μmol/L SO_2 衍生物前后 I_{to} 的 V_h 分别为（−1.50 ± 2.34）mV 和（−14.99 ± 1.77）mV，k 分别为（25.81 ± 2.80）mV 和（22.91 ± 1.22）mV。

SO_2 衍生物可使 I_{to} 的失活曲线显著地向去极化方向移动，但并不改变其斜率因子。例如，10 μmol/L SO_2 衍生物作用前后钾电流的 V_h 分别为（−59.43 ± 1.23）mV 和（−49.32 ± 1.26）mV，k 分别为（11.90 ± 1.19）mV 和（16.95 ± 1.17）mV。

4. SO_2 衍生物对 I_{to} 失活恢复的影响

SO_2 衍生物作用后可使大鼠心肌细胞 I_{to} 的失活恢复曲线显著上移。10 μmol/L SO_2 衍生物作用前后失活恢复时间常数分别为（178.95 ± 7.51）ms 和（120.84 ± 2.65）ms。SO_2 衍生物显著地缩短 I_{to} 的失活恢复时间常数。因此，SO_2 衍生物加速了钾通道的失活恢复过程。

5. SO_2 衍生物对 I_{to} 失活时间常数的影响

SO_2 衍生物作用后，可使大鼠心肌细胞 I_{to} 的快失活时间常数（τ_f）由（8.17 ± 1.85）ms 增大为（15.84 ± 3.25）ms，而慢失活时间常数（τ_s）则由（82.89 ± 10.23）ms 减小为（62.13 ± 12.23）ms，然而对 τ_s 的减小效应更显著。综合结果为：SO_2 衍生物对 I_{to} 失活时间常数的影响表现为减小效应。

综上所述，SO_2 衍生物能够调节大鼠心肌细胞电压门控性钾通道，使 I_{to} 和 I_{K1} 增大，但不影响 I_K。SO_2 衍生物也影响钾通道的电压依赖性和时间依赖性动力学特性，可使 I_{to} 的激活曲线显著向负电压方向移动，而使其失活曲线显著向正电压方向移动，失活恢复曲线左移（Nie et al.，2005b）。这些改变可以引起细胞内 K^+ 外流和细胞外 K^+ 浓度升高，从而对心肌细胞的功能发挥生理调节作用。高浓度 SO_2 及其衍生物可能会引起心肌细胞生理功能的改变，甚至导致病理生理学问题的发生。

9.3.3 钙离子通道、钠 - 钙交换通道及胞钙水平

1. 钙离子通道

心肌的兴奋与收缩和心肌细胞钙离子通道密切相关。目前膜片钳技术已能在心肌细胞上记录到 L 型、T 型和 B 型电压依赖性钙通道。

心肌细胞 L- 型钙通道属于电压依赖性钙通道，参与心肌细胞的重要电生理功能。在心室肌工作细胞，L- 型钙电流（$I_{Ca,L}$）是构成动作电位平台期的基础，决定平台期的长短和动作电位时程，从而也与有效不应期的长短有关。L- 型钙通道又是细胞兴奋时，外钙内流的重要途径，外钙内流可诱发肌浆网 Ca^{2+} 释放，通过兴奋 - 收缩耦联引起心肌的收缩。研究表明，SO_2 衍生物可显著增大大鼠心肌细胞 $I_{Ca,L}$，而 $I_{Ca,L}$ 的增加能使心肌动作电位平台期延长，从而延长动作电位时程和有效不应期，引起心肌细胞内 Ca^{2+} 浓度升高，严重时可导致细胞内钙超载，诱发 Na^+ 内流，心脏内异位节律点自律性增强（Meng et al.，2006）。因此，L- 型钙通道对于心肌细胞的正常生理功能非常重要。

（1）SO_2 衍生物剂量依赖性地增大 L- 型钙电流

细胞外液中加入不同浓度的 SO_2 衍生物可使大鼠心肌细胞 $I_{Ca,L}$ 呈现不同程度的增大效应，因此 SO_2 衍生物具有一定的剂量依赖性。以 SO_2 衍生物的浓度对应 $I_{Ca,L}$ 增大的百分数绘制剂量 - 效应曲线，由此得出 SO_2 衍生物对 $I_{Ca,L}$ 作用的 EC_{50} 为（10.64 ± 1.33）μmol/L，Hill 系数 n 为 1.51 ± 0.24。药物洗脱后电流只有轻微的恢复，表明 SO_2 衍生物对 $I_{Ca,L}$ 的作用具有延滞性。

（2）SO_2 衍生物对 L- 型钙电流电压依赖性激活的影响

SO_2 衍生物在低浓度（10 μmol/L）下即可使大鼠心肌细胞 $I_{Ca,L}$ 显著增大，且可使 $I_{Ca,L}$ 的 I-V 曲线显著下移，且影响 $I_{Ca,L}$ 的激活阈电位。对照组中，$I_{Ca,L}$ 约

在 -20 mV 左右激活；而给药后，$I_{Ca,L}$ 的激活电位约为 -10 mV，但其到达峰值的电位不变。SO_2 衍生物可使 $I_{Ca,L}$ 的激活曲线向去极化方向移动，但并不影响其斜率因子。

（3）SO_2 衍生物对 L- 型钙电流稳态失活的影响

SO_2 衍生物可使大鼠心肌细胞 $I_{Ca,L}$ 的失活曲线显著地向去极化方向移动，并影响其斜率因子。例如，加入 10 μmol/L SO_2 衍生物前后 $I_{Ca,L}$ 的 V_h 分别为（-31.8 ± 0.92）mV 和（-21.8 ± 1.62）mV，k 分别为（7.56 ± 0.82）mV 和（12.8 ± 1.10）mV。

（4）SO_2 衍生物对 L- 型钙电流失活恢复的影响

SO_2 衍生物作用后可使大鼠心肌细胞 $I_{Ca,L}$ 的失活恢复曲线显著上移，表明该衍生物能够加速 L- 型钙通道的失活恢复过程。给药前心肌细胞 $I_{Ca,L}$ 的快、慢失活恢复时间常数 τ_f、τ_s 分别为（0.162 ± 0.024）s 和（5.53 ± 1.63）s；10 μmol/L SO_2 衍生物作用后 τ_f 为（0.138 ± 0.018）s，τ_s 为（3.62 ± 0.72）s。表明 SO_2 衍生物显著地缩短了 $I_{Ca,L}$ 的快、慢失活恢复时间常数。

（5）SO_2 衍生物对 L- 型钙电流失活时间常数的影响

SO_2 衍生物能够加速大鼠心肌细胞 L- 型钙通道的快、慢失活过程。例如，10 μmol/L SO_2 衍生物即可显著缩短 $I_{Ca,L}$ 的快、慢失活时间常数。给药前 τ_f 和 τ_s 分别为（15.04 ± 3.72）ms 和（68.33 ± 3.35）ms；10 μmol/L SO_2 衍生物作用后，τ_f 和 τ_s 分别减小为（5.34 ± 0.23）ms 和（26.19 ± 2.72）ms。

综上所述，本研究首次证明，SO_2 衍生物能够调节大鼠心肌细胞 L- 型钙通道，剂量依赖性地增大 $I_{Ca,L}$，其 EC_{50} 约为 10.56 μmol/L。SO_2 衍生物可使 $I_{Ca,L}$ 的激活曲线和失活曲线均向正电压方向移动，但对失活的影响要大于对激活的影响。此外，SO_2 衍生物减小了 $I_{Ca,L}$ 的失活常数和失活恢复常数，因而加速了 $I_{Ca,L}$ 的失活过程和失活恢复过程。这些结果意味着，SO_2 衍生物可使心肌细胞内钙离子浓度升高（Nie et al., 2006）。

2. 钠 - 钙交换通道

心肌细胞膜上的钠 - 钙交换通道（NCE）对维持细胞内钙稳定起着重要作用。正常生理条件下，钠 - 钙交换的主要作用为排出去极化期间由钙通道流入细胞内的钙，保持细胞内钙稳定。钠 - 钙交换是由电化学力驱动的被动过程，主要有钙流入与钙流出两种活性模式，NCE 以何种模式工作主要与细胞膜电位及细胞内外的钠离子、钙离子浓度有关。本研究团队首次采用全细胞膜片钳技术和荧光测钙技术研究了 SO_2 衍生物对大鼠心肌细胞钠－钙交换电流和细胞内游离钙离子浓度的影响（Nie et al.，2007）。结果发现，SO_2 衍生物可显著抑制大鼠心肌细胞钠－钙交换电流（$I_{Na/Ca}$）。10 μmol/L SO_2 衍生物即可使 $I_{Na/Ca}$ 内向和外向电流值均显著减小。随着 SO_2 衍生物剂量的增加，电流也逐渐减小，呈一定的剂量依赖性。结果也表明，SO_2 衍生物对心肌细胞钠－钙交换电流具有显著影响，SO_2 衍生物不仅可抑制正向钠－钙交换电流，也可抑制反向钠－钙交换电流，但并不影响其逆转电位。

3. SO_2 衍生物对心肌细胞内钙离子浓度的影响

本研究发现，SO_2 衍生物能够增大大鼠心肌细胞内游离钙离子浓度（Nie & Meng，2007）。5 μmol/L、10 μmol/L、50 μmol/L、100 μmol/L SO_2 衍生物处理后细胞内钙离子浓度分别为（129.4 ± 25.67）nmol/L、（149.3 ± 29.4）nmol/L、（211.5 ± 29.6）nmol/L 和（242.1 ± 34.2）nmol/L，而对照组中细胞内钙离子浓度为（105.2 ± 18.6）nmol/L。这些结果表明，SO_2 及其衍生物可能通过调节细胞内游离钙离子浓度来发挥对心肌细胞功能的生理调节作用，而过量 SO_2 及其衍生物可能导致细胞内钙超载，从而导致心肌功能损伤。

SO_2 衍生物引起心肌细胞内钙离子超载的原因：一是由于 SO_2 衍生物通过增强心肌细胞离子通道 L- 型钙电流和钠电流，抑制内向钠－钙交换电流，不利于钙离子的排出，但有利于心肌细胞内游离钙离子浓度的增加；二是与 SO_2 衍生物——SO_3^{2-} 和 HSO_3^- 在氧化过程中可产生大量自由基或活性氧种类（ROS）有关。SO_3^{2-} 和 HSO_3^- 的自氧化和酶促氧化过程中，可产生 ROS 和各种氧中心和硫中心自由基如 $O_2\cdot^-$、$\cdot OH$、$HSO_3\cdot^-$、$SO_3\cdot^-$、$SO_4\cdot^-$ 及 $SO_5\cdot^-$ 等大量自由基。它们对质膜产生的脂质过氧化反应，使膜的通透性发生改变并可使膜形成新的钙通道，促使钙离子大量内流。同时，这些自由基还可破坏线粒体结构、干扰氧化磷酸化功能、加速 ATP 等高能磷酸化合物的耗竭，使依赖能量的离子泵活性降低，这些均可使细胞内钙离子增加。

10 外源性二氧化硫对健康的影响

SO_2 虽然是人体可以内源性合成的生理活性物质，是一种新型生物气体信号分子，但是自从工业革命以来，化石燃料的使用导致大量 SO_2 排放而对大气环境造成严重污染。SO_2 是一种有毒气体，能对生态环境和人体健康造成严重危害。相对于人体自身合成的内源性 SO_2 来说，这些由于人类生产生活活动而产生的 SO_2 属于外源性的 SO_2。因此，为了全面认识 SO_2 的生物学作用，本书在论述内源性 SO_2 生理作用的同时，对外源性 SO_2 污染引起的健康危害——SO_2 流行病学研究在本章作一简要介绍。

为了管控 SO_2 对大气环境的污染，各国都制定了 SO_2 在大气环境中的浓度限值。我国《环境空气质量标准》（GB 3095—2012）规定，SO_2 年平均浓度限值一级标准为 20 μg/m^3，二级标准为 60 μg/m^3；日平均浓度限值一级为 50 μg/m^3，二级为 150 μg/m^3；一小时平均浓度限值的一级、二级标准分别为 150 μg/m^3、500 μg/m^3。

值得注意的是，在亚硫酸氧化酶先天缺乏的遗传性疾病和某些病理条件下，内源性 SO_2 在体内的代谢受阻，导致 SO_3^{2-} 在体内积累到一定水平，也可以引起各种病理生理性作用，甚至毒性作用，引起疾病的发生。

10.1 SO_2 的一般毒性

虽然 SO_2 是一种具有中等毒性的毒物，然而由于它是一种广泛存在的化学物，所以其毒理学特性备受关注。孟紫强及其团队对 SO_2 及其体内衍生物的毒理学和生理学作用进行了长达20余年的一系列研究，发现 SO_2 及其衍生物不仅是一种呼吸器官的毒物，而且是一种全身性毒物，并具有多种类型的毒性作用，可引起动物多种脏器细胞超微结构破坏、DNA 单链断裂、蛋白质及脂质氧化损伤（孟紫强等，2012）。然而，由于长期以来人们把 SO_2 的毒理作用靶器官定位于呼吸系统，所以对呼吸器官毒性作用的研究较多。

10.1.1 SO_2 对哺乳动物的急性与慢性毒性作用

1. SO_2 短期暴露：SO_2 急性接触对动物呼吸道及眼有强烈刺激作用，可引起气管和支气管的反射性收缩，也可引起分泌物增加和局部炎症反应。SO_2 高浓度急性接触往往引起动物喉头水肿、喉痉挛和支气管痉挛而死亡。有文献报道，小鼠吸入 SO_2 20 min、5 h，其致死浓度（lethal concentration，LC）分别为 2 240 mg/m^3 和 1 600 mg/m^3；小鼠吸入 SO_2 10 min、20 min、1 h、6 h、24 h，其半数致死浓度（median lethal concentration，LC_{50}）分别为 3 780 mg/m^3、2 139 mg/m^3、1 708 mg/m^3、952 mg/m^3、364 mg/m^3；豚鼠吸入 SO_2 5 min，其 LC_{50} 为 14 000 mg/m^3；大鼠吸入 SO_2 5 h，其 LC_{50} 为 1 851 mg/m^3。高浓度 SO_2 吸入对其他动物如猫、犬、猴等也可引起急性中毒。急性中毒动物，表现为典型的呼吸道刺激症状，躁动，喘息，最后多因呼吸困难而死亡。

2. SO_2 长期暴露：接触环境化学物 SO_2 24 h 以上直至数日者均为长期接触，24 h 以内为短期接触。小鼠吸入 SO_2 26 mg/m^3 72 h，可致鼻黏膜严重损害，小鼠暴露于浓度为 28 mg/m^3 的 SO_2 24 h，鼻腔黏膜发生炎性变化，72 h 鼻上皮细胞坏死和脱落。大鼠接触浓度为 2.8 mg/m^3 的 SO_2 170 h 后，呼吸道对黏着微粒的清除能力显著降低；接触 4.76 mg/m^3 的 SO_2 65 d（每天 24 h），可出现气管炎、呼吸道上皮细胞脱落和局部性肺炎。豚鼠在 3.08 mg/m^3 的 SO_2 浓度下接触 120 h，出现增生性间质肺炎、支气管炎和气管炎。动物同时接触 SO_2（0.15 mg/m^3）和 NO_2（0.1 mg/m^3）3 个月，发现二者有相加作用。长期接触 SO_2 对其他动物如牛、羊、狗、猪等均可引起疾病甚至死亡。

10.1.2 SO_2 对人的急性与慢性毒性作用

1. SO_2 急性毒性作用

吸入一定浓度的 SO_2 对人的呼吸道，特别是对上呼吸道有刺激作用，引起支气管平滑肌反射性收缩，影响呼吸功能。此外，SO_2 对眼结膜也有刺激作用并可引起炎症。一般表现症状：首先出现眼和上呼吸道的刺激症状，表现为流泪、畏光、咳嗽，常为阵发性干咳，鼻、咽、喉部烧灼样疼痛，声音嘶哑。较重者表现为胸痛、胸闷、心悸、气促、发绀、呼吸音粗糙，双肺可闻干、湿啰音，X 线胸片可有实变阴影；肺功能提示小气道功能异常，阻塞性、混合性通气障碍。严重者发生肺炎、肺水肿，甚至呼吸中枢麻痹。如吸入浓度高达 5 240 mg/m^3 时，立即引起喉痉挛、喉水肿，可迅速死亡；个别发生中毒性心肌炎或癔病样发作等。液态 SO_2 接触眼和皮肤，可造成皮肤灼伤和角膜细胞坏死，形成白斑、疤痕。

SO_2 引起气管收缩、通气阻力增加的原因，主要是由于上呼吸道的平滑肌内有末梢神经感受器，受到 SO_2 刺激后引起平滑肌反射性收缩，使气管和支气管的管腔缩小，气道阻力增加；也有人认为是由于 SO_2 或 SO_4^{2-} 刺激化学感受器——肥大细胞，使之释放化学介质组织胺，间接地激活迷走神经引起支气管平滑肌反射性收缩，导致呼吸道阻力增加。

不同的人群对 SO_2 的敏感性不同，个体差异较大。一般患有肺功能不全及呼吸循环系统疾病的患者、老年人和儿童对 SO_2 较敏感。一般情况下，SO_2 对人的嗅觉阈为 3 mg/m^3，浓度为 0.28～0.84 mg/m^3 时一般不能闻到它的气味，大多数人仅可由味觉感知，浓度为 1.4 mg/m^3 暴露 10 min 能引起轻度哮喘病人呼吸功能的改变；急性吸入小于 2.8 mg/m^3 SO_2 便可产生轻微的呼吸道症状，引起细支气管的微弱改变，包括细支气管的收缩及正常人和哮喘病人的呼吸道气流的改变；浓度为 9.8 mg/m^3 以上时可闻到刺鼻的硫臭味；浓度为 14 mg/m^3 时可引起呼吸道阻力增加，暴露 3 h，肺功能轻度减弱，但是黏液分泌和纤毛运动能力尚未改变；浓度为 28～42 mg/m^3 时呼吸道纤毛运动和黏液分泌功能均受到抑制；浓度为 56 mg/m^3 时鼻腔和上呼吸道受到明显刺激，引起咳嗽，眼睛也有不适感；浓度为 280 mg/m^3 时支气管和肺组织明显受损，可引起急性支气管炎、肺水肿和呼吸道麻痹，其症状为咳嗽、胸闷、胸痛、呼吸困难；浓度为 1 120～1 400 mg/m^3 时可危及生命；极高浓度时，可因反射性声门痉挛、声门水肿而引起窒息死亡。

临床表现，一般将仅有上呼吸道刺激，且 1～2 d 内恢复正常，体验及胸部 X 线征象无异常者列入刺激反应；若同时肺部闻及干性啰音或哮鸣音，胸部 X 线显示肺纹理改变，则为轻度中毒；若肺部闻及明显湿性啰音，胸部 X 线征象符合间质性肺水肿征象，则列入中度中毒；在前述症状基础上，胸部 X 线出现肺泡性肺水肿征象或突发呼吸窘迫，血气氧合指数≤26.6 kPa（200 mmHg），或合并气胸、纵隔气肿等严重并发症或伴有窒息或昏迷或发生猝死等，则皆属于 SO_2 重度中毒。

2. SO_2 慢性毒性作用

长期接触低浓度 SO_2，引起嗅觉迟钝、味觉减退，甚至消失。鼻咽部和上呼吸道受到反复的刺激而形成慢性病变，如慢性鼻炎、牙齿酸蚀、咽喉炎、支气管炎、肺气肿及弥漫性肺间质纤维化，有些伴有气道反应性增高，类似哮喘样发作。长期接触 SO_2 还可抑制免疫功能，部分可引起内分泌失调、月经紊乱。

长期吸入低浓度的 SO_2 气体，对呼吸道的毒理作用主要有三个方面：①引起气管和支气管收缩、呼吸道阻力增加。②肺通气功能明显改变，表现为时间肺活量及最大通气量的降低，如吸入 2.1 mg/m^3 SO_2，30 秒肺活量（forced vital capacity，FVC）、1 秒钟用力呼吸量（forced expiratory volume，FEV1）、最大呼气中期流速（maximal midexpiratory flow rate，MMFR）及 50% 最大呼气流速（maximal expiratory flow rate，MEFR50）均有一定程度减小。有报道称，大气 SO_2 污染与当地学生的 FVC、FEV1 的下降有关。③影响呼吸道纤毛运动和黏液的分泌。短期吸入低浓度 SO_2 气体，可促进支气管的清除作用。由于 SO_2 刺激副交感神经反射性地引起黏液分泌增加，使清除作用加速；如长期吸入低浓度 SO_2 则使黏液清除减慢。这是因为高浓度或长期低浓度 SO_2 的暴露，直接抑制纤毛的运动，纤毛运动减弱则黏液变稠，上皮细胞损伤坏死，使呼吸防御功能降低，容易发生呼吸道感染，久之可诱发呼吸道各种炎症，如慢性鼻炎、慢性支气管炎等。

由于长期吸入低浓度 SO_2 致呼吸道收缩、阻力增加和炎症发生而引起的通气障碍，加之 SO_2 刺激肺泡，引起肺泡壁弹力蛋白和胶原蛋白的破坏，可导致肺气肿和支气管哮喘等疾病发生。慢性支气管炎、支气管哮喘和肺气肿三者合称为慢性阻塞性呼吸道疾病（chronic obstructive pulmonary diseases，COPD），它们可以继发地引起心脏疾患。上海市一项研究分析了 1974—1982 年大气污染与呼吸道疾病死亡率的关系，得出大气中 SO_2 浓度每增加 10 μg/m^3，呼吸系统疾病死亡人数将递增 5%。

10.2 SO_2 流行病学研究

SO_2 作为一种常见的大气环境有毒气体污染物，其对呼吸系统健康影响的不利作用早已为人所知。近年来研究发现，它对心血管和其他系统的健康也有一定的负面影响。大量流行病学研究表明，SO_2 空气污染与暴露人群某些疾病的发病率和死亡率上升有联系。

10.2.1 SO_2 对死亡率的影响

SO_2 主要损害呼吸系统，严重时会导致呼吸衰竭，也会引起过早死亡。国内外流行病学调查发现，大气污染对人群死亡的影响呈线性无阈值模式，即使在低于各国政府规定的浓度之下，SO_2 浓度上升也与居民日死亡数增加有关。

大量研究表明，SO_2 短期暴露可引起人群死亡率显著增加。20 世纪最严重的环境污染事件如 1930 年马斯河谷事件、1948 年多诺拉事件和 1952 年伦敦烟雾事件等均与 SO_2 污染有关。伦敦烟雾事件持续了 5 天，城市地区（平均 48 h 内）SO_2 浓度高达 3.7 mg/m^3，死亡总人数超过了 4 000 人。1958 年 Core 等首先把伦敦中心地区死亡率与由烟尘、SO_2 引起的污染联系起来。他们发现烟尘的平均浓度超过 2.0 mg/m^3（平均 24 h 内），同时 SO_2 日平均浓度超过 1.1 mg/m^3，则会增加死亡率。1962 年，伦敦又发生重污染事件，SO_2 浓度和持续性与 1952 年相似，但死亡数不如以前那么多（相比于 4 000 人只有 700 人）。因 1962 年比 1952 年使用了更多的抗生素，从而减少了死亡人数，同时与 1952 年相比，更多的人们意识到空气污染对健康的危害，多数人选择留在室内，这也可能是死亡人数减少的原因之一。1963 年，Lawther 报告，当 SO_2、颗粒物日平均浓度分别超过 750 μg/m^3 和 710 μg/m^3，死亡率明显增加，测定地点和 Core 等的研究一致。1964 年，Martin 的研究指出，当 SO_2 和烟尘浓度超过日平均浓度 500 μg/m^3，日死亡率即增加。

国外一项关于欧洲 12 个城市 SO_2 与居民健康关系的研究指出，在西欧和中东

欧 SO_2 浓度每增高 50 μg/m^3，居民死亡率分别提高 3.0%、0.8%（Katsouyanni et al., 1997）。对瑞典 3 所硫酸厂 780 名 40～75 岁工人的研究发现，硫酸厂工人哮喘死亡率提高（Andersson et al., 1998）。对法国 1990—1995 年 2 个城市进行了 SO_2 与死亡率关系的研究，结果发现 SO_2 浓度从 17.6 μg/m^3 增加到 36.4 μg/m^3，人群心血管疾病死亡率增加 3.0%，呼吸系统疾病死亡率增加 8.2%（Abdelkrim, 2001）。在西欧和北美进行的一项流行病学调查发现，大气中 SO_2 浓度每增加 10 μg/m^3，人群总死亡率会增加 2.74%（Stieb et al., 2002）。

对伦敦的空气污染与上呼吸道感染关系的研究表明，SO_2 浓度从 13 μg/m^3 增加到 31 μg/m^3，儿童的上呼吸道感染率增加了 3.5%（Hajat et al., 2002）。对韩国首尔 1995—1998 年大气污染与休克发生之间的关系进行时间序列分析发现，SO_2 与缺血性休克引起的死亡相关，SO_2 浓度每增加 100 μg/m^3 则死亡率提高 2.9%，妇女和老人对此更为敏感（Hong et al., 2000）。

关于 SO_2 对死亡率的影响，我国的学者也进行了大量的研究。一项关于北京市大气污染与每日居民死亡率的研究表明，大气 SO_2 浓度每增加 1 倍，人群总死亡率、COPD 死亡率、肺心病死亡率分别增加 4.0%、3.8%、8.0%（高军等，1993）。对北京市 1990—1991 年居民死亡与空气中 SO_2 浓度关系的研究证明，SO_2 浓度越高，居民死亡率也越高，提示 SO_2 浓度与居民死亡率之间可能存在线性关系（董景五等，1995）。对沈阳市 1996—2000 年死于心血管疾病的全部病例研究发现，SO_2 浓度每增加 50 μg/m^3，心血管疾病死亡率增加 5.33%，老年组增加 8.14%，证明 SO_2 可增加人群心血管死亡率，尤其是老年心血管病患者（王慧文等，2002）。对上海市闽行区的居民调查发现，大气中 SO_2 浓度每上升 10 μg/m^3，居民死亡相对危险度为 1.012（汤军克等，2006）。大气中 SO_2 浓度每增加 10 μg/m^3，上海市城区居民每日总死亡数、心血管疾病死亡数和呼吸道疾病死亡数分别增加 1.25%、1.45%、1.71%（宋桂香等，2006）。

大气中 SO_2 浓度的增加可以引起多种疾病发生率上升，同样 SO_2 浓度下降也会使多种疾病的发生率降低。对东德 1992—1993 年、1995—1996 年、1998—1999 年 3 个时间段来自 3 个不同社区的 11～14 岁的 2 493 名儿童肺部功能的研究发现，随着 SO_2 浓度从 113 μg/m^3 降低到 6 μg/m^3，儿童的肺部功能明显改善，FVC、FEV_1 均有增加。SO_2 浓度每降低 100 μg/m^3，FVC 增加 4.9%。这说明短时期环境污染的改善可以提高儿童的肺部功能（Christian et al., 2003）。另外，随着东德空气污染好转，SO_2 浓度的下降也导致上呼吸道感染率的下降（Heinrich et al., 2002）。

10.2.2 SO_2 对呼吸系统健康影响的流行病学研究

短时间吸入 SO_2 最主要的反应是轻度的气管收缩，但长期接触 SO_2 可削弱或破坏呼吸系统的免疫功能和防御能力，诱发各种呼吸道炎症反应。许多研究表明，SO_2 与气管炎、支气管炎、支气管哮喘等呼吸系统疾病的发生关系密切。摄入亚硫酸盐与哮喘的发作有关，尤其是敏感个体如儿童和哮喘患者。

1960 年美国费城地区的一项研究报道，呼吸道疾病发病率与 SO_2 水平有关，在流行性感冒期间，二者的相关性更加显著（Dohan et al., 1960）。1966 年，Douglas 和 Waller 以 1946 年 3 月第一周在英国出生的儿童为研究对象，跟踪调查 15 年。从出生到每个生活时期，以最低污染区（农村）作为基础，发现呼吸道感染发生率的增加与 SO_2 污染有关，若 SO_2 超过 140 μg/m^3 情况就更加严重。1954—1968 年，Lawther 等（1970）进行了一项研究，在伦敦和英国其他大城市里选择支气管病人，让他们用日记方式每天进行自评，记录支气管病的病况及变化。结果表明支气管病发病率与烟尘、SO_2 浓度、气候变化相关。1969—1971 年，Emerson 对伦敦的 18 个慢性阻滞性肺病病人的肺活量隔周测定，发现 FEV_1 与 SO_2 和烟尘的污染水平有关；而当时伦敦的空气污染水平为：SO_2 平均值为 190 μg/m^3，最大值为 720 μg/m^3，烟尘平均值为 44 μg/m^3，最大值为 240 μg/m^3。

Txunetoshi 等（1971）研究了日本大坂辖区慢性支气管炎与空气污染的关系。作者把慢性支气管炎定义为有痰、咳嗽 3 周以上，连续 2 年以上。结果发现硫酸沉降率由 1 mg/（100 cm^2·d）上升到 3 mg/（100 cm^2·d），支气管炎发生率（40～49 岁男性）从 4% 上升到 10%。Tani（1975）对富士城一个造纸厂附近地区和一个对照区进行了研究，结果也表明支气管炎发病率和硫酸沉降率有相关性，在 40～45 岁年龄组，硫酸沉降率由 0.6 μg/（100 cm^2·d）升高到 1.2 μg/（100 cm^2·d）时，支气管炎发病率则从 3% 上升到 8%。Sawicki（1972）研究发现，居住在高污染区（烟尘、SO_2 年均浓度分别为 170 μg/m_3 和 125 μg/m^3）的人群比居住在低污染区的人群呼吸道症状更严重，肺功能下降。Touama 等对在日本非工业区农镇 Kashima 居住的 40～59 岁男性也作了类似研究，发现从轻污染区到重污染区呼吸道症状发病率从 2.8% 提高到 3.7%。Cohen 等（1972）研究了在火力发电厂附近小镇生活的 20 名哮喘病人，发现当 SO_2 浓度超过 200 μg/m^3，总颗粒物（TSP）浓度超过 150 μg/m^3 时，哮喘发病频率会显著增加。

Cohen 等在 1974 年夏天研究了纽约市 3 个社区居民的眼睛和呼吸道刺激症状与 SO_2、TSP 的关系。刺激症状包括眼睛刺激、咽喉刺激、胸部不适、呼吸短促、活动受限制和就诊情况等。结果发现，当 SO_2 浓度超过 310 μg/m^3，TSP 浓度超过 145 μg/m^3 时，刺激性症状明显增加。Ackermann-Liebrich 等（1997）进行的调查发现，SO_2 浓度每升高 10 μg/m^3，FVC 与 FEV_1 分别下降 3.2% 与 1.2%。对美国波士顿地区的 6 个城市进行的一项调查证明，慢性咳嗽、支气管炎和胸部疾病发生率与 SO_2 呈正相关（Dockery et al., 1989）。

有关 SO_2 对哮喘和肺癌影响的报道不尽相同。1981—1983 年，一项对 43 682 名儿童进行的流行病学调查发现，女童的哮喘症状与 SO_2 浓度有关。1982—1983 年，Kagawa 等（1986）对日本 28 个县的 33 090 名成人进行流行病学调查发现，成人持续性咳嗽、咳痰与 SO_2 浓度呈正相关。1980—1984 年，Tunetoshi 等对 167 165 名成人及 98 695 名儿童的调查发现，成人女性的持续性咳嗽、咳痰与 SO_2 浓度呈正相关，女童的哮喘症状与 SO_2 浓度有关（Tunetoshi et al., 1987）。四日市哮喘是发生在日本的环境污染事件，其元凶被认为是高浓度 SO_2，证明短期内接触高浓度 SO_2 可引起敏感人群的哮喘发生。

大气中 SO_2 的浓度低于 5 mg/m^3，每天接触 8 h 或每周接触 40 h，对于正常人一般毒性作用较轻微。但是，轻度哮喘患者暴露于浓度高于 0.75 mg/m^3 的 SO_2 中 10 min 即能引起短暂的哮喘症状（Agar et al., 2000）。对居室环境与哮喘病患病率关系的研究发现，居室中 SO_2、NO_2 以及其他有机物质浓度与哮喘发病有确切的相关性（Lee et al., 2002）。但多数报道认为 SO_2 仅使哮喘病患者病情加重而对健康人群影响较小，并不能直接导致哮喘发生。

一项对来自 12 个国家在造纸行业工作至少 1 年以上的 57 613 名工人进行 SO_2 暴露与肺癌关系的研究发现，与未暴露工人相比，SO_2 暴露组肺癌发生率提高了 1.49 倍。但同时也发现，SO_2 暴露时间与肺癌死亡率没有相关性（Lee et al., 2002）。有关 SO_2 暴露与人群健康关系的流行病学调查也发现，SO_2 污染与人群肺癌的发生有明显的相关关系（Ballester et al., 2002）。流行病学调查显示，SO_2 单独暴露或与其他颗粒污染物一起暴露可引起支气管收缩，增加呼吸道疾病（哮喘、肺癌等）的发病率（Bernstein et al., 2004）。

20 世纪 90 年代以来，我国在 SO_2 流行病学研究方面取得了一定进展。对上海市大气飘尘污染轻而 SO_2 污染程度不同的两个地区选择妇女和儿童进行肺功能测试，发现大气 SO_2 污染与学生 FVC、FEV_1 和妇女 FVC 的降低有关。表明上海市 SO_2 污染能够对呼吸系统产生不利影响（陈小琳等，1993）。一项关于大气中 SO_2 水平与人群肺功能关系的研究显示，随着大气中 SO_2 日平均浓度的增加，FVC、FEV_1 递减；同时发现生活在 SO_2 日平均浓度为 143 $\mu g/m^3$ 环境下的居民，呼吸道疾病发病率较高，肺功能下降，气道阻力高于对照组 1 倍（江耀安，1998）。对沈阳市大气 SO_2 污染与呼吸系统疾病死亡率的相关性进行研究发现，大气 SO_2 浓度每增加 50 $\mu g/m^3$，总人群组呼吸系统疾病死亡率增加 5.9%，其中儿童组为 10.23%，提示 SO_2 污染可以增加人群呼吸系统疾病死亡率，尤其对儿童影响更大（王慧文等，2007）。

10.2.3　SO_2 对心血管系统健康影响的流行病学研究

SO_2 与心血管系统的健康密切相关。1966 年，Biersteker 发表了一项研究报告，报告指出在 1962 年 12 月鹿特丹一项高污染事件中，SO_2 浓度大约为 500 $\mu g/m^3$ 时，患有心血管疾病的 50 岁以上人群在当地医院就诊人数增加，提示死亡率会增加。

流行病学研究表明，SO_2 空气污染可增加缺血性心脏疾病（ischemic heart diseases，IHDs）的风险和死亡率（Ippoliti et al., 2003）。长期接触 SO_2 空气污染可增加心律失常的危险性（Rich et al., 2005），心率变异性与 SO_2 之间呈正相关（Park et al., 2005）。Sunyer 等对欧洲 7 个地区的环境污染与人群心血管疾病的关系进行了研究，排除了 PM_{10} 的影响后 SO_2 仍可独立引起接触人群中心血管系统疾病特别是 IHDs 的发生，SO_2 平均每增加 10 $\mu g/m^3$ 可增加 0.7% 的 IHDs 发生，SO_2 浓度每上升 10 $\mu g/m^3$，65 岁以下人群的 IHDs 就上升 0.9%（Sunyer et al., 2003）。Venners 等对中国重庆的资料研究表明，当地 SO_2 日均值与人群心血管和呼吸系统疾病死亡的危险度密切相关（Venners et al., 2003）。加拿大人群调查资料表明，65 岁以上老人短期接触 SO_2 与心脏病日住院率上升有关（Fung et al., 2005）。一项研究报道，健康者短期吸入 570 $\mu g/m^3$ 浓度的 SO_2 不会立即导致心脏功能改变，但 4 h 后可以引起心脏迷走神经的功能降低，增加室性心律失常的发生率（Routledge et al., 2006）。

对沈阳市 1992 年每日死亡人数与大气 SO_2 浓度的相关性进行研究，发现 SO_2 浓度每增加 100 μg/m^3，人群总死亡率、COPD 死亡率、心脑血管疾病死亡率分别增加 2.0%、7.0%、2.0%（徐肇翊等，1996）。一项对北京市大气污染与居民每日心脑血管疾病死亡影响的研究表明，大气 SO_2 浓度每升高 10 μg/m^3，心脑血管疾病死亡危险性增加 0.4%（杨敏娟等，2008）。

10.2.4　SO_2 对其他健康问题的流行病学研究与展望

SO_2 空气污染不仅可对暴露人群的呼吸及心血管系统的健康造成影响，也可对其他系统的健康产生不利影响。长期以来，孟紫强等（孟紫强等，2011；孟紫强等，2012）对 SO_2 及其衍生物的毒理学作用进行了大量研究，发现 SO_2 及其衍生物是具有多种毒性作用的、全身性的毒物，这些研究成果为 SO_2 流行病学的发现提供了理论依据，对今后的研究也有启示作用。

研究发现，健康者短时间暴露于 114 mg/m^3 的 SO_2 对人的胃肠道也有一定的影响（Rabinovitch et al.，1989）。SO_2 流行病学研究发现，妇女早产与新生儿低体重均与孕妇对 SO_2 空气污染的暴露有关，在妇女怀孕的前三个月，SO_2 浓度每增加 50 μg/m^3 则新生儿低体重相对危险度为 1.2，早产相对危险度为 1.18（Martin，2000）。对韩国首尔 1996 年 1 月 1 日—1998 年 12 月 31 日的一项研究发现，SO_2 是低体重疾病的危险因子（Ha，2001），怀孕妇女暴露于 47.5 μg/m^3 的 SO_2 大气环境下 3～5 个月可以引起新生儿低体重病（Lee et al.，2003）。其他作者的调查也证明，大气环境 SO_2 水平升高，可增加低体重儿的出生率（Ricciardi et al.，2003）。Xu 等收集了北京 25 370 名怀孕妇女及婴儿的相关信息，并收集了同期北京地区大气环境的 SO_2 浓度数据，研究了 SO_2 对早产的急性影响，发现 SO_2 浓度每增加 100 μg/m^3 则早产的相对危险度为 1.21（Xu et al.，1995）。

展望未来，根据本研究关于 SO_2 及其衍生物是具有多种毒性作用的全身性毒物的新概念，SO_2 及其衍生物是可以引起人体多种器官损伤和疾病的化学物。因此，除呼吸与心血管系统之外，SO_2 污染对免疫、消化、生殖、神经等系统健康的影响，包括对儿童智力发育迟缓、中老年人神经系统退变性疾病如阿尔茨海默病（alzheimer’s disease）和帕金森病（parkinson’s disease）等健康问题发生的相关性，也有待流行病学进一步探讨。

附录1　本研究团队二氧化硫信号分子研究论文题录（按发表时间排序）

本研究团队最早研究并证明 SO_2 是信号分子。率先在 1997 年研究 SO_2 及其衍生物——亚硫酸钠与亚硫酸氢钠中性混合液（摩尔质量之比为 3∶1）对大鼠血压的影响，2002 年首次研究该混合液对血管环张力的作用及其信号途径。2007 年本研究团队发现 SO_2 在水或有机溶剂中仍然以分子形态存在，率先采用 SO_2 生理盐水溶液作为“SO_2 供体”，发现 SO_2 比 SO_2 衍生物对血管舒张的作用更大：生理浓度或低浓度的 SO_2 便可引起血管舒张和心脏功能显著改变，而 SO_2 衍生物中性溶液只有在高浓度下才可引起心血管功能明显改变，且二者作用机制也有不同。此外，我们首次揭示不同 SO_2 衍生物在低浓度下对血管的作用完全不同：亚硫酸氢钠对血管起舒张作用，而亚硫酸钠起收缩作用，从而揭示了二者的混合物对血管舒张作用弱或不稳定的主要原因。为了说明本研究团队最早研究和证明 SO_2 是气体信号分子，特将有关论文的题目和公开发表的时间依序列表如下。本表最后也列出本室对氨、乳酸、甲醛、甲醇等信号转导作用研究的部分论文。

序号	作者、论文题目与期刊或著作	年份	备注
1	Meng Z Q, et al. Blood pressure of rats lowered by sulfur dioxide and its derivatives. Inhalation Toxicology, 15: 951-959. PMID: 12872180 DOI: 10.1080/08958370390215785	2003	首次研究 SO_2 信号分子作用，发现大鼠吸入 SO_2 或腹腔注射其衍生物可引起血压降低
2	孟紫强，张海飞．二氧化硫衍生物对大鼠离体主动脉血管环的舒张作用．应用与环境生物学报，11(1): 64-66. （接受：2004.05.08）	2005	发现 SO_2 衍生物致血管舒张与血管内皮细胞有关，也与对细胞钙水平的影响有关。开启 SO_2 信号分子作用离体研究
3	孟紫强，张海飞．二氧化硫衍生物对大鼠离体主动脉环收缩影响．中国公共卫生，21(12): 1412-1414. （接受：2005.03.17）	2005	发现 SO_2 衍生物对血管张力的影响与血管细胞钙通道有关。开启 SO_2 信号分子作用离体研究

续表

序号	作者、论文题目与期刊或著作	年份	备注
4	Meng Z Q, Liu Y X, Wu D M. Effect of sulfur dioxide inhalation on cytokine levels in lungs and serum of mice. Inhal Toxicol, 17: 303–307.	2005	发现 SO_2 暴露可引起小鼠肺和血清中细胞因子水平改变
5	Meng Z Q, et al. Levels of sulfite in three organs frome mice exposed to sulfur dioxide. Inhal Toxicol, 17(6): 309–313.	2005	发现正常情况下小鼠不同器官可内源性生物合成 SO_2
6	李瑞金，孟紫强，李晓芳．二氧化硫染毒小鼠部分脏器中亚硫酸盐的高效液相色谱测定法及毒理学效应．环境与健康杂志，23(5): 405–408.	2006	在国内首次建立 SO_2 衍生物灵敏测定方法
7	孟紫强，李屹，张海飞，等．二氧化硫衍生物引起大鼠血管舒张的细胞信号转导途径．应用与环境生物学报，12(1): 52–54. （接受：2005.03.28）	2006	发现 SO_2 衍生物引起血管舒张的信号转导途径：前列环素－腺苷酸环化酶（AC）－cAMP
8	Nie A F, Meng Z Q. Modulation of L–type calcium current in rat cardiac myocytes by sulfur dioxide derivatives. Food and Chemical Toxicology, 44：355–363. （Received：2005.04.27）	2006	采用膜片钳技术，发现 SO_2 衍生物可通过 L– 钙通道引起心肌细胞内钙水平增加
9	孟紫强，等．SO_2 衍生物对大鼠神经元和心肌细胞几种离子通道的影响．生态毒理学报，1(2): 123–134. （收稿：2006.04.20）	2006	总结本研究团队用膜片钳研究 SO_2 对神经元和心肌细胞钾离子、钠离子、钙离子通道影响的成果
10	孟紫强，聂爱芳．二氧化硫衍生物对大鼠心肌细胞膜离子通道的影响．生物物理学报，22 增刊（292）（摘要）．	2006	发现 SO_2 衍生物对心肌细胞膜离子通道的生物学效应
11	Meng Z Q, et al. Vasodilatation of sulfur dioxide derivatives and signal transduction. Arch Biochem Biophys, 467(2): 291–296. DOI：10.1016/j.abb.2007.08.028	2007	发现 SO_2 衍生物舒张血管的信号途径：前列环素－腺苷酸环化酶（AC）－cAMP–PKA
12	Meng Z Q, Zhang H F. The vasodilator effect and its mechanism of sulfur dioxide–derivatives on isolated aortic rings of rats. Inhalation Toxicology, 19: 979–986. DOI：10.1080/08958370701515175	2007	发现 SO_2 衍生物舒张血管的机制：通过抑制电压依赖性或受体操纵性钙通道而降低细胞外钙内流，或内钙外流，以及通过增加前列环素活性的途径等

续表

序号	作者、论文题目与期刊或著作	年份	备注
13	Nie A F, Meng Z Q. Sulfur dioxide derivatives modulate Na/Ca exchange currents and cytosolic [Ca^{2+}] i in rat myocytes. Biochem Biophys Res Commun，358(3): 879–884. DOI：10.1016/j.bbrc.2007.05.008	2007	采用膜片钳和荧光测定技术，发现 SO_2 衍生物可引起大鼠心肌细胞钙水平增加
14	李屹，孟紫强 . 二氧化硫及其衍生物对大鼠血管及血浆中前列环素和血栓素 A2 的影响 . 环境与健康杂志，24(4): 189–191.	2007	通过整体动物试验发现 SO_2 信号转导的另一途径
15	孟紫强，吕亚峰 . 大鼠不同脏器亚硫酸氧化酶活性及其与年龄的关系 . 生态毒理学报，2(4): 422–426.	2007	发现 SO_2 代谢酶亚硫酸盐氧化酶的活性与器官和年龄有关
16	孟紫强，李屹，曹庆玲 . cAMP–PKA 信号转导在 SO_2 衍生物舒张血管中作用 . 中国公共卫生，24(5): 562–564. （收稿：2007.08.13）	2008	发现 SO_2 衍生物舒张血管的信号途径：PGI2–cAMP–PKA
17	张欣，孟紫强 . 有害因子胁迫对人支气管上皮细胞 SO_2 生物合成的影响 . 生态毒理学报，3(1): 55–58.	2008	提出 SO_2 是生物应激因子
18	孟紫强，郭掌珍 . SO_2 在水和有机溶剂中的化学形态及其脂 / 水分配系数：SO_2 生理学研究新模式 . 生态毒理学报，2009，4(1): 75–80. （收稿：2008.9.15） [这项研究提出亚硫酸钠和亚硫酸氢钠混合液不可以用在“SO_2 供体”，颠覆了之前的研究模式]	2008	发现 SO_2 溶液可以作为“SO_2 供体”，创建新的 SO_2 生理学研究模式，发现 SO_2 更易于在有机溶剂中物理溶解
19	Li J L, Meng Z Q. The role of sulfur dioxide as an endogenous gaseous vasoactive factor in synergy with nitric oxide. Nitric Oxide – Biology and Chemistry, Vol. 20, No. 3，pp. 166–174. DOI：10.1016/j.niox.2008.12.003 （电子版发表：2008.06.15） [首次采用气态 SO_2 或 SO_2 溶液作用于血管组织，并与 SO_2 衍生物的作用进行比较，发现 SO_2 的生物学作用远大于其衍生物——亚硫酸钠和亚硫酸氢钠（摩尔质量之比为 3 : 1）的混合液；发现低浓度 SO_2 的信号转导途径与其高浓度衍生物不同，证明 SO_2 是一种新型生物气体信号分子]	2009	发现气态 SO_2 或 SO_2 溶液在生理浓度下即可产生显著的血管舒张作用，且是内皮依赖性的，其通过 cGMP 信号途径介导；而在高浓度下引起的血管舒张与内皮无关。气态 SO_2 远大于 SO_2 衍生物的作用；发现 SO_2 与 NO 在血管舒张中有协同作用。结论：SO_2 是血管活性因子，可与 NO 协同引起血管舒张

续表

序号	作者、论文题目与期刊或著作	年份	备注
20	Zhang Q X, Meng Z Q. The vasodilator mechanism of sulfur dioxide on isolated aortic rings of rats: involvement of the K^+ and Ca^{2+} channels. European Journal of Pharmacology, 602：117-123. （电子版发表：2008.06.15） ［首次采用气态 SO_2 或 SO_2 溶液作用于血管组织，并与 SO_2 衍生物的作用进行比较，发现 SO_2 的生物学作用远大于其衍生物——亚硫酸钠和亚硫酸氢钠（摩尔质量之比为 3∶1）的混合液］	2009	首次将气态 SO_2 或 SO_2 溶液直接作用于血管环，首次从离子通道探讨 SO_2 信号传导功能的机理，发现气态 SO_2 对血管的舒张作用与钾离子、钙离子通道有关
21	Meng Z Q, et al. Vasodilator effect of gaseous sulfur dioxide and regulation of its level by Ach in rat vascular tissues. Inhalation Toxicology, 21: 1223–1228. DOI：10.3109/08958370902798463 （电子版发表：2009.06.15） ［首次采用气态 SO_2 或 SO_2 溶液作用于血管组织，并与 SO_2 衍生物的作用进行比较，发现 SO_2 的生物学作用强度远大于其衍生物——亚硫酸钠和亚硫酸氢钠（摩尔质量之比为 3∶1）的混合物；发现低浓度 SO_2 的信号转导途径与其高浓度衍生物不同，证明 SO_2 是一种新型生物气体信号分子］	2009	发现正常大鼠血管和血液的 SO_2 生理浓度值；SO_2 在低浓度下引起的血管舒张是内皮依赖性的，在高浓度下是内皮非依赖性的；SO_2 能在血管组织合成，且主要在内皮细胞合成；ACh、NE 对 SO_2 合成有调节作用。SO_2 代谢为衍生物则活性减少，代谢为硫酸盐后则活性丧失
22	张全喜，孟紫强．内源性气态 SO_2 对血管的舒张作用及其机制：细胞离子通道的作用．生态毒理学学报，3(6): 558-562.	2008	首次研究和系列报道气态 SO_2 或 SO_2 溶液对血管的舒张作用及其机制，结论性地证明了 SO_2 是一种新型生物气体信号分子
23	孟紫强，等．内源性气态 SO_2 对血管的舒张作用及其机制Ⅱ：与亚硫酸盐的比较及 SO_2 的内源产生与调节．生态毒理学报，4(2): 203-211.	2009	
24	李君灵，孟紫强．内源性气态 SO_2 对血管的舒张作用及其机制Ⅲ：信号转导途径．生态毒理学报，4(3): 366-372.	2009	
25	李君灵，孟紫强．内源性气态 SO_2 对大鼠血管的舒张作用及其机制Ⅳ：SO_2 对血压的调节与信号通路．生态毒理学报，6(2): 195-199.	2011	
26	孟紫强，等．内源性气态 SO_2 对血管的舒张作用及其机制．生物物理学报（增刊），25：220-221.	2009	摘要

续表

序号	作者、论文题目与期刊或著作	年份	备注
27	Meng Z Q, et al. The vasorelaxant effect of endogenous gaseous sulfur dioxide on aortic rings and its mechanism: a comparison with sulfite effects and SO_2 biosynthesis and regulation.《中日大气污染及健康影响研讨会论文集》	2009	首次将气态 SO_2 直接作用于离体血管环，发现气态 SO_2 对血管的舒张作用远大于 SO_2 衍生物等
28	Li J L, Li R J, Meng Z Q. Sulfur dioxide upregulates the aortic nitric oxide pathway in rats. European Journal of Pharmacology, 645：143–150. DOI：10.1016/j.ejphar.2010.07.034 （Received：2010.01.13）	2010	发现 SO_2 可提高血管组织 eNOS 基因转录、翻译水平及酶活性，促进 NO、cGMP 合成，通过 NO/cGMP 途径舒张血管
29	孟紫强，李君灵 . 二氧化硫生物学研究进展：从毒理学到生理学 . 生理学报，63(6): 593−600. DOI：10.13294/j.aps.2011.06.006	2011	综述本研究团队 20 余年来在 SO_2 毒理学、生理学和病理生理学的研究历程和发现，表明本课题组首先研究并证明 SO_2 是一种新型气体信号分子
30	Zhang Q X, Meng Z Q. The negative inotropic effects of gaseous sulfur dioxide and its derivatives in the isolated perfused rat heart. Environmental Toxicology, 27: 175–184. DOI：10.1002/tox.20628 Published online 6 July 2010 in Wiley Online Library（wileyonlinelibrary.com）. ［首次采用 SO_2 溶液作用于大鼠离体心脏的实验模式］	2012	发现 SO_2 对离体心脏具有负性肌力作用，且远大于其衍生物；低浓度 SO_2 对心脏的作用与 PKC、环氧化酶、cGMP 有关，而与高浓度 SO_2 或其衍生物的作用机制不同
31	Meng Z Q, Yang Z H, Li J L, et al. The vasorelaxant effect and its mechanisms of sodium bisulfite as a sulfur dioxide donor. Chemosphere, 89: 579–584. DOI：10.1016/j.chemosphere.2012.05.056 ［发现：亚硫酸钠和亚硫酸氢钠对血管张力的作用相反，为二者的中性混合液不可以作"SO_2 供体"的观点提出科学依据，并提出亚硫酸氢钠等作为"SO_2 供体"的前提条件］	2012	发现亚硫酸钠在低浓度下可引起血管收缩，而在高浓度下引起病理性舒张；相反，亚硫酸氢钠在低浓度下可引起血管舒张，并对其与离子通道、cGMP 信号途径关系进行研究，提出酸性亚硫酸氢钠溶液可作为"SO_2 供体"
32	Yang Z H, Zhang Y, Meng Z Q. The vasodilator mechanisms of sodium metabisulfite on precontracted isolated aortic rings in rats: signal transduction pathways and ion channels. Food and Chemical Toxicology, 50: 3114−3119. DOI：10.1016/j.fct.2012.06.019	2012	用酸性焦亚硫酸钠溶液作"SO_2 供体"的研究结果支持 SO_2 信号分子功能及其机制

续表

序号	作者、论文题目与期刊或著作	年份	备注
33	张全喜，孟紫强．二氧化硫对大鼠离体心脏功能影响的机制研究．环境科学学报，32(4): 968–973. DOI：10.13671/j.hjkxxb.2012.04.003	2012	发现 SO_2 对大鼠离体心脏功能的影响与氧化损伤、ATP 酶、NO–cGMP 信号通路等有关
34	杨振华，张月霞，孟紫强，等．二氧化硫及其衍生物的光谱特征及其应用．环境化学，32(2): 188–194.	2013	发现 SO_2 及其衍生物在水或有机溶剂中的一些溶解特性和化学性质，为我们提出的“SO_2 供体”提供化学依据
35	Li R J, Meng Z Q, et al. Effect of sulfur dioxide on inflammatory and immune regulation in asthmatic rats. Chemosphere, 112: 296–304.	2014	首次从炎症和免疫调节分析 SO_2 信号分子作用
36	张全喜，孟紫强，等．二氧化硫对血管张力影响的离子通道分子机制．中国药理学与毒理学杂志，27(S1): 375.	2013	进一步阐明 SO_2 及焦亚硫酸钠溶液对心脏和血管张力作用的离子通道机制。焦亚硫酸钠溶液是酸性的，可以产生大量 $SO_2 + HSO_3^-$。这些试验结果进一步证明 SO_2 是一种新型生物气体信号分子
37	Zhang Q X, Meng Z Q, et al. Effects of gaseous sulfur dioxide and its derivatives on the expression of K_{ATP}, BK_{Ca} and L–Ca^{2+} channels in rat aortas in vitro. European Journal of Pharmacology, 742: 31–41.	2014	
38	Zhang Q X, Meng Z Q, et al. Effects of sodium metabisulfite on the expression of BK_{Ca}, K_{ATP} and L–Ca^{2+} channels in rat aortas in vivo and in vitro. Journal of Hazardous Materials, 284: 151–162.	2015	
39	Zhang Q X, Meng Z Q, et al. Effect of sulfur dioxide inhalation on the expression of K_{ATP} and L–Ca^{2+} channels in rat hearts. Environmental Toxicology and Pharmacology, 39: 1132–1138.	2015	
40	Zhang Q X, Meng Z Q, et al. The molecular mechanisms of sodium metabisulfite on the expression of K_{ATP} and L–Ca^{2+} channels in rat hearts. Regulatory Toxicology and Pharmacology, 72: 440–446.	2015	
41	Zhang Q X, Meng Z Q, et al. The molecular mechanism of the effect of sulfur dioxide inhalation on the potassium and calcium ion channels in rat aortas. Human and Experimental Toxicology, 35(4): 418–427.	2016	

续表

序号	作者、论文题目与期刊或著作	年份	备注
42	孟紫强．一、二氧化硫．见孟紫强主编《环境毒理学基础》（第二版）“第七章大气环境毒理学第三节有害气体的毒性作用及其机理”．北京：高等教育出版社，p.152–160（大学教材）．	2010	第一次在教科书、史书和不同专著中，以本研究团队关于低浓度或生理浓度 SO_2 或其衍生物对神经元和心肌细胞离子通道的作用，对原癌基因、细胞凋亡相关基因及肺基因组表达的影响，对血管张力作用及其机理等多方面研究成果为依据，全面论述 SO_2 是一种信号分子
43	孟紫强，等．环境毒理学学科发展．见中国科学技术协会主编、中国毒理学会编著《2010–2011 毒理学学科发展报告》．北京：中国科学技术出版社，p.200–208（专著）．	2011	
44	孟紫强，等．《二氧化硫生物学：毒理学、生理学、病理生理学》．北京：科学出版社，p.1–332（SO_2 专著，全面总结本室关于 SO_2 生物学研究的成果）．	2012	
45	孟紫强．SO_2 新型生物信号分子的研究历程；二氧化硫信号分子作用．见孟紫强主编《现代环境毒理学》．北京：中国环境出版社，p.29–30，448.	2015	
46	孟紫强，等．第 55 卷环境毒理学史．见史志诚主编《世界毒物史：毒理学分支学科史》．西安：西北大学出版社，p.153–188.	2016	
	本研究团队关于氨、乳酸、甲醇、甲醛信号转导作用研究论文		
1	李君灵（博士生）．二氧化硫对血管张力作用的信号转导机制及其与几种内源物质的联合作用．博士论文，山西大学（导师：孟紫强）． [首次采用氨水、乳酸等处理血管组织]	2009	首次研究并发现氨、乳酸对大鼠主动脉血管环的舒张作用
2	Zhang Q X, Meng Z Q. The inotropic effects of ammonia on isolated perfused rat hearts and the mechanisms involved. Journal of Experimental Biology, 214: 4048–4054.	2011	首次发现氨对大鼠离体心脏的生理和病理作用
3	Meng Z Q, Wang R. Chapter 5 production and signaling functions of ammonia in mammalian cells. In: Gasotransmitters (ed. R. Wang). London: Royal Society of Chemistry. pp.101–144.	2018	首次系统论述氨的内源性产生和信号分子作用及其机制，发现尿素与 NO 代谢的耦合关系，提出并应用氨气水溶液作为氨供体进行生理研究
4	Zhang Q X, Meng Z Q, et al. Formaldehyde regulates vascular tensions through nitric oxide–cGMP signaling pathway and ion channels. Chemosphere，193: 60–73.	2018	发现甲醛的信号分子作用及其通过 NO–cGMP 和离子通道引起血管舒张的机制

续表

序号	作者、论文题目与期刊或著作	年份	备注
5	Bai Y, Zhang Q X, Meng Z Q, et al. The vasorelaxant mechanisms of methanol on isolated rat aortic rings: involvement of ion channels and signal transduction pathways. Human and Experimental Toxicology, 36(10): 1031-1038.	2017	发现甲醇的信号分子作用及其通过信号途径和离子通道引起血管舒张的机制
6	Zhang Q X, et al. Effect of ammonia inhalation on NO/cGMP signaling pathway and L-Ca^{2+} channel in rat blood vessels and hearts. 2020 年已投稿待发表	2020	研究氨对血管环和离体心脏作用的机理

注：表中“SO_2 衍生物”指亚硫酸钠和亚硫酸氢钠（摩尔质量之比为 3：1）中性混合液。

附录 2　本研究团队关于二氧化硫衍生物对细胞离子通道研究论文题录（按发表时间排序）

本研究团队在 1998 年率先采用膜片钳技术研究 SO_2 或其衍生物（包括焦亚硫酸钠）对大鼠海马、背根神经元和心肌细胞钠离子、钾离子、钙离子通道功能的影响，发表的论文按时序列于下表。此外，在本表最后也列出本研究团队关于镁、铝、铅、过氧化氢等对离子通道影响的研究论文。

序号	作者、论文题目与期刊	年份	备注
1	孟紫强，桑楠 . SO_2 代谢衍生物对大鼠海马 CAI 区神经元钠电流的影响 . 生理学报，54(3): 267–270.（接受：2001 年 9 月 18 日）	2002	SO_2 衍生物对海马钠、钾通道的效应
2	桑楠，孟紫强 . 二氧化硫衍生物对大鼠海马神经元外向钾电流特性的影响 . 环境与职业医学，20(1): 1–5.	2003	
3	杜正清，孟紫强 . 二氧化硫衍生物对大鼠海马 CA3 区神经元瞬间外向钾电流的影响 . 生物物理学报，9(4): 378–382.	2003	
4	Du Z Q, Meng Z Q. Effects of derivatives of sulfur dioxide on transient outward potassium currents in acutely isolated rat hippocampal neurons. Food and Chemical Toxicology, 42: 1211–1216.	2004	
5	Meng Z Q, Nie A F. Enhancement of sodium metabisulfile on sodium current in acutely isolated rat hippocampal CAI neurons. Environ Toxicol Pharmacol, 20(1): 35–41.	2005	焦亚硫酸对海马钠、钾通道的效应
6	Meng Z Q, Nie A F. Effects of sodium metabisulfite on potassium currents in acutely isolated CAI pyramidal neurons of rat hippocampus. Food and Chemical Toxicology, 43(2): 225–232.	2005	
7	Nie A F, Meng Z Q. Study of the interaction of sulfur dioxide derivatives with cardiac sodium channel. Biochimica et Biophysica Acta, 1718: 67–73.	2005	SO_2 衍生物对心肌钠、钾、钙通道的效应
8	Nie A F, Meng Z Q. Sulfur dioxide derivatives modulation of potassium channels in rat ventricular myocytes. Archives of Biochemistry and Biophysics, 442: 187–195.	2005	

续表

序号	作者、论文题目与期刊	年份	备注
9	Nie A F, Meng Z Q. Modulation of L-type calcium current in rat cardiac myocytes by sulfur dioxide derivatives. Food and Chemical Toxicology, 44：355-363.	2006	SO_2 衍生物对心肌钠、钾、钙通道的效应
10	孟紫强，聂爱芳，等．二氧化硫衍生物对大鼠神经元和心肌细胞几种离子通道的影响．生态毒理学报，1(2): 123-134.	2006	综述本研究团队研究成果
11	Du Z Q, Meng Z Q. Modulation of sodium current in rat dorsal root ganglion neurons by sulfur dioxide derivatives. Brain Res, 1010: 127-133.	2004	SO_2 衍生物和焦亚硫酸钠对背根神经元钠、钾、钙通道的效应
12	Nie A F, Wei C L, Meng Z Q. Sodium metabisulfite modulation of potassium channels in pain-sensing dorsal root ganglion neurons. Neurochem Res, 34：2233-2242.	2009	
13	魏彩玲，孟紫强．焦亚硫酸钠对大鼠背根节神经元 L- 型钙电流的影响．环境科学学报，30(6): 1250-1256.	2010	
14	魏彩玲，孟紫强．焦亚硫酸钠对大鼠背根节神经元钠电流的影响．生物物理学报，27(7): 608-616.	2011	
15	Wei H Y, Meng Z Q. Epigallacatechin-3 Gallate protects Na channels in rat ventricular myocytes against sulfite. Cardiovascular Toxicology, 10: 166-173. ［亚硫酸盐对心肌细胞钠离子通道的效应及茶多酚的保护作用］	2010	茶多酚对钠通道的保护作用
	本研究团队关于镁、铅、过氧化氢、铝等对大鼠海马神经元钠、钾通道效应的研究		
1	桑楠，孟紫强．硫酸镁对大鼠海马神经元瞬间外向钾电流和延迟整流钾电流的抑制作用．药学学报，37(7)，2002.	2002	硫酸镁对海马钠、钾离子通道的影响
2	Sang N, Meng Z Q. Blockade by magnesium of sodium currents in acutely isolated hippocampal CA1 neurons of rat. Brain Research, 952: 218-226.	2002	
3	桑楠，孟紫强．硫酸镁对大鼠海马 CA1 区神经元钠电流的抑制作用．生理学报，37(6): 539-543.	2002	
4	杜正清，孟紫强．铅对大鼠海马神经元瞬间外向钾电流和延迟整流钾电流的影响．应用与环境生物学报，9(6): 619-622.	2003	铅对海马钾、钠通道的效应
5	杜正清，孟紫强．铅对大鼠海马神经元钠电流的抑制作用．中国药理学与毒理学杂志，18(1): 62-65.	2004	

续表

序号	作者、论文题目与期刊	年份	备注
6	Meng Z Q, Nie A F. Effects of hydrogen peroxide on sodium current in acutely isolated rat hippocampal CA1 neurons of rat. Toxicology Letters, 147: 45−52, 2004.	2004	过氧化氢对海马钠通道的效应
7	孟紫强，白伟．三氯化铝对大鼠海马 CAI 区锥体细胞瞬间外向钾电流和延迟整流钾电流的影响．生理学报，55(4): 401−404.	2003	铝对海马钾、钠通道的效应
8	Meng Z Q, Nie A F, Bai W, et al. Effects of aluminum chloride on sodium current, ransient outward potassium current and delayed rectifier potassium current in acutely isolated rat hippocampal CAI neurons. Food and chemical Toxicology, 42: 1453−1462.	2004	

注：表中“SO_2 衍生物”指亚硫酸钠和亚硫酸氢钠（摩尔质量之比为 3∶1）中性混合液。

附录 3　本研究团队二氧化硫及其衍生物对基因表达影响的研究论文题录

1. SO_2 对大鼠肺基因组表达谱的影响

率先研究 SO_2 吸入对大鼠肺基因组表达谱的影响，发现很多基因表达上调或下调，提出在基因组中存在“环境表达不稳定基因组（群）”，其表达很容易受环境因子的影响。

序号	作者、论文题目与期刊	年份
1	孟紫强，等．二氧化硫吸入后大鼠肺组织基因表达谱的改变．毒理学杂志，19(3) 增刊：228（摘要）.	2005
2	孟紫强，等．二氧化硫对大鼠肺基因组表达谱的影响——环境表达不稳定基因组存在的证据．山西大学学报，29(3): 225–236.	2006
3	Meng Z Q, et al. Alterations of gene expression profiles induced by sulfur dioxide in rat lungs. Front. Biol. China, 2(4): 369–378.	2007
4	孟紫强，秦国华．二氧化硫吸入致大鼠肺组织基因表达谱改变．中国公共卫生，22(3): 274–276.	2006
5	孟紫强，秦国华，白巨利，等．SO_2 长期吸入对大鼠肺组织基因表达谱的影响．应用与环境生物学报，12(2): 229–234.	2006

2. SO_2 及其衍生物对细胞凋亡相关基因表达的影响

率先研究 SO_2 及其衍生物对细胞凋亡相关基因表达的效应及其信号途径。

序号	作者、论文题目与期刊	年份
1	孟紫强，耿红．线粒体 DNA 及其表达的研究进展．生命的化学，21(6): 500–502.	2002
2	白剑英，孟紫强．二氧化硫诱导小鼠脾细胞凋亡与谷胱甘肽水平的关系．卫生毒理学杂志，17(1): 42–44.	2003
3	白巨利，孟紫强．细胞凋亡抑制蛋白的研究进展．中国公共卫生，19(6): 761–763.	2003
4	Bai J L, Meng Z Q. Expression of apoptosis-related genes in livers from rats exposed to sulfur dioxide. Toxicology, 216: 253–260.	2005

续表

序号	作者、论文题目与期刊	年份
5	Bai J L, Meng Z Q. Effect of sulfur dioxide on apoptosis-related gene expressions in lungs from rats. Regulatory Toxicology and Pharmacology, 43：272-279.	2005
6	孟紫强，白巨利，秦国华 . SO_2 对大鼠肝、肺 3 种细胞凋亡相关基因和细胞色素 P450 4 种基因表达的影响 . 毒理学杂志，19(3) 增刊：229.	2005
7	白巨利，孟紫强 . SO_2 吸入对大鼠肺 p53、bax 、bcl-2 mRNA 和蛋白表达的影响 . 环境与职业医学，23(2): 100-104.	2006
8	Bai J L, Meng Z Q. Expression of caspase and apoptotic signal pathway induced by sulfur dioxide. Environ Mol Mutagen, 1: 112-122.	2010

3. SO_2 及其衍生物对原癌基因、抑癌基因及代谢酶基因表达的影响

发现 SO_2 及其衍生物可上调原癌基因和 *p*53 基因表达，下调抑癌基因表达，在基因表达方面与 B*a*P 有协同作用；SO_2 及其衍生物能抑制 P450 酶活性及其基因的 mRNA 表达。

序号	作者、论文题目与期刊	年份	备注
1	Qin G H, Meng Z Q. Effect of sulfur dioxide inhalation on CYP1A1 and CYP1A2 in rat liver and lung. Toxicology Letters, 160: 34-42.	2005	大鼠肝和肺代谢酶 CYP1A1 和 CYP1A2 的效应
2	Qin G H, Meng Z Q. The expressions of protooncogenes and CYPIA in lungs of rats exposed to sulfur dioxide and benzo（α）pyrene. Regulatory Toxicology and Pharmacology, 45: 36-43.	2006	SO_2 与 B*a*P 联合作用对大鼠肺原癌基因和 CYP1A 基因表达的作用
3	Qin G H, Meng Z Q. Effect of sulfur dioxide lnhalation on CYP2B1/2 and CYP2E1 in rat liver and Lung. Inhalation Toxicology, 18: 581-588.	2006	SO_2 与大鼠肝和肺 CYP2B1/2 和 CYP2E1 基因表达
4	Qin G H, Meng Z Q. Effects of sulfur dioxide derivatives on expression of oncogenes and tumor suppressor genes in human bronchial epithelial cells. Food Chem Toxicol, 47(4): 734-744.	2009	SO_2 对人支气管上皮细胞原癌基因和肿瘤抑制基因表达的效应
5	Qin G H, Meng Z Q. Sulfur dioxide and benzo（α）pyrene modulates CYP1A and tumor-related gene expression in rat liver. Environ Toxicol, 25(2): 169-179.	2010	SO_2 与 B*a*P 联合作用对大鼠肝 CYP1A 和肿瘤相关基因表达

续表

序号	作者、论文题目与期刊	年份	备注
6	Qin G H, Meng Z Q. Expression of oncogenes and tumor suppressor genes in lungs of rats exposed to sulfur dioxide and benzo (α) pyrene. Inhalation Toxicology, 22: 322-329.	2010	SO_2 与 B*a*P 联合作用对大鼠肺原癌基因和肿瘤抑制基因表达的影响
7	Bai J L, Meng Z Q. Effect of sulfur dioxide on expression of proto-oncogenes and tumor suppressor genes from rats. Environ Toxicol, 25: 272-283.	2010	SO_2 对大鼠原癌基因和肿瘤抑制基因表达的效应

4. SO_2 及其衍生物对哮喘相关基因表达的影响

发现 SO_2 及其衍生物可上调正常大鼠、哮喘大鼠及人支气管上皮细胞中多种哮喘相关基因表达，从基因水平揭示 SO_2 可提高正常人对哮喘因子的敏感性，从而提高哮喘发生率，或使哮喘患者病情加重。

序号	作者、论文题目与期刊	年份
1	Li R J, Meng Z Q, Xie J F. Effects of sulfur dioxide derivatives on four asthma-related gene expressions in human bronchial epithelial cells. Toxicol Lett, 175(1-3): 71-81.	2007
2	Li R J, Meng Z Q. Effects of SO_2 derivatives on expressions of MUC5AC and IL-13 in human bronchial epithelial cells. Arch Toxicol, 81(12): 867-874.	2007
3	Li R J, Meng Z Q, Xie J F. Effects of sulfur dioxide on the expressions of MUC5AC and ICAM-1 in airway of asthmatic rats. Regul Toxicol Pharmacol, 48(3): 284-291.	2007
4	Li R J, Meng Z Q, Xie J F. Effects of sulfur dioxide on the expressions of EGF, EGFR, and COX-2 in airway of asthmatic rats. Arch Environ Contam Toxicol, 54: 748–757.	2008
5	解静芳，孟紫强，等 . 在大鼠哮喘发生中 SO_2 致凋亡相关基因及蛋白质表达的改变 . 环境科学学报，29(3): 613-618.	2009
6	Xie J F, Meng Z Q, et al. Effects of sulfur dioxide on expressions of p53，bax and bcl-2 in lungs of asthmatic rats. Inhal Toxicol, 21(11): 952-957.	2009

注：表中“SO_2 衍生物”指亚硫酸钠和亚硫酸氢钠（摩尔质量之比为 3：1）中性混合液。

附录 4　本研究团队关于二氧化硫、颗粒物是具有多种毒性作用的全身性毒物论文题录

本研究团队首先提出并证明 SO_2、颗粒物是具有多种毒性作用的全身性毒物。

序号	作者、论文题目与期刊	年份	备注
1	Meng Z Q. Oxidative damage of sulfur dioxide on various organs of mice: sulfur dioxide is a systemic oxidative damage agent. Inhalation Toxicology, 15: 181−195.	2003	首次发现 SO_2 可引起多种器官脂质过氧化损伤，提出 SO_2 是一种全身性氧化损伤因子
2	Meng Z Q, et al. Sulfur dioxide is a systemic toxic agent. Toxicology, 191(1): 28.	2003	首次明确提出 SO_2 是一种全身性有毒因子
3	Meng Z Q, et al. DNA damaging effects of sulfur dioxide derivatives in cells from various organs mice. Mutagenesis, 19: 465−468.	2004	首次发现 SO_2 衍生物可引起多种器官细胞 DNA 损伤，提出 SO_2 是一种全身性毒物
4	Meng Z Q, et al. DNA damage in mice treated with sulfur dioxide by inhalation. Environmental and Molecular Mutagenesis, 46: 150−155.	2005	首次发现 SO_2 吸入可引起多种器官 DNA 损伤，提出 SO_2 是一种全身性毒物
5	常凤滨，孟紫强，王慧阳 . 二氧化硫体内衍生物对小鼠的显性致死作用 . 应用与环境生物学报，12(3): 360−362.	2006	首次发现 SO_2 衍生物对小鼠具有显性致死作用
6	王慧阳，孟紫强，常凤滨 . 二氧化硫体内衍生物对雄性小鼠精子的毒性效应 . 应用与环境生物学报，12(3): 363−366.	2006	首次发现 SO_2 衍生物引起雄性小鼠精子畸形及活力下降
7	Xie J F, Fan R, Meng Z Q. Protein oxidation and DNA-protein crosslink induced by sulfur dioxide in lungs, livers and hearts from mice. Inhalation Toxicology, 19: 759−765.	2007	首次发现 SO_2 可引起多种器官蛋白质过氧化损伤和 DNA- 蛋白质交联
8	Meng Z Q, Liu Y X. Cell morphological ultrastructural changes in various organs from mice exposed by inhalation to sulfur dioxide. Inhalation Toxicology, 19(6−7): 543−551.	2007	首次发现 SO_2 可引起多种器官细胞的超微结构发生损伤效应，为其全身性毒物提供了形态学证据

续表

序号	作者、论文题目与期刊	年份	备注
9	Liu X L, Meng Z Q. Effects of airbone fine particle matter on antioxidant capacity and lipid peroxidation in multiple organs of rats. Inhalation Toxicology, 17: 467–473.	2005	首次发现空气颗粒物（$PM_{2.5}$）可引起多种器官脂质过氧化损伤，提出颗粒物是一种全身性毒物
10	Meng Z Q, Zhang Q X. Oxidative damage of dust storm fine particles on lungs, hearts and livers of rats. Environmental Toxicology and Pharmacology, 22：277–282.	2006	发现沙尘暴细颗粒物（$PM_{2.5}$）也可引起多种器官脂质过氧化损伤，也是一种全身性毒物
11	孟紫强．关于生态毒理学与环境毒理学几个基本概念的见解．生态毒理学报，1(2): 97–104.	2006	毒理学多种概念的新理解，包括对 SO_2 和颗粒物全身性毒物概念的论述

注：表中“SO_2 衍生物”指亚硫酸钠和亚硫酸氢钠（摩尔质量之比为 3：1）中性混合液。

附录 5　作者简介

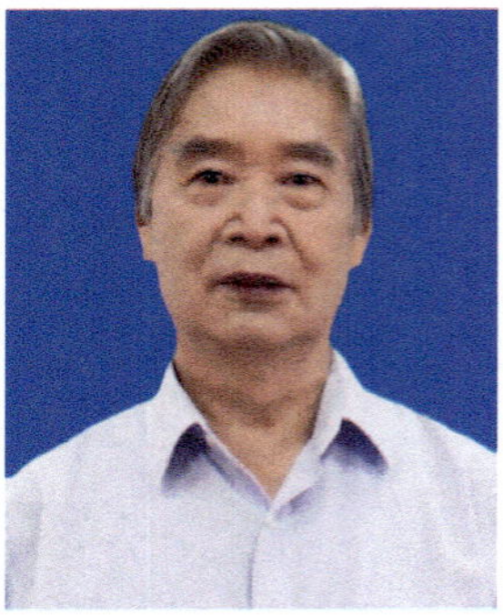

孟紫强（1939—），男，医学硕士，教授、博士生导师。山西省临汾市尧都区晋掌村人，1939 年 2 月 26 日生于尧都区官磑村。现任中国毒理学会第一届监事会监事、中国毒理学会毒理学史专业委员会学术顾问、山西省毒理学研究会荣誉理事长、山西大学环境医学与毒理学研究所所长、山西大学研究生教学指导委员会委员。1992 年起享受国务院批准的政府特殊津贴。曾任山西大学环境生物毒理学研究室主任、山西大学环境科学与工程研究中心（现名环境科学研究所）主任、山西大学环境保护科学系（现名环境与资源学院）环境生物学教研室主任等。历任社会兼职：美国纽约科学院院士（Member of the New York Academy of Sciences），美国国家科学技术促进会会士，国际 DNA 修复学会理事，美国化学学会会士，中国毒理学会第 3～第 6 届理事、第 5 届和第 6 届常务理事，中华医学微量元素学会理事、常务理事，山西省毒理学会第一届理事长、荣誉理事长，中国环境科学学会大气环境委员会委员、环境医学与健康委员会委员，中国环境诱变剂学会致突变剂专业委员会委员等，以及《环境与职业医学》、《生态毒理学报》、《中国药理学与毒理学杂志》、Prob-Biology、JSM Brain Science、Chinese Journal of Biology 等多种国内外学术期刊的编委或顾问。事迹被收入国内的《世界名人录》（中国卷）、《强国丰碑》、《博士生导师及成果概要》以及国外的英国剑桥大学《世界名人录》、美国《马奎斯世界名人录》（Marquis Who's Who）等辞书。

主要学历：1946 年 9 月—1950 年 9 月，先后在官磑村小学和晋掌村小学读书；1950 年 9 月—1952 年 6 月，在临汾县立第七高等小学校（位于金殿镇）读小学五、六年级；1952 年 9 月—1955 年 7 月，临汾县第二初级中学校（现名刘村中学）初中学生；1955 年 9 月—1958 年 7 月，运城农业学校（现名山西运城农业职业技术学院）学生；1961 年 9 月—1966 年 7 月，山西大学生物系（五年制）本科生；1978 年 10 月—1981 年 5 月，天津医学院（现名天津医科大学）研究生，获医学硕士学位。

工作经历：1958 年 7 月—1961 年 9 月，晋北地区土壤改良试验站农业技术员，进行盐碱地改良研究；1966 年 7 月—1968 年 11 月，山西大学等待毕业分配；1968 年 11 月—1970 年 2 月，天津市军粮城山岭子北京军区炮兵农场学习；1970 年 2 月—1974 年 4 月，山西省临汾县制药厂（现名临汾市中药厂）负责人，进行中西药制剂开发研究；1974 年 4 月—1978 年 10 月，在山西省地方病防治研究所进行地方病学研究；1981 年 5 月—1986 年 3 月，中国辐射防护研究院放射生物学研究所（现名放射医学与环境医学研究所）助理研究员，进行放射生物学与放射毒理学研究；1986 年 3 月—1996 年 3 月，山西大学环境保护科学系副教授、教授、硕士生导师，任环境生物学教研室主任（1991—1996 年）；1996 年 3 月—2002 年 7 月，山西大学生物系（现名生命科学与技术学院）环境生物学研究所所长、教授、博士生导师；2002 年 7 月—2009 年 7 月，山西大学环境科学与工程研究中心教授、博士生导师、博士后导师，第一任中心主任（2002—2006 年）。在山西大学期间主要进行环境医学、环境毒理学、生态毒理学教学和科研。

国际科研合作或交流：1989 年 2 月—1990 年 2 月，英国牛津大学药学系毒理学研究室高级访问学者 / 合作研究；1991 年 11 月—1992 年 7 月，德国汉堡大学环境与职业毒理学研究室、德国毒理学研究所合作研究；1995 年 3 月—1995 年 10 月，美国得克萨斯大学加尔维斯顿医学分部环境毒理学研究所高级访问学者 / 合作研究。此外，曾赴加拿大、俄罗斯、法国、意大利、比利时、荷兰、日本、芬兰、挪威、瑞典、丹麦等国进行短期学术交流。

科研领域：长期从事环境医学与健康、环境毒理学、生理学（信号分子）和生态毒理学教学和科研。

主要科研方向：二氧化硫及其他非金属和金属化学物毒理学与生理学、沙尘天气及其细颗粒物医学与健康、地方病学、放射生物学、实验肿瘤学、免疫核酸以及生物气体信号分子等。

主要发现和研究成果：①二氧化硫（SO_2）或大气细颗粒物可引起实验动物多种器官细胞染色体畸变和微核增加、DNA 损伤、脂质过氧化损伤、细胞超微结构损伤、基因组或多种基因表达失调、多种酶和细胞膜损伤等毒理学效应，发现是对人体健康具有多种毒性作用的全身性毒物。②SO_2、氨、甲醛是新型生物气体信号分子。在生理试验中，二氧化硫水溶液可以作为气态 SO_2 的供体，氨水可以作为气态氨的供体。SO_2 在生理浓度下可引起血管舒张，其机制主要与 BKca 离子通道和 NO/cGMP 信号途径有关，而高浓度 SO_2 引起的血管舒张机制与 L 型钙通道、K_{ATP} 等离子通道有关。③沙尘天气（包括沙尘暴）和沙尘颗粒物可引起呼吸和心血管系统的多种疾病或损伤效应；长期暴露于沙尘天气的农民可引起非职业性尘肺——“沙漠尘肺”。④首先将膜片钳技术应用于细胞毒理学研究，发现和证明 SO_2、过氧化氢、铝、铅等对海马神经元、背根神经元及心肌细胞膜钾、钠、钙离子通道均具有毒理学或生物学作用。⑤揭示 SO_2 使哮喘加重或发病率增加的分子机理及其作为促癌物的促癌作用分子机理。⑥砷对人血淋巴 细胞转化和 DNA 合成的作用是双相性的，即低浓度有刺激作用，而较高浓度具有抑制作用；首次发现砷的低剂量兴奋效应。⑦硒对汞引起的细胞染色体损伤有预防或抑制作用；沙棘油对 SO_2 的细胞遗传损伤作用有防护效应。⑧一定剂量的电离辐射在抑制哺乳类细胞 DNA 某些区段转录（基因表达）的同时而促进另一些区段的转录，首次发现这种电离辐射对不同区段 DNA 转录效应的双向性和复杂性。⑨肿瘤免疫肝 RNA 对动物肿瘤的抑制作用具有肿瘤特异性，mRNA 可传递肿瘤免疫信息，肝脏在免疫系统中具有重要作用。⑩筛选出数十种适于华北地区生长的耐空气污染树种及对 SO_2、氟化氢、氯气敏感的可用于环境生物监测的多种植物。

获奖和著作：获教育部科技进步奖二、三等奖各 1 项，教育部教学成果二等奖 1 项，山西省科技进步奖一、二、三等奖各 1、5、4 项；国家发明专利 1 项，实用发明专利 2 项。出版中、英文著作 22 部，发表学术论文 400 余篇，其中 SCI 收录 100 余篇。

环境医学与环境毒理学教学：1986 年在国内率先为环境科学专业本科生开设“环境毒理学”课程及其实验课程，并自编教材。1987 年率先为环境科学专业本科生开设“环境医学”课程。2000 年主编出版专著《环境毒理学》（中国环境科学出版社），填补了国内空白。2003 年主编第一部国家级《环境毒理学基础》（高等教育出版社）教材，并入选教育部普通高等教育“十五”国家级规划教材，随后于 2010 年、2018 年主编第二次、第三次修订版。2015 年主编出版第一部《现代环境毒理学》大型著作（中国环境出版社）。2017—2018 年，组织多校教师制作了“环境毒理学慕课”，至今已在“中国大学 MOOC”平台开课 8 次、在清华大学“学堂在线”平台开课 5 次。

生态毒理学教学：1987 年，在国内率先为植物学和生态学研究生开设“生态毒理学”课程，并自编教材。2006 年主编的《生态毒理学原理与方法》（科学出版社）为国内最早三本生态毒理学专著之一。2009 年主编出版第一部国家级《生态毒理学》教材（高等教育出版社），并入选教育部普通高等教育“十一五”国家级规划教材。2019 年主编出版普通高等教育“十三五”规划教材《生态毒理学》（中国环境出版集团）；同时组织多校教师制作了“生态毒理学慕课”，至今已在“中国大学MOOC”平台和清华大学“学堂在线”平台各开课 6 次。

环境科学与工程学科建设：作为首席专家分别在 1994 年、1998 年、2003 年、2005 年，以环境毒理学研究及应用为主攻方向，组织申请并获得国务院学位委员会或人事部批准山西大学环境生物学（1998 年国家调整为环境科学）硕士点（1994 年）、环境科学博士点（1998 年）、环境科学与工程博士后流动站（2002 年）、环境科学与工程一级学科硕士点（2006 年）；成为国内最早招收环境生物学、环境毒理学、环境健康学及生态毒理学博士研究生的环境科学博士点。在环境科学领域，精心培养出以环境与健康、环境毒理学、生态毒理学及环境生态学为研究方向的 40 余名硕士、18 名博士、2 名博士后。

参考文献

Bai J L, Meng Z Q, 2005a. Effects of sulfur dioxide on apoptosis-related gene expressions in lungs from rats[J]. Regulatory Toxicology and Pharmacology, 43(3): 272-279.

Bai J L, Meng Z Q, 2005b. Expression of apoptosis-related genes in livers from rats exposed to sulfur dioxide[J]. Toxicology, 216: 253-260.

Bai J L, Meng Z Q, 2008. The effects of sulfur dioxide on activities of fatty acid synthase in livers and lungs[J]. Luminescence, 23(2): 59-60.

Bai J L, Meng Z Q, 2010a. Effect of sulfur dioxide on expression of proto-oncogenes and tumor suppressor genes from rats[J]. Environmental Toxicology, 25(3): 272-283.

Bai J L, Meng Z Q, 2010b. Expression of caspase and apoptotic signal pathway induced by sulfur dioxide[J]. Environmental Molecular Mutagenesis, 51(2): 112-122.

Balazy M, Abu-Yousef I A, Harpp D N, et al., 2003. Identification of carbonyl sulfide and sulfur dioxide in porcine coronary artery by gas chromatography/mass spectrometry, possible relevance to EDHF[J]. Biochemical and Biophysical Research Communications, 311: 728-734.

Beck-Speier I, Dayal N, Maier K, 1998. Pro-inflammatory response of alveolar macrophages induced by sulphite: studies with lucigenin-dependent chemiluminescence.Journal of Bioluminescence and Chemiluminescence, 13: 91-99.

Beck-Speier I, Liese J G, Belohradsky B H, et al., 1993. Sulfite stimulates NADPH oxidase on human neutrophils to produce active oxigen radicals via protein kinase C and Ca^{2+}-dependent autoregulation of lipopolysaccharide-induced IL-8 receptor expression in human polymorphoneuclear neutrophils[J]. Free Radical Biology and Medicine, 14: 661-668.

Carreté R, Vidal M T, Bordons A, et al., 2002. Inhibitory effect of sulfur dioxide and other stress compounds in wine on the ATPase activity of *Oenococcus oeni*[J]. FEMS Microbiology Letters, 211: 155-159.

Chakraburtty K, 1975. Effect of sodium bisulfite modification on the arginine acceptance of *E. coli* tRNA Arg[J]. Nucleic Acids Research, 2(10): 1793-1804.

Chen G, Yamamoto Y, Miwa K, et al., 1991. Hyperpolarization of arterial smooth muscle induced by endothelial humoral substances[J]. American Journal of Physiology, 260: H1888-H1892

Chen H, Shaw B R, Chen H, et al., 1993. Kinetics of bisulfite-induced cytosine deamination in single-stranded DNA[J]. Biochemistry, 32(14): 3535-3539.

Cohen H J, Drew R T, Johnson J L, et al., 1973. Molecular basis of the biological function of molybdenum. The relationship between sulfite oxidase and the acute toxicity of bisulfite and SO_2[J]. Proceedings of the National Academy of Sciences, 70: 3655-3659.

Cole W, McPherson C, Sontag D, 1991. ATP-regulated K+ channels protect the myocardium against ischemia/reperfusion damage[J]. Circulation Research, 69: 571-581.

Du Z Q, Meng Z Q, 2004a. Modulation of sodium current in rat dorsal root ganglion neurons by sulfur dioxide derivatives[J]. Brain Research, 1010: 127-133.

Du Z Q, Meng Z Q, 2004b. Effects of derivatives of sulfur dioxide on transient outward potassium currents in acutely isolated rat hippocampal neurons[J]. Food and Chemical Toxicology, 42: 1211-1216.

Du Z Q, Meng Z Q, 2006. Sulfur dioxide derivatives modulation of high-threshold calcium currents in rat dorsal root ganglion neurons[J]. Neuroscience Letters, 405: 147-152.

Falk M, Giguere P A, 1958. On the nature of sulphurous acid[J]. Canadian Journal of Chemistry, 36: 1121-1124.

Furchgott R F, Jothianandan D, 1991. Endothelium-dependent and-independent vasodilatation involving cyclic GMP: relaxation induced by nitric oxide, carbon monoxide and light[J]. Blood Vessels, 28: 52-61.

Geng H, Meng Z Q, 2006. Inhibition of superoxide dismutase, vitamin C and glutathione on chemiluminescence produced by luminol and the mixture of sulfite and bisulfite[J]. Spectrochemica Acta Part A, 64: 87-92.

Ha E, Hong Y, Lee B, et al., 2001. Is air pollution a risk factor for low birth weight in Seoul? [J]. Epidemiology, 12: 643-648.

Hayatsu H, Wataya Y, Kai K, et al., 1970. Reaction of sodium bisulfite with uracil, cytosine, and their derivatives[J]. Biochemistry, 9: 2858-2865.

Hayatsu H, Wataya Y, Kal K, 1970. The addition of sodium bisulfite to uracil and to cytosine[J]. Journal of the American Chemical Society, 92: 724-726.

Ji A J, Savon S R, Jacobsen D W, 1995. Determination of total serum sulfite by HPLC with fluorescence detection[J]. Clinical Chemistry, 41: 897-903.

Kajiyama H, Nojima Y, Mitsuhashi H, et al., 2000. Elevated levels of serum sulfite in patients with chronic renal failure[J]. Journal of the American Society of Nephrology, 11: 923-937.

Knorst M M, Kienast K, Muller-Quernheim J, et al., 1996. Effect of sulfur dioxide on cytokine production of human alveolar macrophages in vitro[J]. Archives of Environmental Health, 51: 15-20.

Kruse H, Bauriedel G, Heimerl J, et al., 1994. Role of L-type calcium channels on stimulated calcium influx and on proliferative activity of human coronary smooth muscle cells[J]. Journal of Cardiovascular Pharmacology, 24: 328-335

Lee B, Ha E, Park H S, et al., 2003. Exposure to air pollution during different gestational phases contributes to risks of low birth weight[J]. Human Reproduction, 18: 638-643.

Li J L, Meng Z Q, 2009. The role of sulfur dioxide as an endogenous gaseous vasoactive factor in synergy with nitric oxide[J]. Nitric Oxide, 20: 166-174.

Li J L, Li R J, Meng Z Q, 2010. Sulfur dioxide upregulates the aortic nitric oxide pathway in rats[J]. European Journal of Pharmacology, 645: 143-150.

Li R J, Meng Z Q, 2007. Effects of SO_2 derivatives on expressions of MUC5AC and IL-13 in human bronchial epithelial cells[J]. Archives of Toxicology, 81: 867-874.

Li R J, Meng Z Q, Xie J F, 2007a. Effects of sulfur dioxide derivatives on four asthma-related gene expressions in human bronchial epithelial cells[J]. Toxicology Letters, 175(1-3): 71-81.

Li R J, Meng Z Q, Xie J F, 2007b. Effects of sulfur dioxide on the expressions of MUC5AC and ICAM-1 in airway of asthmatic rats[J]. Regulatory Toxicology and Pharmacology, 48: 284-291.

Li R J, Meng Z Q, Xie J F, 2008. Effects of sulfur dioxide on the expressions of EGF,

EGFR, and COX-2 in airway of asthmatic rats[J]. Archives of Environmental Contamination and Toxicology, 54(4): 748-757.

Martin B, 2000. Outdoor air pollution, low birth weight, and prematurity[J]. Environmental Health Perspectives, 108: 173-176.

Massion P, Feron O, Dessy C, et al., 2003. Nitric oxide and cardiac function: ten years after, and continuing[J]. Circulation Research, 93: 388-398.

Meng Z Q, Zhang L Z, Zhang K, 1989. Chromosomal aberrations in sulphur dioxie-exposed workes[J]. China Environmental Science, 1: 90-95.

Meng Z Q, Zhang L Z, 1990a. Chromosomal aberrations and sister-chromatid exchanges of lymphocytes of workers exposed to sulphur dioxide[J]. Mutation Research, 24(1): 15-20.

Meng Z Q, Zhang L Z, 1990b. Observation of frequencies of lymphocytes with micronuclei in human peripheral blood cultures from workers in a sulphuric acid factory[J]. Environmental and Molecular Mutagenesis, 15(4): 218-220.

Meng Z Q, Zhang L Z, 1992. Cytogenetic damage induced in human lymphocytes by sodium bisulfite[J]. Mutation Research, 298(2): 63-69.

Meng Z Q, Zhang B, 1999. Polymerase chain reaction based deletion screening of bisulfite (sulfur dioxide)-enhanced gpt mutants in CHO-AS52 cells[J]. Mutation Research, 425: 81-85.

Meng Z Q, 1994. 7. Effects of Arsenic on DNA Synthesis in Human Lymphocytes[M]. in: Arsenic in the Environment. Part 2: Human Health and Ecosysitem Effects (ed. J. O. Nriagu), New York: John Wiley & Sons, Inc. p133-142.

Meng Z Q, 2001. Micronuclei induced by derivatives of sulfur dioxide in mouse bone marrow cells in vivo[J]. Toxicology, 164(1-3): 100.

Meng Z Q, 2003. Oxidative damage of sulfur dioxide on various organs of mice: sulfur dioxide is a systemic oxidative damage agent[J]. Inhalation Toxicology, 15: 181-195.

Meng Z Q, Bai W M, 2004. Oxidation damage of sulfur dioxide on testicles of mice[J]. Environmental Research, 96: 298-304.

Meng Z Q, Liu Y X, 2007. Cell morphological ultranstructural changes in various organs from mice exposed by inhalation to sulfur dioxide[J]. Inhalation Toxicology, 19: 543-551.

Meng Z Q, Nie A F, 2005a. Enhancement of sodium metabisulfile on sodium current in acutely isolated rat hippocampal CAI neurons[J], Environmental Toxicology and Pharmacology, 20(1): 35-41.

Meng Z Q, Nie A F, 2005b. Effects of sodium metabisulfite on potassium currents in acutely isolated CAI pyramidal neurons of rat hippocampus[J]. Food and Chemical Toxicology, 43(2): 225-232.

Meng Z Q, Wang R, 2018. Chapter 5 Production and Signaling Functions in Mammalian Cells[M]. In: Gasotransmitters（ed. R. Wang）. London: Royal Society of Chemistry. p101-144

Meng Z Q, Zhang B, 2002. Induction effects of sulfur dioxide inhalation on chromosomal aberrations in mouse bone marrow cells[J]. Mutagenesis, 17: 215-217.

Meng Z Q, Zhang B, 2003. Oxidation damage of sulfur dioxide inhalation on brains and livers of mice[J]. Environmental Toxicology and Pharmacology, 13: 1-8.

Meng Z Q, Zhang H F, 2007. The vasodilator effect and its mechanism of sulfur dioxide-derivatives on isolated aortic rings of rats[J]. Inhalation Toxicology, 19: 979-986.

Meng Z Q, Qin G H, Zhang B, 2004a. Damage of sulfur dioxide on DNA in lung cells from mice[J]. Toxicology and Applied Pharmacology, 197(3): 239.

Meng Z Q, Qin G H, Zhang B, et al., 2004b. DNA damaging effects of sulfur dioxide derivatives in cells from various organs of mice[J]. Mutagenesis, 119(6): 465-468.

Meng Z Q, Zhang X, Li R J, 2005a. Levels of sulfite in three organs from mice exposed to sulfur dioxide[J]. Inhalation Toxicology, 17: 309-313.

Meng Z Q, Liu Y X, Wu D M, 2005b. Effect of sulfur dioxide inhalation on cytokine levels in lungs and serum of mice[J]. Inhalation Toxicology, 17: 303-307.

Meng Z Q, Qin G H, Zhang B, 2005c. DNA damage in mice treated with sulfur dioxide by inhalation[J]. Environmental Molecular Mutagenesis, 46: 150-155.

Meng Z Q, Li Y, Li J L, 2007a. Vasodilatation of sulfur dioxide derivatives and signal transduction[J]. Archives of Biochemistry and Biophysics, 467: 291-296.

Meng Z Q, Qin G H, Bai J L, et al., 2007b. Alterations of gene expression profiles induced by sulfur dioxide in rat lungs[J]. Frontiers in Biology, 2(4): 369-378.

Meng Z Q, Li J L, Zhang Q X, et al., 2009. Vasodilator effect of gaseous sulfur dioxide and regulation of its level by Ach in rat vascular tissues[J]. Inhalation Toxicology, 21(14): 1223-1228.

Meng Z Q, Ruan A D, Zhang B, et al., 2001. Micronuclei induced by chronical treatment of SO_2 inhalation in mouse bone marrow cells[J]. Carcinogenesis, Teratogenesis and Mutagenesis, 13 (4): 236.

Meng Z Q, Zhang B, Ruan A D, et al., 2002a. Micronuclei induced by sulfur dioxide inhalation in mouse bone-marrow cells in vivo[J]. Inhalation Toxicology, 14: 303-309.

Meng Z Q, Sang N, Zhang B, 2002b. Effects of derivatives of sulfur dioxide on micronuclei formation in mouse bone marrow cells in vivo[J]. Bulletin of Environmental Contamination and Toxicology, 69: 257-264.

Meng Z Q, Geng H, Bai J L, et al., 2003a. Blood pressure of rats lowered by sulfur dioxide and its derivatives[J]. Inhalation Toxicology, 15: 951-959.

Meng Z Q, Zhang B, Bai J L, et al., 2003b. Oxidative damage of sulfur dioxide inhalation on stomachs and intestines of mice[J]. Inhalation Toxicology, 15: 397-410.

Meng Z Q, Qin G H, Zhang B, et al., 2003c. Oxidative damage of sulfur dioxide inhalation on lungs and hearts of mice[J]. Environmental Research, 93: 285-292.

Meng Z Q, Zhang B, Qin G H, 2003d. Sulfur dioxide is a systemic toxic agent[J]. Toxicology, 191(1): 28

Meng Z Q, Yang Z H, 2012. The vasorelaxant effect and its mechanisms of sodium bisulfite as a sulfur dioxide donor[J]. Chemosphere, 89: 579-584.

Mitsuhashi H, Ikeuchi H, Yamashita S, et al., 2004. Increased levels of serum sulfite in patients with acute pneumonia[J]. Shock, 21: 99-102.

Mitsuhashi H, Nojima Y, Tanaka T, et al., 1998. Sulfite is released by human neutrophils in response to stimulation with lipopolysaccharide[J]. Journal of Leukocyte Biology, 64: 595-599.

Mitsuhashi H, Ota F, Ikeuchi K, et al., 2002.Sulfite is generated from PAPS by activated neutrophils[J]. Tohoku Journal of Experimental Medicine, 198: 125-132.

Mitsuhashi H, Yamashita S, Ikeuchi H, et al., 2005, Oxidative stress-dependent conversion of hydrogen sulfide to sulfite by activated neutrophils[J]. Shock, 24: 529-534.

Mombouli J V, Bissiriou I, Agboton V D, et al., 1996. Bioassay of endothelium-derived hyperpolarizing factor[J].Biochemical and Biophysical Research Communications, 221: 484-488.

Mudd S H, Irreverre F, Laster L, 1967. Sulfite oxidase deficiency in man: demonstration of the enzymatic defect[J]. Science, 156: 1599-1602.

Nie A F, Meng Z Q, 2005a. Study of the interaction of sulfur dioxide derivative with cardiac sodium channel[J]. Biochimica et Biophysica Acta, 1718(1-2): 67-73.

Nie A F, Meng Z Q, 2005b. Sulfur dioxide derivative modulation of potassium channels in rat ventricular myocytes[J]. Archives of Biochemistry and Biophysics, 442(2): 187-195.

Nie A F, Meng Z Q, 2006. Modulation of L-type calcium current in rat cardiac myocytes by sulfur dioxide derivatives[J]. Food and Chemical Toxicology, 44: 355-363.

Nie A F, Meng Z Q, 2007. Sulfur dioxide derivatives modulate Na/Ca exchange currents and cytosolic [Ca^{2+}] in rat myocytes[J]. Biochemical and Biophysical Research Communications, 358(3): 879-884.

Nie A F, Wei C L, Meng Z Q, 2009. Sodium metabisulfite modulation of potassium channels in pain-sensing dorsal root ganglion neurons[J]. Neurochemical Research, 34(12): 2233-2242.

Pettit F H, Lyon D, Brown J R, et al., 1991. Evidence for sulfite as an essential metabolite for human peripheral lymphocytes[J]. Biochemical and Biophysical Research Communications, 179: 611-614.

Qin G H, Meng Z Q, 2005. Effect of sulfur dioxide inhalation on CYP1A1 and CYP1A2 in rat liver and lung[J]. Toxicology Letters, 160: 34-42.

Qin G H, Meng Z Q, 2006a. Effect of sulfur dioxide lnhalation on CYP2B1/2 and CYP2E1 in rat liver and lung[J]. Inhalation Toxicology, 2006, 18: 581-588.

Qin G H, Meng Z Q, 2006b. The expressions of protooncogenes and CYPIA in lungs of rats exposed to sulfur dioxide and benzo(α)pyrene[J]. Regulatory Toxicology and Pharmacology, 45: 36-43.

Qin G H, Meng Z Q, 2009. Effects of sulfur dioxide derivatives on expression of oncogenes and tumor suppressor genes in human bronchial epithelial cells[J]. Food and Chemical Toxicology, 47(4): 734-744.

Qin G H, Meng Z Q, 2010a.Sulfur dioxide and benzo (a) pyrene modulates CYP1A and tumor-related gene expression in rat liver[J]. Environmental Toxicology, 25(2): 169-79.

Qin G H, Meng Z Q, 2010b. Expression of oncogenes and tumor suppressor genes in lungs of rats exposed to sulfur dioxide and benzo (a) pyrene[J]. Inhalation Toxicology, 22(4): 322–329.

Routledge H C, Manney S, Harrison R M, et al., 2006. Effect of inhaled sulphur dioxide and carbon particles on heart rate variability and markers of inflammation and coagulation in human subjects[J]. Heart, 92: 220-227.

Sabban E L, Bhanot O S, 1982. The effect of bisulfite-induced C to U transitions on aminoacylation of Escherichia coli glycine tRNA[J]. Journal of Biological Chemistry, 257(9): 4796-4805.

Shapiro R, Servis R E, Welcher M, 1970. Reactions of uracil and cytosine derivatives with sodium bisulfite. A specific deamination method[J]. Journal of the American Chemical Society, 92: 422-424.

Shapiro R, 1977. Genetic effects of bisulfite (sulfur dioxide) [J]. Mutation Research, 39: 149-176.

Shigehara T, Mitsuhashi H, Ota F, et al., 2002. Sulfite induces adherence of polymorphoneuclear neutrophils to immobilized fibrinogen through activation of Mac-1 [beta] 2-integrin[J]. Life Science, 70: 2225 -2232.

Shih V E, Abrons I F, Johnson J L, et al., 1977. Sulfite oxidase deficiency: biochemical and clinical investigations of a hereditary metabolic disorder in sulfur metabolism[J]. New England Journal of Medcine, 297: 1022-1028.

Shim J J, Dabbag K h, Ueki I F, et al., 2001. IL-13 induces mucin production by stimulating epidermal growth factor receptors and by activating neutrophils[J]. American Journal of Physiology: Lung Cellular and Molecular Physiology, 280: L134-L140.

Singer T P, Kearney E B, 1956. Intermediary metabolism of L-cysteinesulfinic acid in animal tissues[J]. Archives of Biochemistry and Biophysics, 61: 397-409.

Ubuka T, Yuasa S, Ohta J, et al., 1990. Formation of sulfate from L-cysteine in rat liver mitochondria[J]. Acta Medica Okayama, 44: 55-64.

Wang R, 2002. Two's company, three's a crowd: can H2S be the third endogenous gaseous transmitter? [J]. Federation of American Societies for Experimental Biology Journal, 16: 1792-1798.

Wang R, 2003. The gasotransmitter role of hydrogen sulfide[J]. Antioxidants and Redox Signaling, 5: 493–501.

Wu D M, Meng Z Q, 2003. Effect of sulfur dioxide inhalation on the glutathione redox system in mice and protective role of sea buckthorn seed oil[J]. Archives of Environmental Contamination and Toxicology, 45: 423-428.

Wurful M, Harberlein I, Folleman H, 1990. Inactivation of thioredoxin by sulfite ions[J]. FEBS Letters, 268: 146–148.

Xie J F, Fan R J, Meng Z Q, 2007. Protein oxidation and DNA-protein crosslink induced by sulfur dioxide in lungs, livers, and hearts from mice[J]. Inhalation Toxicology, 19(9): 759-765.

Xie J F, Li R J, Fan R J, et al., 2009. Effects of sulfur dioxide on expressions of p53, bax and bcl-2 in lungs from asthmatic rats[J]. Inhalation Toxicology, 21: 952-957.

Yang Z H, deVeer M J, Gardiner E E, et al., 1996. Rabbit polymorphonuclear neutrophils form 35S-labeled S-sulfo-calgranulin C when incubated with inorganic35S-sulfate[J]. Journal of Biological Chemistry, 271: 19802-19809.

Yang Z H, Zhang Y X, Meng Z Q, 2012.The vasodilator mechanisms of sodium metabisulfite on precontracted isolated aortic rings in rats: signal transduction pathways and ion channels[J]. Food and Chemical Toxicology.

Yargicoglu P, Agar A, Gumuslu S, et al., 1999. Age-related alterations in antioxidant enzymes, lipid peroxide levels and somatosensory-evoked potentials: Effect of sulfur dioxide[J]. Archives of Environmental Contamination and Toxicology, 37: 554-560.

Yi H L, Meng Z Q, 2003. Genotoxicity of hydrated sulfur dioxide on toot tips of Allium sativum and Vicia faba[J]. Mutation Research, 537: 109-114.

Zhang Q X, Meng Z Q, 2009. The vasodilator mechanism of sulfur dioxide on isolated aortic rings of rats: Involvement of the K+ and Ca^{2+} channels[J]. European Journal of Pharmacology, 602: 117-123.

Zhang Q X, Meng Z Q, 2012. The negative inotropic effects of gaseous sulfur dioxide and its derivatives in the isolated perfused rat heart[J]. Environmental Toxicology, 27: 175-184.

Zhao W, Wang R, 2002. H_2S-induced vasorelaxation and underlying cellular and molecular mechanisms[J]. American Journal of Physiology, 283: H474–H480.

Zhao W, Zhang J, Lu Y, et al., 2001. The vasorelaxant effect of H2S as a novel endogenous gaseous KATP channel opener[J]. EMBO Journal, 20: 6008-6016.

Zhu Z, Homer R J, Wang Z J, et al., 1999. Puluonary expression of interleukin-13 causes inflammation, mucus hypersecretion, subepithelial fibrosis, physiologia abnormalities and ectaxia production[J]. Investigacion Clinica, 103: 779-788.

白剑英，孟紫强，2002. 短期二氧化硫吸入对小鼠免疫器官的损伤作用 [J]. 中国工业医学杂志，15(6): 325-327.

白剑英，孟紫强，2003. 二氧化硫诱导小鼠脾细胞凋亡与谷胱甘肽水平的关系 [J]. 卫生毒理学杂志，17(1): 42-44.

白巨利，孟紫强，2006a. p53、bax 和 bcl-2 基因在 SO_2 染毒大鼠肝中的表达 [J]. 中国生物化学与分子生物学报，22(4): 343-348.

白巨利，孟紫强，2006b. SO_2 吸入对大鼠肺 p53、bax 、bcl-2 mRNA 和蛋白表达的影响 [J]. 环境与职业医学，23(2): 100-104.

常凤滨，孟紫强，王慧阳，2006. 二氧化硫体内衍生物对小鼠的显性致死作用 [J]. 应用与环境生物学报，12(3): 360-362.

杜青平，贾晓珊，李适宇，等，2007. SO_2 对大鼠肺泡巨噬细胞膜脂流动性及酶活性的影响 [J]. 中国环境科学，27(3): 391-394.

杜青平，孟紫强，2003a. 二氧化硫对大鼠肺细胞膜通透性的损伤效应 [J]. 中国公共卫生，19(7): 783-785.

杜青平，孟紫强，2003b. 二氧化硫对大鼠肝线粒体的损伤作用 [J]. 中华劳动卫生职业病杂志，21(6): 454-456.

杜青平，孟紫强，2003c. 二氧化硫对大鼠肺泡细胞和肺泡灌洗液的生化效应 [J]. 环境科学学报，23(6): 828-830.

杜正清，孟紫强，2003. 二氧化硫衍生物对大鼠海马 CA3 区神经元瞬间外向钾电流的影响 [J]. 生物物理学报，19(4): 378-382.

杜正清，孟紫强，2006. 二氧化硫衍生物对大鼠背根神经元瞬间外向钾电流和延迟

整流钾电流的影响 [J]. 生物物理学报，22(1): 19–26.

杜淑旭，杜军保，唐朝枢，2006a. 内源性二氧化硫及其衍生物的生理作用研究进展 [J]. 北京大学学报 (医学版)，38(3): 331–334.

杜淑旭，张春雨，金红芳，等，2006b. 二氧化硫衍生物舒张大鼠离体主动脉血管环的效应及其机制研究 [J]. 北京大学学报 (医学版)，38(6): 581–585.

耿红，孟紫强，2003. 二氧化硫吸入对小鼠 9 种脏器 GSH 和 GSH/GSSG 的影响 [J]. 卫生研究，32(2): 103–106.

江泉观，纪云晶，常元勋，2004. 环境化学毒物防治手册 [M]. 北京：化学工业出版社，133–134.

李瑞金，孟紫强，李晓芳，2006. 二氧化硫染毒小鼠部分脏器中亚硫酸盐的高效液相色谱测定法及毒理学效应 [J]. 环境与健康杂志，23(5): 405–408.

李君灵，孟紫强，2009. 内源性气态 SO_2 对血管的舒张作用及其机制Ⅲ：信号转导途径 [J]. 生态毒理学报，4(3): 366–372.

李君灵，孟紫强，2011. 内源性气态 SO_2 对血管的舒张作用及其机制 IV: SO_2 对血压的调节与信号通路 [J]. 生态毒理学报，6(2): 195–199.

刘晓莉，杨东升，孟紫强，2010. 二氧化硫对大鼠海马神经元电活动和学习记忆能力的影响 [J]. 卫生研究，37(6): 660–664.

孟紫强，2000. 环境毒理学 [M]. 北京：中国环境科学出版社 .

孟紫强，2015. 现代环境毒理学 [M]. 北京：中国环境出版社 .

孟紫强，2003. 环境毒理学基础 [M]. 北京：高等教育出版社 .

孟紫强，2010. 环境毒理学基础（第二版）[M]. 北京：高等教育出版社 .

孟紫强，2018. 环境毒理学（第三版）[M]. 北京：高等教育出版社 .

孟紫强，2006. 生态毒理学原理与方法 [M]. 北京：科学出版社 .

孟紫强，2009. 生态毒理学 [M]. 北京：高等教育出版社 .

孟紫强，2019. 生态毒理学 [M]. 北京：中国环境出版集团 .

孟紫强，2012. 二氧化硫生物学：毒理学、生理学、病理生理学 [M]. 北京：科学出版社 .

孟紫强，2022. 环境毒物史 [M]. 北京：中国环境出版集团 .

孟紫强，2022. 沙尘天气与健康 [M]. 北京：中国环境出版集团 .

孟紫强，1994. 二氧化硫对人体血淋巴细胞的遗传毒理效应 [J]. 城市环境与城市生态，7（4）: 17-21.

孟紫强，1997. 中国田鼠卵巢细胞自发和亚硫酸氢钠诱发突变的 gpt 基因分子分析 [J]. 中国环境科学，17(2): 171-175.

孟紫强，2003. 氧化应激效应与二氧化硫全身性毒作用研究 [J]. 中国公共卫生，19(12): 1422-1424.

孟紫强，2006. 关于生态毒理学与环境毒理学几个基本概念的见解 [J]. 生态毒理学报，1(2): 97-104.

孟紫强，白巨利，耿红，2003. 二氧化硫吸入对大鼠血压的影响 [J]. 环境与健康杂志，20(4): 207-209.

孟紫强，白巨利，2003. 二氧化硫体内衍生物对小鼠海马神经元 DNA 的损伤作用 [J]. 中国生物化学与分子生物学报，19(6): 791-794.

孟紫强，白伟，2003. 二氧化硫对小鼠多种脏器脂质过氧化作用的研究 [J]. 中国公共卫生，19(10): 1213-1215.

孟紫强，郭掌珍，2009. SO_2 在水和有机溶剂中的化学形态及其脂 / 水分配系数：SO_2 生理学研究新模式 [J]. 生态毒理学报，4(1): 75-80.

孟紫强，李君灵，2011. 二氧化硫生物学研究进展：从毒理学到生理学 [J]. 生理学报，63 (6): 593-600

孟紫强，李君灵，张全喜，等，2009. 内源性气态 SO_2 对血管的舒张作用及其机制 Ⅱ：与亚硫酸盐的比较及 SO_2 的内源产生与调节 [J]. 生态毒理学报，4(2): 203-211.

孟紫强，李瑞金，张欣，2005a . HPLC 荧光检测法测二氧化硫吸入后小鼠脑、心和肺亚硫酸盐水平 [J]. 环境科学学报，25(3): 346-350.

孟紫强，张波，秦国华，等，2005b. 二氧化硫对小鼠不同脏器 DNA 的损伤作用 [J]. 中国环境科学，25(4): 424-427.

孟紫强，李瑞金，白巨利，等，2005c. 亚硫酸钠对小鼠不同脏器的 DNA 损伤 [J]. 食品科学，26(10): 203-206.

孟紫强，李屹，曹庆玲，2008. cAMP-PKA 信号转导在 SO_2 衍生物舒张血管中作用 [J]. 中国公共卫生，24(5): 562-564.

孟紫强，刘玉香，2006. 二氧化硫吸入对小鼠脑、心、肾、睾丸超微结构的影响 [J]. 环境科学学报，26(1): 130-136.

孟紫强，刘玉香，武冬梅，2004. 二氧化硫对小鼠肺及血清中细胞因子的影响 [J]. 中国公共卫生，20(9): 1050-1051.

孟紫强，吕亚峰，2007. 大鼠不同脏器亚硫酸氧化酶活性及其与年龄的关系 [J]. 生态毒理学报，2 (4): 422-426.

孟紫强，聂爱芳，2005a. 焦亚硫酸钠对大鼠海马 CA1 区神经元钾电流的影响 [J]. 中国应用生理学杂志，21(3): 241-246.

孟紫强，聂爱芳，2005b . 焦亚硫酸钠对大鼠海马 CAI 区神经元钠电流的影响 [J]. 中国病理生理杂志，21(9): 1824-1828.

孟紫强，聂爱芳，2006. 二氧化硫衍生物对大鼠心肌细胞膜离子通道的影响 [J]. 生物物理学报，22: 292(增刊).

孟紫强，李屹，张海飞，等，2006a. 二氧化硫衍生物引起大鼠血管舒张的细胞信号转导途径 [J]. 应用与环境生物学报，12(1): 52-54.

孟紫强，秦国华，白巨利，等，2006b. SO_2 长期吸入对大鼠肺组织基因表达谱的影响 [J]. 应用与环境生物学报，12(2): 229-234.

孟紫强，聂爱芳，桑楠，等，2006c. SO_2 衍生物对大鼠神经元和心肌细胞几种离子通道的影响 [J]. 生态毒理学报，1(2): 123-134

孟紫强，秦国华，白巨利，等，2006d. SO_2 对大鼠基因组表达谱的影响—环境表达不稳定基因组存在的证据 [J]. 山西大学学报 (自然科学版)，29(3): 225-236.

孟紫强，秦国华，2006. 二氧化硫吸入致大鼠肺组织基因表达谱的改变 [J]. 中国公共卫生，22(3): 274-276.

孟紫强，桑楠，2002. 二氧化硫代谢衍生物对大鼠海马 CAI 区神经元钠电流的影响 [J]. 生理学报，54(3): 267-270.

孟紫强，魏彩玲，2006. 焦亚硫酸钠对大鼠背根节神经元钾电流的影响 [J]. 应用与环境生物学报，12(2): 224-228.

孟紫强，张波，秦国华，2001. 二氧化硫对小鼠不同组织器官的氧化损伤作用 [J].

环境科学学报，21(6): 768-773.

孟紫强，张海飞，2005a. 二氧化硫衍生物对大鼠离体主动脉血管环的舒张作用 [J]. 应用与环境生物学报，11(1): 64-66.

孟紫强，张海飞，2005b. 二氧化硫衍生物对大鼠离体主动脉环收缩影响 [J]. 中国公共卫生，21(12): 1412-1414.

孟紫强，张连珍，张珂，1990. 硫酸厂工人外周血淋巴细胞染色体畸变的研究 [J]. 中国环境科学，10(5): 360-363.

孟紫强，张连珍，郑卫萍，1989. 硫酸厂工人外周血淋巴细胞微核率的研究 [J]. 环境科学学报，9(1): 125-128.

孟紫强，张连珍，1998. 单细胞微凝胶电泳技术及其在人血淋巴细胞 DNA 损伤研究中的应用 [J]. 遗传学报，25(4): 294-300.

孟紫强，张全喜，杨振华，2014. 室内环境毒理学及其研究进展 [J]. 国外医学：医学地理分册，35(4): 261-265

秦国华，孟紫强，2006a. 二氧化硫对大鼠肝和肺细胞色素 P4502B1 和 2E1mRNA 表达及活性的影响 [J]. 卫生研究，35(5): 554-556.

秦国华，孟紫强，2006b. 二氧化硫对大鼠细胞色素 P4501A 的抑制作用 [J]. 中国公共卫生，22(9): 1073-1074.

桑楠，孟紫强，2003. 二氧化硫代谢衍生物对大鼠海马 CA1 区神经元瞬间外向钾电流和延迟整流钾电流的影响 [J]. 动物学报，49(1): 73-79.

孟紫强，王少东，2007. SO_2——一种神秘的生物小分子：SO_2 及其衍生物对血管张力的双相—双向性调节作用 [J]. 生态毒理学报，2(2): 158-163.

王慧阳，孟紫强，常凤滨，2006. 二氧化硫体内衍生物对雄性小鼠精子的毒性效应 [J]. 应用与环境生物学报，12(3): 363-366.

魏彩玲，孟紫强，2010. 焦亚硫酸钠对大鼠背根节神经元 L- 型钙电流的影响 [J]. 环境科学学报，30(6): 1250-1256.

魏彩玲，孟紫强，2011. 焦亚硫酸钠对大鼠背根节神经元钠电流的影响 [J]. 生物物理学报，27(7): 608-616.

武冬梅，孟紫强，耿红，等，2003. 二氧化硫吸入对小鼠组织谷胱甘肽氧化还原系统的影响 [J]. 应用与环境生物学报，9(2): 163-166.

杨振华，张月霞，孟紫强，等，2013. 二氧化硫及其衍生物的光谱特性及其应用 [J]. 环境化学，32(2): 188-194

张全喜，孟紫强，2008. 内源性气态 SO_2 对血管的舒张作用及其机制：细胞离子通道的作用 [J]. 生态毒理学学报，3(6): 558-562.

张全喜，孟紫强，2012. 二氧化硫对大鼠离体心脏功能影响的机制研究 [J]. 环境科学学报，32（4）: 968-973.

张欣，孟紫强，2008. 有害因子胁迫对人支气管上皮细胞 SO_2 生物合成的影响 [J]. 生态毒理学报，3(1): 55-58.